고객만족을 위한
의료서비스의 실천

윤숙희 김복자 강금식 이순행 김명숙 공저

圖書出版 오래

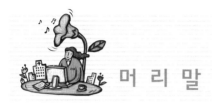

머 리 말

　"'환자는 봉' 병원서 돈에 병든다."라는 제하의 기사가 어떤 신문에 보도된 것을 읽고 우리는 깜짝 놀랐다. 아직도 우리나라의 일부 병원에서는 수익을 최우선 목표로 삼으면서 환자들을 봉으로 취급하고 당장 필요하지도 않은 진료와 검사를 강권하고 중복검사를 남발하고 있다는 것이다. A병원에서 찍은 MRI, CT, PET 등 영상자료는 B병원으로 옮기면 무용지물이 되어 다시 촬영해야 하는 비용의 중복지불을 감내해야 하고, 로봇수술 등 건강보험이 적용되지 않는 값비싼 비급여 시술·수술도 강요받고 있다는 것이다(2014년 4월 부터는 로봇수술에도 보험을 적용하려는 것이 정부의 계획임). 이와 같이 과잉·중복검사가 이루어지는 병원에서 환자는 고객만족은커녕 경제적·심리적 고통만 가중될 뿐이다.

　한편 어떤 병원에서는 환자 유지와 비급여 진료 등 세부항목으로 나눠 의사에게 성과급을 지급하는 인센티브제도를 운영한다는 것이다. 촬영이나 검사 시 의사 또는 병원은 환자에게 그의 필요성을 설명해 주어야 함에도 불구하고 오히려 호통을 치는 등 고압적 자세로 나온다는 것이다. 참으로 한심한 일이 아닐 수 없다. 요사이 의사의 선택진료(특진) 제도의 문제로 말썽이 되고 있다. 원래 선택진료는 환자가 비용을 더 지불하더라도 능력 있고 경험이 풍부한 특정 의사를 선택하여 진료를 받을 수 있는 권리를 보장해 주는 제도이다. 그런데 환자가 원하지 않아도 거의 강제로 선택진료를 적용하여 환자의 선택진료비 부담이 막대함에 따라 정부는 이의 개선책을 강구하는 중이다.

그동안 의료환경은 많이 변화하여 환자는 병원의 봉이 아니라 주인으로서 떳떳한 대우를 받을 권리가 있고 고객만족 없이는 고객을 평생고객으로 유지할 수 없다는 주장이 지배적으로 통용되어왔음에 반하여 비윤리적 병원과 의사가 아직도 존재한다는 사실로 우리는 머리가 멍할 따름이다.

이러한 비윤리적 병원의 경영자나 의사들은 반드시 이 책을 수없이 읽으면 좋겠다.

사실 이 책은 간호사, 간호조무사, 병원 관리자 등 의료기관에서 서비스를 제공하는 일부 종사자들의 재교육을 위해 쓴 것이다.

최근 우리나라의 의료 환경은 급속하게 변화하고 있다. 사회경제적 발전으로 인구고령화 현상과 질병양상의 변화가 두드러지고, 국민들의 건강증진에 대한 인식과 소비자 권리의식 수준이 향상되었다. 또한 생명과학과 정보기술의 발전으로 의료서비스의 형태는 변화하고 의료시장의 경쟁은 더욱 격화되고 경쟁패턴도 변모하고 있다. 따라서 사람의 생명을 다루는 의료기관 종사자들은 고도의 윤리성이 요구되는 등 의료시장의 다양한 변화를 인지하고 지속적인 자기계발의 노력이 필요하다고 하겠다.

과거에는 의사와 환자와의 관계가 신뢰와 존경을 바탕으로 유지되어 왔으나 오늘날에는 단순히 의료서비스의 제공자와 소비자의 계약관계로 변화하고, 병원 중심이고 의료인 중심의 시대는 가고 환자 중심의 시대가 도래하였다. 병원이 경쟁적이고 병원 선택의 기회가 많아짐에 따라 의료서비스도 고객중심경영과 고객만족경영으로 바뀌고 있을 뿐만 아니라 고객관계관리를 강화하고 있다. 한편 고객만족은 의료기관에 수익과 성장의 원천을 제공하는 수단이 되기 때문에 병원마다 생존전략으로 고객만족을 높이기 위해 병원조직 문화를 바꾸고, 병원의 브랜드 가치를 높이고, 지속적인 환자안전관리 및 질 관리를 위한 노력과 고객만족의 소통법과 응대법으로 대응하려고 한다. 이를 위해 품질관리, 마케팅관리 등의 경영학 이론과 기법이 의료서비스 분야의 질 향상을 위해 적용되고 있다. 이러한 이론과 기법은 의료기관 종사자들의 재교육에 큰 도움이 되리라 확신한다.

이 책은 두 부문으로 구성되어 있다. 앞 부문은 의료환경의 이해 부문으로서 변화하고 있는 병원 경영의 환경, 의료서비스 패러다임의 변화, 병원조직 문화, 의료소비자의 행동론, 리더십, 병원 브랜드 관리 등을 포함하고 있다. 뒷 부문은 의료서비스의 실제 부문으로서 의료서비스의 질 관리, 고객안전관리, 고객관계관리, 생명의료윤리, 의료서비스 커뮤니케이션과 고객만족 응대법 등을 포함하고 있다. 각 장은 이론과 기법의 설명을 주로 하고 있지만 필요한 부문에는 사례를 가급적 추가함으로써 전반적으로 이해하는 데 도움이 되도록 노력하였다.

끝으로 이 책이 출간될 수 있도록 지원과 협조를 아낌없이 해 주신 「도서출판 오래」의 황인욱 사장님께 고맙다는 인사와 함께 회사의 무궁한 발전을 기원하는 바이다. 또한 편집 담당자에게도 심심한 감사의 뜻을 전하고 싶다.

2013. 12. 5.
저자 일동

CONTENTS

CONTENTS

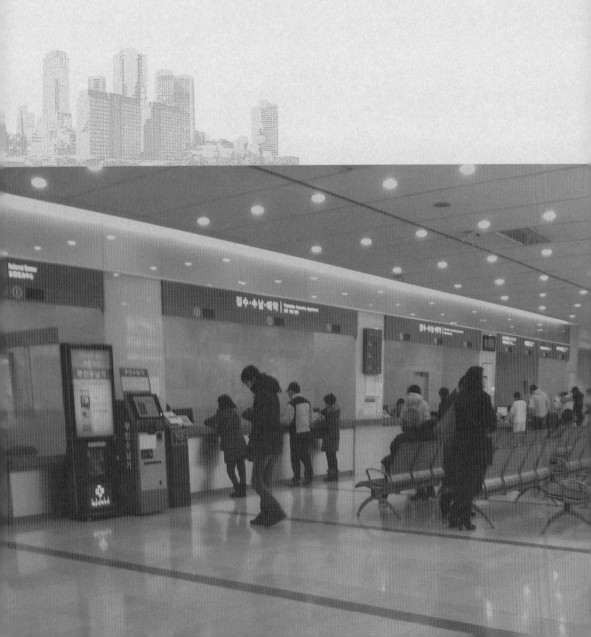

1장

21세기 의료환경

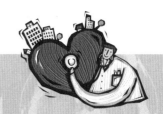

21세기 의료환경

고객만족을 위한 의료서비스의 실천

01 21세기 의료환경의 변화

1) 외적 환경

최근 우리나라에는 사회·경제·문화 전반에 걸쳐 급속한 발전이 일어나고 있다. 이러한 발전은 국민의 인식과 태도에 영향을 미치게 되었고, 이에 따라 의료서비스 분야에서도 빠른 변화가 요구되고 있다. 의료서비스에 영향을 미치는 제반 변화들을 살펴본다.

(1) 사회·경제적 발전

우리나라는 1962년부터 4차에 걸친 경제개발 5개년 계획을 통하여 빠른 경제발전을 이루었다. 농업에서 공업으로, 다시 부가가치가 높은 첨단산업으로 국가성장동력의 기술 방향을 바꿔가면서 비약적인 발전을 하였다. 불과 반세기 전만 해도 의식주를 해결하는 것이 큰 과제였으나 이제는 한류 열풍을 일으키는 주역으로 바뀌었다. 사회·경제적인 발전은 소득수준의 증가뿐만 아니라 질병 양상의 변화, 국민의 건강증진에 대한 인식수준 향상, 환자의 권리의식 신장 등을 초래하였다.

① 질병 양상의 변화

국민들의 생활수준이 개선되고, 인구의 고령화로 인하여 질병 양상이 크게 변화하고 있다. 1990년대에 높은 비율을 차지하였던 각종 전염병과 B형 간염은 감소하고, 만성질환으로 질병구조가 변화하였다. 통계청에서 발표한 주요 사망원인(2010)을 살펴보면, 각종 암(1위), 뇌혈관질환(2위), 심장질환(3위), 자살(4위), 당뇨병(5위)의 순으로 나타났고, 상위 10개 사망 항목 중 7개가 만성질환과 관련이 있다.

만성질환(non-communicable disease: NCD) 관리는 세계적으로도 보건정책의 주요 흐름이다. UN에서는 2011년 '만성질환 예방관리에 관한 유엔 고위급회담'이 개최되었고, 세계보건기구(WHO)에서는 2025년까지 만성질환으로 인한 조기사망(70세 이하 사망) 25% 감소를 목표로 제시하였다.

WHO의 Global Status Report on Noncommunicable Disease 2010에서는 만성질환에 영향을 미치는 요인으로 알코올 과다섭취(harmful use of alcohol), 건강하지 못한 식사습관(unhealthy diet), 높은 혈압(increased blood pressure), 과체중과 비만(overweight and obesity), 고콜레스테롤(increased cholesterol)을 제시하였다.

흡 연

OECD Factbook(2011)에 따르면 매년 전 세계적으로 성인 6,000만 명 이상이 사망을 하는데, 이 중 약 10%가 흡연으로 사망하고 있다고 한다. 흡연은 심장마비, 뇌졸중, 폐암, 후두암, 구강암, 췌장암에 대한 위험을 높이며 성인의 조기사망의 주요 원인인 순환기질환과 암과도 직결된다. 또한 말초혈관질환과 고혈압을 유발하고 만성폐쇄성 폐질환의 주원인이 된다. 특히 임산부

| 표 1-1 | 우리나라 흡연율 추이   단위: %

	1998	2001	2005	2007	2008	2009	2010	2011
전체	35.1	30.2	28.8	25.3	27.7	27.2	27.5	27
남자	66.3	60.9	51.6	45.0	47.7	46.9	48.3	47.3
여자	6.5	5.2	5.7	5.3	7.4	7.1	6.3	6.8

자료: 2011 국민건강통계; 보건복지부, 질병관리본부
• 현재흡연율: 평생 담배 5갑(100개비) 이상 피웠고 현재 담배를 피우는 분율(1998년: 만20세 이상, 2001~2010년: 만19세 이상)
※ 2005년 추계인구로 연령표준화

의 흡연은 저체중 출생아와 기형아 출생 가능성을 높인다. OECD회원국 및 6개 비회원국의 성인 흡연율 중 우리나라는 25.6%의 흡연율로 11위를 기록했다. 우리나라의 19세 이상 성인 흡연율은 1998년에는 35.1%를 점유하였다가 2004년 12월 담뱃값 인상 이후 다소 감소하였으나, 최근 다시 상승 추세에 있어 2011년에는 27.0%로 증가하였다(〈표 1-1〉). 지난 10년간 흡연율 변화를 살펴보면 그리스와 체코만이 상승하였고, 나머지 38개 국가에서는 감소했다. 우리나라는 -16.6%를 기록하며 OECD 평균인 -18.1%보다는 적게 감소하였다. 성별 흡연율 변화추이를 살펴보면, OECD 회원국 대부분의 여성 흡연율이 줄어드는 추세이나 체코, 그리스, 우리나라의 여성 흡연율만이 지난 10년간 증가하였다. 2009년 흡연율의 성별 격차는 우리나라가 남성 44.3%, 여성 7%로 가장 컸다(OECD factbook, 2011).

음 주

세계보건기구는 2010년 보고서를 통하여 전 세계적으로 사망과 장애의 2.7%가 흡연에 의한 것인 반면에 3.5%가 음주로 발생하는 것으로 보고하고 해로운 음주(harmful use of alcohol)를 건강에 악영향을 미치는 중요 요소로 규정하였다(WHO, 2010). 최근 OECD 국가들의 알코올 섭취량은 전반적으로

| 표 1-2 | 월간 음주율 추이(만19세 이상, 표준화)   단위: %

	2005	2007	2008	2009	2010	2011
전체	54.6	57.2	59.5	59.4	60.4	60.6
남자	72.6	73.5	74.6	75.7	77.8	77.6
여자	36.9	41.5	44.9	43.3	43.3	44.2

자료: 2011 국민건강통계; 보건복지부, 질병관리본부
• 월간 음주율: 최근 1년 동안 한달에 1회 이상 음주한 분율
※ 2005년 추계인구로 연령표준화

감소추세에 있는 반면에 우리나라는 전 세계적으로 1인당 알코올 소비량이
14.8L(2005년 기준)로 세계보건기구 회원국 188개 국가 중 13위에 속해 개발도
상국들을 제외하면 사실상 최상위에 해당했다. 같은 자료에서 한국은 도수가
높은 증류주로만 보면 세계 1위로 나타났고 또한 1인당 알코올 소비량도 감소
하지 않거나 오히려 늘어나고 있는 추세로 보인다(우석균, 2012). 우리나라의 19
세 이상 성인의 월간 음주율은 2011년 현재 60.6%에 이르는 것으로 나타났다
(〈표 1-2〉).

만성질환

우리나라 65세 이상 노인의 만성질환 수는 2011년 현재 없음이 11.5%인
데 비하여 1개인 경우가 20.3%, 2개인 경우가 24%, 3개인 경우가 44.3%로,
평균 2.5개의 질병을 가지고 있는 것으로 나타났다(〈표 1-3〉).

| 표 1-3 | 65세 이상 노인의 만성질환 수

연도	없음(%)	1개	2개	3개	평균(개)
2011	11.5	20.3	24	44.3	2.5

자료: 보건복지부, 노인실태조사(본인응답자 10,544명을 대상으로 함. 무응답 없음)
• 월간 음주율: 최근 1년 동안 한달에 1회 이상 음주한 분율
※ 2005년 추계인구로 연령표준화

그림 1-1 고혈압 유병률

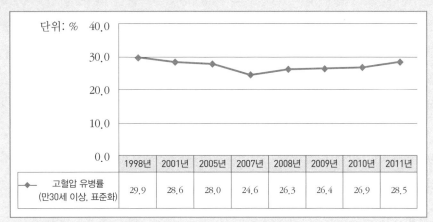

단위: %	1998년	2001년	2005년	2007년	2008년	2009년	2010년	2011년
고혈압 유병률 (만30세 이상, 표준화)	29.9	28.6	28.0	24.6	26.3	26.4	26.9	28.5

자료: 보건복지부, 국민권장영양조사

그림 1-2 당뇨병 유병률

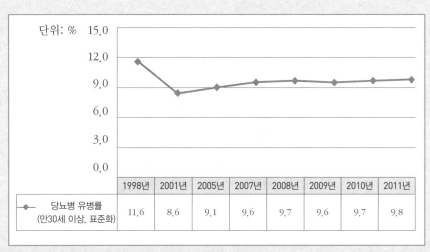

단위: %	1998년	2001년	2005년	2007년	2008년	2009년	2010년	2011년
당뇨병 유병률 (만30세 이상, 표준화)	11.6	8.6	9.1	9.6	9.7	9.6	9.7	9.8

자료: 보건복지부, 국민권장영양조사

특히 중증질환으로 발전 가능한 고혈압, 당뇨병은 의료비 증가의 주 요인이며 국민 상당수가 고혈압·당뇨병 등 위험요인을 보유하고 있다(〈그림 1-1〉, 〈그림 1-2〉). 2008년 국민건강영양조사에 의하면 고혈압·당뇨·비만 등 만성질환자 및 위험군 비율이 20세 이상 성인 중 65.9%인 것으로 나타났다. 정부에서는 국민의 건강수명 연장과 삶의 질 증진을 위해 여러 가지 건강증진 정책들을 펼치고 있다. 민간의료기관에서도 병원 고유의 질병치료 역할뿐만 아니라 예방적 차원에서 건강증진 및 관리에 관한 의료서비스로 확대해 가고 있다. 그러나 정책 취약질환, 시장실패 필수의료 인프라 등 건강정책의 사각 영역은 여전히 존재하고 있다.

비 만

생활은 풍요로워지고 식생활은 서구화되고 운동실천은 감소하여 비만이

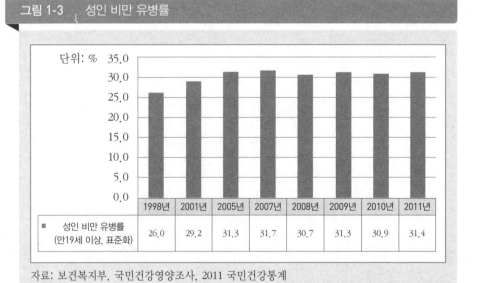

그림 1-3 성인 비만 유병률

단위: %	1998년	2001년	2005년	2007년	2008년	2009년	2010년	2011년
성인 비만 유병률 (만19세 이상, 표준화)	26.0	29.2	31.3	31.7	30.7	31.3	30.9	31.4

자료: 보건복지부, 국민건강영양조사, 2011 국민건강통계

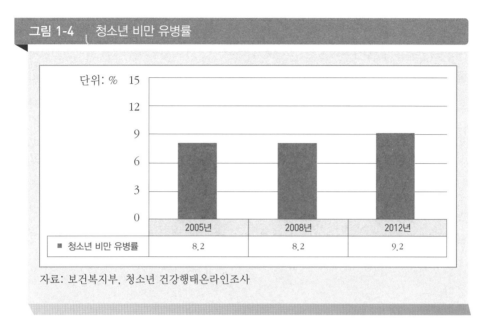

그림 1-4 | 청소년 비만 유병률

단위: %	2005년	2008년	2012년
■ 청소년 비만 유병률	8.2	8.2	9.2

자료: 보건복지부, 청소년 건강행태온라인조사

건강문제로 대두되고 있다. 우리나라의 성인 비만 유병률은 1998년 26.0%에서 2011년 31.4%로 증가하였고(〈그림 1-3〉), 청소년 비만 유병률은 2005년 8.2%에서 2012년 9.2%로 증가하였다(〈그림 1-4〉).

② 국민의 건강증진에 대한 인식수준 향상

경제적인 여유로움은 건강의 유지·증진, 아름다움과 행복한 삶(wellness)에 대한 관심을 높이고 있다. 매스컴에서는 연일 '웰빙(well-being)'을 주제로 각종 식단과 운동처방을 내놓고 있고, 시청자들은 이를 관심있게 보고 있다. 사람들의 대화는 웰빙식, 건강식이며 저마다 몸에 좋다는 정보를 쏟아내고 있다. 지역마다 산책로가 마련되고 저녁시간이나 주말에는 가벼운 운동복 차림의 주민들이 분주하게 오가며 여기저기에서 운동하는 모습이 눈에 띈다. 이같은 현상은 국민의 의료수요를 치료(cure)에서 관리(care)로, 더 나아가서 안녕상태(wellness)로 변화시켰으며, 의료소비자의 욕구 충족을 위하여 의료서비스의 패러다임을 바꾸게 하고 있다.

환자들의 병원에 대한 인식도 많이 변화하였다. 의료서비스의 공급이 증대됨에 따라 고객들은 주관성이 높으며 주관적인 진료능력을 지니고 있는 병원을 선호하는 경향을 보이고 있다. 또한 좋은 환경과 친절한 분위기 속에서 빠른 시간 내에 편리하게 이용할 수 있는 병원을 선호하는 경향을 보이고 있다.

변화된 고객의 의식구조는 병원의 시설 투자에 대해 강한 압박을 가하고 있다(박창식, 2007). 이런 현상에 대한 대처로 의료시장이 공급자 중심에서 소비자 중심 시장으로 이동하면서 고객의 요구는 점점 더 다양화되고 고급화되었다. 의료소비자들은 병원의 선택과 이용에 있어서 전문화되어 가고 있으며 치료방법을 스스로 선택하고 싶어하고 치료의 결과에 대해서도 많은 기대를 한다.

의료서비스에 대한 기대의식이 증가되고 진료서비스 품질에 대한 기대가 높아졌다. 진료대기시간의 감소, 진료정보의 공유, 진료 시 의사결정에의 참여, 개별화된 맞춤식 진료의 제공뿐만 아니라, 의료서비스에 대한 수준 높은 요구와 끊임없이 새로운 의료서비스를 기대하고 있다.

③ 환자의 권리의식 신장

국민의 인식수준이 향상되면서 욕구와 행동 동기는 복잡하게 변화되었다. IT(information technology)의 발달로 정보화 시대로 진입하면서 그동안 의료인이 전문직 내에서 독점하였던 의학전문지식 중 많은 부분이 일반인들도 손쉽게 접근할 수 있게 되었다. 과거 의료인에게서만 들을 수 있었던 전문적인 질병관련 정보를 누구나 간단히 검색할 수 있고 정보에 따라 본인이 의료기관이나 의료인을 선택할 수 있는 폭이 넓어졌다.

의료전문직은 고유한 전문직으로서의 권위에 도전을 받게 되었다. 따라서 일반 대중은 이제 더 이상 의료서비스에서 나약하고 힘없이 시혜(施惠)를 받는 입장이 아니라, 다양한 정보를 바탕으로 본인이 선호하는 것을 택할 선택권을 쥐고 있는 강자로 바뀌었다. 이에 따라 의료기관에서는 몸을 낮추어 환자를 고객으로 모시고 의료서비스의 질을 높이는 지속적인 노력이 필요하다.

환자들이 몸이 아파서 병원을 이용하는 경우 의료인을 대하는 태도도 과거와 사뭇 달라졌다. 의료에 대한 전문지식의 보편화와 진료비의 제3자 지불제도의 상황에서 환자들은 더 이상 의료인의 권위에 종속되지 않는다. 환자들은 의사와의 관계에서 수동적인 편이 더 이롭다는 생각을 버리고, 자신들의 치료에서 능동적 역할을 담당해야 한다는 쪽으로 생각을 바꾸게 되었다(손인아·조복희·박충선, 2008).

또한 과학에 대한 불신과 생명윤리운동으로 환자에 대한 인권존중과 권리가 강조되기 시작하였고 양질의 의료서비스에 대한 요구가 증가하고 만일 자신의 요구가 충족되지 않으면 의료소비자로서 권리를 주장하는 예가 늘어나고 있다. 최근 의료기관 인증평가에서는 환자의 권리와 안전 및 환자만족도 등을 인증기준으로 제시하고 있다.

의료분야에서도 다양한 이익집단이 형성되고 치료에 능동적인 참여의식이 증가하였다. 각종 소비자단체들은 병원의 서비스 개선과 고객 지향으로의 변화를 추구하는 협력을 계속 증대시키고 있다. 병원에 대한 소비자단체들의 영향력 행사는 새로운 병원경영 환경으로 나타나고 있다.

환자권리선언의 주도, 의료서비스에 대한 간섭, 의료의 위법문제에 대한 고발, 의료의 질적 향상, 매스컴을 통한 병원체제 개선의 압력을 가중시키고 있다. 따라서 병원과 이해관계를 가지는 모든 대상자들의 병원에 대한 인식정도를 평가하여 경영정책에 반응하면서 상충되는 견해의 폭을 조정하고 일치시키도록 노력해야 한다(박창식, 2007).

(2) 인구 고령화

65세 이상 노인 인구가 전체 인구의 7%인 고령화 사회에서 14%인 사회로 되는데 소요되는 시간을 인구고령화 속도라 한다. 우리나라의 인구 고령화 속도는 18년으로 전 세계에서 유례없이 가장 빠른 속도로 진행되고 있다.

2011년 통계청 자료에 의하면 65세 이상 인구 비율이 2000년 7.2%에서 2018년에는 14.5%, 2026년에는 20.8%로 초고령 사회로 들어설 것으로 전망하고 있다. 반면에 저출산 현상으로 인해 0～14세 인구 비율은 2000년에 21.1%이었던 것이 2018년에는 13.3%, 2026년에는 12.9%로 급속히 감소할 것으로 예측하고 있다. 이에 따라 0～14세 인구 대비 65세 이상 인구의 비율을 나타내는 노령화지수도 급격히 증가하여 2010년 기준 68.4%였던 것이 2018년이 되면 108.5%로 높아지게 된다. 또한 15～64세 생산가능인구대비 65세 이상 인구의 비율인 노년부양비도 2010년 기준 15.2%이었던 것이 2018년에는 20.0%로 급격히 늘어난다(〈그림 1-5〉).

노인인구의 급증은 여러 가지 문제들을 수반한다.

첫째는 사회·경제적 측면에서의 문제이다. 노인은 생물학적, 사회적, 심리적 요인에 의하여 변화하는 과정에 있는 사람으로 노인인구 증가는 노인 보호 및 부양이라는 사회·경제적 문제를 야기한다. 과거 젊은 시절에는 사회에서 생산적이고 중심적인 위치에 있었던 사람들이 노인이 되어 사회의 뒷자리로 물러나게 됨에 따라 심리적, 재정적으로 보호와 부양이 필요하게 된다. 노인의 3고(苦)가 '고독', '질병', '가난'이라는 말은 이들이 취약집단임을 잘 나타내고 있다.

1955년부터 1964년 사이에 태어난 베이비부머 세대들은 기존 노인세대들과 많이 다른 양상을 보이면서 21세기의 노인들의 특징을 'Third Age'라는 말로 나타낸다. 생애 후기의 긍정적 이미지를 내포하는 용어이다. 이들은 전

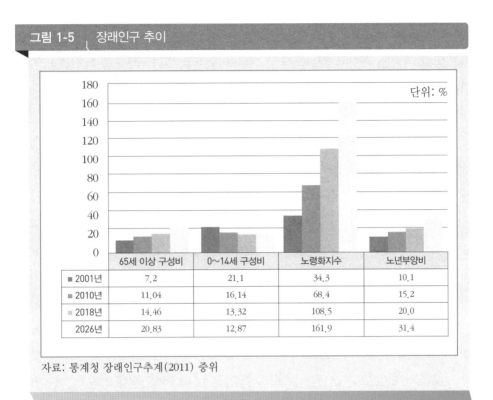

그림 1-5 장래인구 추이

단위: %

	65세 이상 구성비	0~14세 구성비	노령화지수	노년부양비
■ 2001년	7.2	21.1	34.3	10.1
■ 2010년	11.04	16.14	68.4	15.2
■ 2018년	14.46	13.32	108.5	20.0
2026년	20.83	12.87	161.9	31.4

자료: 통계청 장래인구추계(2011) 중위

후 경제부흥을 이끌면서 축적된 재력을 기반으로 한 풍부한 구매력을 가졌지
만 은퇴 후에도 자아실현을 위해 일자리를 원한다는 의미에서 뉴 실버(new
silver)라고 부른다. '노인이 지배하는 사회'란 말을 들을 정도로 정치적 파워도
대단하다(안광호·하영원·박홍수, 2010.)

　　사회·경제 발전의 주역으로 힘과 명예를 거머쥐었던 이들이 본격적으로
은퇴기에 접어들면서 여러 가지 또 다른 사회적 이슈가 생겨날 것으로 예상된
다. 무엇보다도 고령 인구의 소득보전을 위한 재정 부담이 급격히 늘어나 공
적 연금의 가입자 대비 수혜자 비율이 급증할 것이고, 이러한 사회적 부담의
급증과 기대수명 증가는 정년연장에 대한 사회적 요구로 나타날 것이다(이학

종·양혁승, 2012).

또한 축적된 재산과 연금으로 부(富)를 누리고 있는 제3세대 노인들이 노후의 건강을 위해 가지는 관심과 노력은 남다를 것이고, 이는 보건의료의 중요한 이슈가 될 것이다.

둘째는 보건의료적 측면에서의 문제이다. 일반적으로 우리나라 노인의 40% 이상이 자신들의 전반적인 건강상태가 건강하지 못하거나 매우 나쁜 수준으로 인식하고 있다. 노인들의 신체적 의존상태를 살펴보면, 독립생활이 가능한 노인이 56.6%에 불과하다. 보건복지부 통계(2005)에 의하면 65세 이상 노인인구 100명당 87.6명이 한 가지 이상의 만성질환을 가지고 있으며, 이 중 3개 이상인 노인이 36.5%를 차지하고 있다. 또한 2008년 국민건강통계에 의하면 현재 건강상 문제나 신체 혹은 정신적 장애로 인하여 일상생활 및 사회생활에 제한을 가진 비율이 65세 이상에서는 절반에 가까운 44.6%에 달해, 19세 이상 일반 성인의 15.8%에 비하여 거의 세 배였다.

월간 와병일수도 12.0일로, 한 달 중 평균 1/3 이상을 질병으로 인하여 하루 종일 누워 지내는 것으로 나타나 만성질환 및 이로 인한 활동 장애가 심각한 문제임을 알 수 있다(권영숙 외, 2011). 노인 질환의 특성은 동시에 두 가지 이상의 질병을 복합적으로 가지고 있는 경우가 흔하며, 이로 인해 다약제를 복용하는 경우가 많다는 것이다.

따라서 국민의료비 지출이 현저하게 증가하게 된다. 국민건강보험공단의 통계연보에 의하면 2000년도 전체 인구 중 노인인구가 차지하는 비율이 약 7%인 데 비하여 전체 의료비 중 노인인구의 의료비 비율은 약 17.4%를 차지하고 있다. 2009년 노인의료비는 12조 3,458억원으로 총 의료비(39조 3,390억원)의 31.4%를 차지하여, 향후 노인인구 증가에 따라 고령화로 인한 의료비 부담은 더욱 급증할 것으로 예상되어 이에 따른 대책마련이 시급하다 하겠다.

(3) 정보기술산업의 발전

우리나라 정보기술(IT)산업의 눈부신 발전은 보건의료분야에서도 u-Health 활성화를 통하여 이루어지고 있다. 정부에서는 첨단 IT기술을 활용하여 의료접근성 및 편의성을 제고하고 의료서비스 전달체계를 효율화하고, 의료취약지역에 대한 원격의료 서비스 제공으로 의료불평등을 해소하며, 성장잠재력이 높은 의료서비스 산업에 첨단 IT 기술을 융합하여 고부가가치 미래 신성장동력산업으로 육성하고자 함을 목적으로 지속적인 정책 마련을 하고 있다.

u-Health란 네트워크 또는 휴대용 진단센서를 통해 환자의 건강정보를 실시간으로 모니터링하고 해당 데이터를 활용하여 '언제, 어디서나' 원격진료 및 건강관리 서비스를 제공하는 의료환경을 말한다. 주요 선진국에서는 u-Health 산업을 국가적 차원의 전략 프로젝트로 추진 중이다. 주로 원격의료시스템인 Telehealth, 만성질환 및 고령자에게 IT 기기와 서비스를 제공하여 의료, 건강관리, 안전/보안, 응급시스템, 사회참여 등의 독립적인 생활 지원, IT 기반의 개인 맞춤형 의료체계로의 전환, 보편적 디자인(universal design)이 가능한 사회구현으로 센서 및 정보가전을 통해 독립적 생활이 가능한 주택 건설 등을 시도하고 있다.

우리 정부에서는 2008년 「u-Health 활성화 종합계획」을 통하여 국가적 차원의 중장기 비전 및 단계적 실천계획(action plan)을 수립하였다. 기대 효과로써 고령자·만성질환자에 대한 질병의 조기진단 및 예방, 건강관리서비스 제공을 통한 의료비 절감으로 건강보험 재정 안정화에 기여, 농어촌격오지, 도서지역 등 의료취약지역에 대한 원격의료서비스 제공을 통한 의료형평성 제고 기여, 의료서비스에 첨단 IT 기술을 융합하여 고부가가치 차세대 성장동력산업으로의 발전 기대, u-City 사업, 고령친화사업 등 국가적 사업과의 연계 서비스 발굴을 통해 전후방 산업으로 부가가치 확대가 가능할 것으로 기대하고 있다.

(4) 글로벌 환경의 변화

흔히 21세기는 글로벌 시대라 한다. 각국의 사회·경제·문화적 장벽이 무너지고 세계는 하나의 지구촌으로 더불어 살게 된다. 2001년 11월 카타르 도하에서 열린 제4차 세계무역기구(WTO) 각료회의에서 '도하개발아젠다(Doha Development Agenda, DDA)에 의해 의료시장 개방이 채택되었다. 보건의료시장 개방은 국내 보건의료산업의 혁신을 유도할 수 있으며 생산성과 의료의 질적 수준 향상으로 이어질 수 있고 선진 의료기술 및 선진 경영기법의 도입도 기대할 수 있으며 우리나라의 의료기술과 의료인력이 외국에 진출할 수 있다는 긍정적인 시각이 있다.

그러나 부정적인 측면으로 이미 국내 의료공급구조가 민간중심으로 이루어져 있는데 여기에 외국의 영리 의료기관이나 보험회사가 진출함으로써 그 상업적 성격을 더욱 강화할 것이 예상되므로 의료시장은 보다 경쟁적일 것이라는 시각도 있다(손인아·조복희·박충선, 2008).

의료 수준은 우리나라가 세계적인 수준이라 하지만, 의료산업의 역사가 깊은 선진국에 비해 서비스 수준은 제고의 여지가 있다 하겠다. 고객에게 감동을 주는 고객 중심의 맞춤형 의료서비스 개발이 필요한 때이다.

보건의료시장의 개방은 해외원정 진료를 흡수할 수 있고 해외환자 유치를 활성화할 수 있다는 긍정적 효과를 기대하게 하고 있다. 의료관광을 포함한 국제의료 시장규모는 급속한 성장세에 있다. 전 세계 글로벌 헬스 케어(의료관광) 시장은 2009년 348억 달러(3,400만 명)에서 2010년에는 400억 달러(4,000만 명)로 높은 성장을 할 것으로 예측하고 있다(오영호, 2011).

해외환자 유치는 태국이 189만 명, 싱가포르가 56만 명으로 선도하고 있고, 우리나라는 2009년 현재 6만 명으로 경쟁국의 1/10 수준에 불과하다. 우리나라의 의료기술은 선진국의 80~90% 수준으로 심혈관질환, 특정 암 및 성형, 치과 분야는 세계 최고 수준이며, 가격경쟁력도 미국이나 일본 등의 선진국에 비해 우위에 있다. 따라서 정부에서는 국제의료 집중 육성방안을 통하여 고부가가치의 중증환자를 집중 유치하고 성형외과와 치과 등을 관광과 연계하는 의료관광으로 2014년 해외환자 30만 명 유치를 목표로 하고 있다(〈표 1-4〉).

주요 추진정책의 기본 방향은 민간주도로 추진하되 시장실패 영역 등은 정부가 지원하고 타깃국가별로 차별화된 마케팅을 한다는 것이다. 선도기업 육성 등을 통한 유치역량을 강화하고, 외국인 친화적 환경 조성에 주력한다. 한국의료 브랜드(MEDICAL KOREA)를 해외 미디어에 노출 강화하고, 구글·야후 등 인터넷을 활용한 온라인 홍보 강화로 국가 인지도를 높이고, 지역선도 우수의료기술을 육성한다. 특화된 의료기술과 관광의 융·복합을 통한 지역단위 유치역량을 강화하되, 의료사고·분쟁에 대한 예방도 필수적이고, 메디컬 콜센터(15777-129)에서 5개 언어로 24시간 외국인 환자를 안내하고 불만 처리를 지원한다.

대표 홈페이지와 연계한 서비스를 강화하고 유치기관의 교육을 강화한다. 인력 인프라로 의료전문통역사, 병원국제마케터, 국내 거주 외국의료인 진료 코디네이터 등을 양성하고 향후 수요를 고려한 중장기 인력수급계획 및 양성 프로그램을 개발 연구할 계획이다.

| 표 1-4 | 국제의료 집중 육성

구분	2010	2011	2012	2013	2014
환자 유치목표	8만 명	11만 명	15만 명	20만 명	30만 명
진료수익(억원)	850	1,320	2,034	3,065	5,196
관광수익(억원)	224	308	420	560	840
고용유발효과 (누적)	1,273명	1,911명	2,854명	4,179명	6,902명

※ 2009년 해외환자 평균진료비, 동반자 지출경비 등 감안하여 산출(보건산업진흥원)

향후계획을 기내지, 온라인 광고 등을 통해 국제적 인지도를 제고하고 차별적 포지셔닝(positioning)을 구축하며 홍보의 시너지효과가 극대화되도록 'MEDICAL KOREA'라는 브랜드 네임으로 홍보 마케팅을 진행할 계획이다.

2) 내적 환경

(1) 제3자 의료비 지불제도

의료보험은 사회보험분야의 하나로서 상병을 보험사고로 하는 제도의 총칭이다. 의료보험은 상해나 질병 등에 대하여 의료의 보장 또는 의료비의 부담을 주목적으로 하는 사회보험제도로, 일상생활에서 예기치 못한 질병이나 부상 또는 사망 등의 사고를 당할 경우에 사전에 가입한 보험을 통하여 일시적인 가계지출을 분산시킴으로써 국민의 생활 안정과 건강 유지를 도모하는 제도이다(하동석, 2010).

우리나라의 의료보험은 1963년 의료보험법이 제정되면서 도입되었으나, 제반 여건이 성숙되기까지 전면 유보되었다가 구체적으로 실시되기 시작한 것은 1977년부터이다. 제4차 경제개발 5개년계획의 일환으로 생활보호대상자에게 의료보호사업을 실시하고 500인 이상 사업장 근로자를 대상으로 시작되었다. 1979년 공무원 및 사립학교 교직원과 300인 이상 사업장 근로자까지 적용대상에 포함하였으며 1988년에는 5인 이상 사업장까지 그 범위를 점차적으로 확대하였다. 또한 1988년 농어촌지역 의료보험이 실시되었고, 1989년에는 도시지역 의료보험이 실시되어 전 국민 의료보험이 달성되었다. 그 외에도 1987년에는 한방의료보험, 1989년에는 약국의료보험을 실시하게 되었다. 1999년 의료보험 통합정책으로 의료보험법의 전면 개정과 함께 2000년 국민건강보험법으로 개칭되면서 오늘에 이르고 있다.

국민건강보험법은 국민의 질병 및 부상에 대한 예방, 진단, 치료, 재활과 출산, 사망 및 건강증진에 대하여 보험급여를 실시함으로써 국민보건을 향상시키고 사회보장을 증진함을 목적으로 한다. 의료비 지불은 제3자 지불방식의 원칙으로 보험가입자, 보험자, 요양기관 간의 3자 계약방식으로 운영된다. 보험가입자인 국민은 매달 보험자에게 보험료를 납부하고 요양기관에서 제공받은 의료서비스에 대한 진료비는 제3자인 보험자가 요양기관에 지불한다.

과거에는 환자와 병원 간의 2원적 관계였으나 지금은 3원적 관계로 바뀐 것이다. 제3자 지불방식은 보험가입자의 의료이용을 쉽게 보장하여 환자수요의 급증과 이에 따른 의료기관 수의 급증을 가져 왔고 의료체계의 운영을 용이하게 하였다. 반면에 의료에 대한 낭비가 조장되어 의료비 상승의 요인이 될 수도 있다. 따라서 국가에서는 의료서비스의 질은 추구하면서 의료비 상승은 억제하기 위한 정책 마련으로 지속적이고 체계적인 의료간섭을 제도화하게 되었고 결국 의료보험수가의 통제로 인한 병원 수익성의 악화를 초래하였다.

(2) 보건의료기술의 성장발전

첨단 과학문명의 발달로 보건의료분야의 기술과 정보화도 고도의 발전을 이루었다. 한국보건산업진흥원(2006)이 전문가 델파이 조사 결과, 우리나라의 보건의료경쟁력 수준은 세계 7위로 대외적으로 인정받고 있다고 하였다. 우리나라는 세계의 그 어느 나라보다 건강에 대한 관심이 높아 의료와 의료기술에 대한 관심이 높다. 우리나라의 임상의학기술은 세계적 수준이라고 평가되고 있어 실제로 외국에서 원정 진료를 받으러 오기도 한다.

보건의료기술(health technology; HT)은 건강증진과 질병의 예방을 위한 진단과 치료, 재활에 쓰이는 모든 기술 및 산업을 통칭하는 말이다. 의료에 사용되는 의약품, 의료기기, 치료법과 병원 조직체계 등을 모두 포함한다. 보건복지부에서는 HT의 개념을 국민의 건강증진을 위한 진단, 치료, 재활에 쓰이는 모든 기술 및 산업으로, 건강증진 등 기술이 쓰이는 목적에 주안점을 둔 새로운 R&D 전략이며, 국가 전략 R&D를 목적에 따라 분류, 관리하는 것이 효율적이고 종합적인 발전을 위한 세계적 경향이며, HT는 BT(bio technology), IT, NT(nano technology)의 원천기술이 융합돼 인류의 건강과 풍요로운 삶에 기여하도록 적용하고 산업화하는 대표적인 기술이자 산업이라고 하였다.

선진국에서는 이미 HT산업의 중요성과 미래 발전가능성에 주목하여 집중 육성하고 있다. 우리 정부에서도 보건의료기술 인프라개발사업으로 인체 질환을 중심으로 발병기전 연구 및 신기술을 적용한 연구, 보건의료 벤처 및 중소기업의 제품화 기술 개발 연구, 주요 질환에 대한 한국인 특이성에 맞는 역학 조사 및 진료지침 제정을 위한 근거중심의학 연구, 보건의료분야 업무와 관련된 제도개선 및 법 개선을 위한 정책과 효율적 보건의료시스템 개발 연구를 위해 노력하고 있다. 보건의료산업을 21세기 우리나라 국민을 먹여 살릴 소중한 양식으로 규정짓고 정책 지원을 하고 있다.

향후 보건의료기술의 발전은 생명을 연장시키고 인류의 생활을 개선시켜 새로운 세상이 도래하게 될 것이다. 보건의료기술산업은 고령화, 경제발전 등으로 인해 폭발적인 수요 증가가 예상된다. 보건의료기술산업은 전 세계적으로 단일 분야 최대 시장을 가지고 있다. 또한 기술투자 및 고용창출 효과가 높으며, 장기적으로는 의료비 지출의 효율화를 이끌 것으로 기대되는 분야이다. 이에 따라 선진국은 이미 국가 전략산업으로 집중 육성하고 있다. 병원은 급진적인 발전에 따른 변화에 대처하기 위해 최근 의료기술과 지식을 끊임없이 도입하고 수렴해야 한다.

(3) 병원 경영환경의 변화

① 병원 조직 구성원의 의식변화

병원은 전통적으로 도제식 교육과 계층제에 의한 관리로 보수적이고 권위적이며 주로 상의하달식의 의사소통을 한다. 계층제의 폐해로 계층 간 갈등이 심하고 때로 비인격적인 관리가 자주 발생하여 개인의 직무만족이 떨어지고 조직의 생산성은 감소하게 된다. 최근 일부 병원에서는 계층을 완화하고, 권한을 하부조직으로 위임하고, 개인의 자율성 존중으로 조직의 분위기를 쇄신하고자 노력하고 있으나 신입 직원들의 이직률은 좀처럼 낮춰지지 않고 있다.

요즈음의 신세대를 C세대라 부른다. C세대는 컴퓨터(computer), 사이버(cyber), 콘텐츠(contents), 비판(criticism), 변화(change) 등의 C를 표현하는 말이다. 컴퓨터 사용이 일반화되고 초고속 정보통신망의 보급이 빠르게 확산되면서 나타난 세대 개념이다. 이들은 인터넷을 통해 다양한 정보를 얻고, 얻은 정보를 다른 사람들과 자유롭게 공유하면서 능동적으로 디지털 세상에 참여한다. 더 나아가 단순한 정보수용자세대가 아니라 인터넷이나 휴대폰 등의 각종 디지털 기기를 통해 스스로 콘텐츠를 생산해 내고 자신의 생각을 표출해낸다.

신세대는 주로 자기주장이 뚜렷하고, 진취적이고 창의력이 뛰어나고, 강한 자기계발 욕구를 지닌다. 또한 일은 프로답게 하고 인생은 즐겁게 보내고자 한다(이정균, 1999). 이들은 과거 산업개발시대에서 흔히 볼 수 있었던 개인보다 조직이 우선시되거나 가정보다 직장이 더 우선시되어야 한다는 말에 별로 공감하지 않는다.

근래에는 생산성과보다는 근로자의 사회적, 인간적인 면에서의 다양한 요구의 관점에서 인간다운 노동생활을 뜻하는 근로생활의 질(quality of working life)을 주장한다. 종래의 인간을 업무에 맞춘다는 관리 방식에 대한 반성으로, 인간성이나 자기실현의 욕구를 중시한 관리 방식으로 전환하고자 한다. 사람 중심의 선진 노동복지정책으로 근로자 개인의 직무 능력과 삶의 만족도를 높이고자 한다.

정보화시대에서 '나의 세계'와 '실력 중시'는 C세대의 특성이며, 신세대 직장은 직원의 가정을 중시하는 가치관으로 가정과 직장의 양 날개의 균형을 이루어 '일은 즐겁게, 가정은 행복하게, 그리고 환경은 스마트하게'라는 구호를 가지고, 경영자는 직원만족, 가족만족, 그리고 병원만족을 할 수 있는 프로그램을 지니고 있어야 한다(이정균, 1999).

② 고객중심경영

1990년대 말 뉴밀레니엄을 앞두고 사회 각 분야의 전문가들은 21세기의 변화에 대해 다양한 견해를 쏟아냈다. 21세기 우리나라의 건강관리체계는 병원이 공급자 주도에서 소비자 주도로 바뀌고, 대형종합병원보다 전문화된 중소병원으로 발전하고, 대규모 병원체제에서 분권화된 환자 중심의 병원체제로 변화하게 된다는 것이다.

환자 중심 경영의 화두는 고객만족이고, 이는 마케팅의 핵심이면서 동시에 경영의 핵심이다. 일의 시작에 앞서 시장, 즉 고객이 바라는 바를 먼저 살피고 고객이 나아갈 방향을 지시하는 대로 움직인다는 뜻에서 시장주도(market-driven)라는 표현과 고객 중심이라는 표현은 일맥상통한다.

말 그대로 '시장에 기업의 운전석을 맡긴다'는 의미이다. 고객 중심적 사고를 실현하기 위해서는 조직의 대혁신이 이루어지지 않으면 안 된다. 고객 중심 사고와 전사적 마케팅을 통해 궁극적으로 조직이 추구하는 것은 고객의 만족을 통한 조직목표의 달성이다. 이익의 관점에서 당장에는 고객목표와 조직목표가 동시에 추구될 수 없는 상호배반의 관계에 있는 것처럼 보이나 경쟁이 있는 시장에서는 고객만족이 매출의 결정조건이고 매출을 통해 기업의 목표가 달성되는 이치는 이론의 여지가 없다(박상준, 2013). 고객중심사고와 고객만족에 대한 설명은 제9장 고객관계관리에서 공부할 것이다.

③ 전문경영인의 등장

보건의료기술의 발달로 인해 병원마다 첨단 의료장비의 공급이 증가하고, 특수 전문병원이 성공을 거둠으로 인해 의료전문화가 가속화 되고 있다. 그러나 고가의 하이-테크 장비의 지속적인 개발과 사용으로 진료원가는 상승하고 많은 수의 의사 양산, 재벌 기업의 병원산업 진입, 전문병원 증가 등으로 병원 간 경쟁이 치열하게 되었다.

대부분의 환자들은 양질의 의료를 제공하는 병원을 명확히 인식할 수 있는 기준이 없으므로 건물이 크고 깨끗하며 고가의 의료장비가 설치된 병원을 선호하게 된다. 병원은 고가의료장비가 적자의 요인인줄 알면서도 환자의 요구를 충족시키고 환자를 더 많이 내원시키도록 하기 위하여 더 좋은 시설과 의료장비를 도입해야 하는 입장에 처해 있다.

우리나라의 종합병원들은 대부분 오너인 의사에 의해 직접 환자를 치료하고 경영도 하면서 소규모 개인병원에서부터 성장해 왔다. 오너 병원장은 누구보다도 병원과 환자들의 생리에 대해 잘 알고 있어 병원 발전에 크게 기여할 수 있었다. 그러나 병원이 대형화, 전문화되고 병원 간 경쟁이 치열해지면서 경영을 전문으로 배우지 않은 오너 병원장의 경영 역량에는 한계가 있다. 즉 병원이라는 특수 조직을 효율적으로 관리·운영하며, 다양한 이해관계자들을 조정하는 역할을 담당하는 전문적 지능을 가진 경영자를 필요로 하는 것이다. 최근에는 비록 최고경영자가 아니더라도 이를 보조할 수 있는 경영전문스태프가 점차 증가하고 있다.

④ 의료산업의 규제완화

우리나라의 병원은 영리행위가 법적으로 금지되어 있어 여러 가지 규제를 받아오고 있었다. 그러나 정부는 일자리 창출의 목적을 달성하기 위하여 서비스 산업, 특히 의료산업의 활성화 대책을 발표하고 2014년부터 시행에 들어 갈 것으로 예상된다. 정부가 추진하려는 의료분야의 규제완화 정책은 크게 의사-환자 간 원격의료 도입과 병원의 자회사 설립을 통한 수익사업 허용으로 구분할 수 있다.

원격의료(telemedicine)란 멀리 떨어져 있는 환자와 의사 사이에서 행해지는 의료행위로서 통신수단에 의해 환자의 상태를 파악하여 적절한 진료행위를 하려는 것을 말한다. 정부는 대형병원으로 환자가 몰려 동네 병의원들의 고사를 방지하기 위하여 원격의료는 동네의 1차 의료기관 중심으로 허용하되 대형병원은 큰 수술을 받은 후 재방문이 어려운 경우에만 허용하고 한편 원격의료 전문병원은 불허할 방침이다.

정부가 구상하는 또 다른 계획은 전국 848개 의료법인으로 하여금 자법인으로 자회사를 설립토록 하여 수익사업을 할 수 있도록 허용하려는 것이다. 현재 의료법인은 의료업, 장례식장, 부설 주차장, 구내식당과 같은 8개 부대사업에 한해 사업을 할 수 있다. 그러나 내년부터는 자회사를 통해 병원도 의료기기 구매·개발, 의약품 개발, 화장품·건강보조식품의 개발·판매, 여행·관광호텔업, 외국환자 유치업, 온천·공중목욕탕, 숙박업 등으로 확대된 부대사업을 시행할 수 있게 된다.

한편 병원 간 M&A를 허용함으로써 대형병원이 경영난에 허덕이는 소형병원을 사들일 수 있게 되었고 의료기관이 자회사의 주식과 채권을 발행하여 자금조달을 용이하게 할 수 있게 된다.

이 외에도 정부가 구상하는 대책으로는 국내병원 외국인 의사채용 허용, 외국병원 외국의사 의무고용 폐지, 외국병원 설립요건 완화, 국내병원 해외진출 허용 등이다.

정부가 추진하려는 이러한 계획들은 영리병원 규제라는 대원칙을 건드리지 않는 범위 내에서 자회사라는 우회로를 통해 의료산업의 경쟁력을 강화시키고 투자확대 및 일자리 창출 외에 경영난에 허덕이는 소형병원의 구제라는 목적을 갖고 있다.

그러나 의료계에서는 정부 정책의 불신 하에 원격의료 도입의 철회와 의료기관의 공공성이 훼손될 소지가 많다는 이유로 자회사 허용정책의 철회를 주장하고 있다.

병원 M&A · 채권발행 가능 … 의료산업 경쟁력 키운다

내년부터 병원들도 환자를 진료하는 것 외에 여행·관광업, 공중목욕탕, 숙박업 등 '돈벌이 사업'에 진출할 수 있게 된다. 병원들은 이제까지 장례업, 슈퍼마켓, 산후조리업, 이용업, 안경조제업 등 병원 운영과 관련된 8가지 부대사업만 할 수 있었다.

정부가 다음 달 중순 발표할 서비스 활성화 대책의 핵심은 '의료산업 육성'에 맞춰져 있다. 구체적으로 병원 간 인수·합병(M&A) 허용, 부대사업 확대, 의료채권 허용, 해외 법인 설립 규제 완화 등이 담긴다.

정부는 병원의 영리행위 금지라는 법적 테두리를 벗어나지 않는 선에서 최대한 병원이 자유롭게 투자를 받고 신규 투자를 할 수 있도록 의료 산업을 활성화하겠다는 계획이다. '영리병원 규제'를 건드리지 않고 '병원 간 M&A'를 허용하는 것도 한국 의료산업의 잠재력을 키우기 위한 방안이다.

의료산업 활성화 주요 대책
• 문제점
-외국인의 한국 병원 투자 유인 부족
-국내 병원 영리사업 제한으로 경영 부실화, 기술 투자 취약
-한국 병원의 해외 진출 제약
-병원의 자금 조달 수단 제약으로 경영 부실 심화
• 대책
-관광업 등 병원 부대사업 확대
-병원 지원 회사 설립 통한 병원 간 M&A 허용
-병원의 해외 자회사 투자 규제 완화
-해외 병원의 국내 송금 위한 국가 간 MOU 추진
-의료채권법 5년 만에 재입법 시도
-외국인 투자자의 국내 병원 투자 비율 규제 (50%) 완화
-외국인 환자 규제(병상의 5% 이내) 폐지

정부는 병원이 경영지원회사(MSO)라는 별도 법인을 설립해 다른 병원을 인수할 수 있게 할 방침이다. 이렇게 되면 경영난에 시달리는 병원에 자금이 수혈돼 새로운 투자와 일자리가 창출된다.

그동안 병원끼리는 M&A가 허용되지 않았기 때문에 경영이 악화되면 정부가 인수해 왔다. 이 때문에 경영이 악화되면 의사들이 병원에서 급여 등으로 자금을 뽑아내는 일도 속출했다. 병원들의 부대사업을 대폭 확대하는 방안은 병원들의 투자 여력을 대폭 늘려줄 것으로 기대된다. 병원들이 관광업, 신약 개발 등 수익사업을 통해 벌어들인 자금으로 신규 투자와 고용을 창출할 수 있기 때문이다.

정부는 또 5년 전 추진됐던 의료채권법을 부활시키기로 했다. 정부 고위 관계자는 "의료계 반발 때문에 해야 할 일을 하지 못한다면 정부가 제 역할을 하지 못하는 것"이라고 말했다.

국내 병원들이 자회사(SPC)를 만들어 해외에 진출할 수 있도록 제도적 장치도 마련할 계획이다. 지금은 유권해석을 통해 가능하지만 확실한 근거를 마련해 SPC에 지분 투자자들이 더욱 쉽게 들어올 수 있도록 하겠다는 것이다.

보건복지부는 해외 병원에서 벌어들인 수입을 국내에 송금할 수 있도록 허용하기 위해 외교부를 통하지 않고 직접 각국 정부와 양해각서(MOU)를 맺는 방안을 추진할 계획이다.

정부는 또 한국 의료산업이 싱가포르 등 해외 선진국 수준은 안되더라도 최소한 탈규제 노력을 경주하고 있는 '제주특별자치도' 정도는 돼야 한다고 인식하고 있다.

28일 국민경제자문회의에서 한국개발연구원(KDI)은 외국 의료기관의 국내 병원 투자 비율 50% 규제를 낮춰야 한다고 지적했다. 정부는 또 경제자유구역 내 국내 병원에 적용되는 외국인 환자 허용(총병상 수의 5% 이내) 규제를 폐지하고 외국 의료진 채용 불가 규정도 '허용'으로 전환할 계획이다.

자료: 매일경제, 2013. 11. 29.

참고문헌

권영숙 외, 노인과 건강(신광출판사, 2011)

김혜련·여지영·강성욱·정영호·이수형, OECD 보건통계로 본 한국의 보건의료 위상과 성과 및 함의(한국보건사회연구원, 2012)

박상준, 고객중심 경영, 고객중심 마케팅(2013)http://data.adic.co.kr/lit/publication/12/200802/SK007490/01.html

박창식, 병원마케팅의 이해(대학서림, 2007)

손인아·조복희·박충선, 의료서비스 코디네이션(메디컬 코리아, 2008)

안광호·하영원·박흥수, 마케팅원론(학현사, 2010)

오영호, 2011년도 보건의료환경의 변화와 전망(보건복지포럼, 2011)

우석균, 한국의 음주 정책의 현주소와 개선 방향(2012)www.kptu.net/Library/fileDown.asp?strBoardID=KPTU_NEW04

이정균, 병원도 마케팅 전략의 시대다(한양대학교 출판원, 1999)

하동석, 이해하기 쉽게 쓴 행정학용어사전(새정보미디어, 2010)

한국보건산업진흥원, 외국인 환자 진료실태 및 국내 영향분석 연구보고서(2009)

한성숙 외, 간호와 경영(군자출판사, 2008)

OECD Factbook, OECD Health Statistics(2011)

WHO, Global strategy to reduce the harmful use of alcohol(2010)

2장

의료서비스 패러다임의 변화

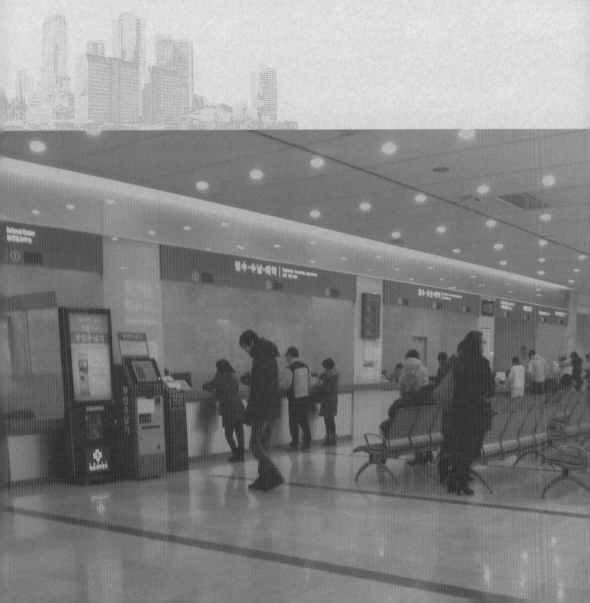

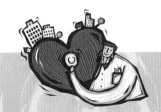

의료서비스 패러다임의 변화

01 병원의 개념

병원을 뜻하는 영어의 Hospital은 라틴어인 Hospes에서 기원한 것으로 방문객 또는 방문객을 맞이하는 사람이라는 뜻이다. Hospes는 손님을 맞기 위한 숙소라는 의미의 Hospitalia에서 중세기에 Hospitale로 되었고, 그 후에 프랑스어인 Hospital로 변하였다. 병원(hospital)은 "호텔형 서비스(hotel types service)"와 "진료(medical care)"라는 뜻이 합해진 것으로 "잘 대해준다"는 호텔의 어원에 환자 치료와 질병예방의 목적이 더해진 것이다. 질병으로 인하여 고통받는 사람을 환대하여 수용해서 보살펴 주는 곳이 병원인 것이다(박세택 외, 2011).

현대적 의미로서의 병원은 16세기에 들어서 아프거나 다친 사람들에게 내과적, 외과적 치료를 하는 기관으로 정의되었다(유승흠, 2006). 병원은 입원환자의 의학적 진료를 위주로 하므로, 외래환자의 진료를 위주로 하는 의원이나 노인·불구자를 수용하는 시설과는 다르다. 1957년 세계보건기구(WHO)에서 정의 내린 병원은 사회적인 기능과 의료적인 기능을 통합한 역할을 수행하는 기관으로서 지역사회 주민에게 치료와 예방을 포함하는 완전한 보건의료 서비스를 제공하는 기능을 가진 사회조직의 하나이다. 또한 외래진료에서는 가족의 건강증진뿐만 아니라 가정의 환경개선까지도 담당하며, 아울러 의료종사자들의 훈련과 생물학적, 사회학적인 연구 활동에서도 중심적인 역할을 수행한다.

우리나라 의료법 제3조 제1항에서는 의료기관을 "의료인이 공중 또는 특정 다수인을 위하여 의료·조산의 업(의료업)을 하는 곳"이라 정의한 후, 종별에 따라

- 의원급 의료기관(의원·치과의원·한의원)
- 조산원
- 병원급 의료기관(병원·치과병원·한방병원·요양병원·종합병원)

으로 진료과목· 수용 시설 및 입원·외래기능에 따라 구분하였다. 의원급 의료기관은 주로 외래환자를 대상으로 진료에 지장이 없는 시설을 갖춘 의료기관으로서 병원보다 규모가 작은 것을 말한다. 조산원은 조산사가 조산과 임부·해산부·산욕부 및 신생아를 대상으로 보건활동과 교육·상담을 하는 의료기관을 말한다.

병원급 의료기관이라 함은 의사·치과의사·한의사가 각각 그 의료를 행하는 장소로 입원환자 30인 이상을 수용할 수 있는 시설을 갖춘 의료기관을(단, 치과병원의 경우 그 입원시설의 제한을 받지 않는다) 말한다. 종합병원이라 함은 의사 및 치과의사가 의료를 행하는 곳으로 입원환자 100인 이상을 수용할 수 있는 시설을 갖추어야 한다. 그리고 진료과목이 적어도 내과·일반외과·소아과·산부인과·진단방사선과·마취과·임상병리과 또는 해부병리과·정신과 및 치과가 설치되어 있어야 한다. 그리고 각 과마다 필요한 전문의를 갖춘 의료기관을 말한다.

미국병원협회에서는 병원을 "조직화된 의료 및 전문 인력, 입원병상을 포

함한 영구적인 시설, 의료서비스, 그리고 지속적인 간호서비스를 통하여 환자의 진단과 치료를 하는 장소"라고 정의하였고, 내용을

- 24시간 이상 입원하는 환자용병상이 최소한 6병상 이상
- 환자진료와 안전을 보장하는 시설과 의료기기
- 의사, 치과의사와 조직화된 의료진
- 의무기록
- 항시 가능한 간호서비스와 간호사
- 최소한의 수술, 분만시설
- 항시 이용가능한 방사선진단서비스와 임상검사서비스

로 하였다. 이는 의료의 기능을 위주로 한 개념이라 할 수 있다.

02 병원의 역사

병원의 초기 형태는 고대의 문명 발상지에서부터 시작되었다. 유럽에서는 의술과 주술을 함께 사용하여 신전(神殿)이 병원 역할을 겸하였다. 아픈 사람을 치유하는 의술과 치료의 신인 에스쿨라피우스가 휴식과 건강회복을 위해 지은 신전은 에스쿨라피온 병원으로서 광무성의 온천, 목욕탕, 체력단련장, 경기장 및 치료상담실의 설비를 갖춘 현대식 요양소와 비슷한 시설로 알려져 있다.

로마시대에는 나환자나 가난한 환자를 위한 수용시설이 있었고, 331년에 콘스탄티누스 대제가 그리스도교를 국교로 정하고 이교도 병원들을 완전히 없애고 나서 근대적 개념의 병원이 생겨났다. 그리스도교 사상인 이타주의(altruism)로 인해 환자에 대한 사랑을 강조하면서 환자를 돌보는 것이 교회의 역할이 되었다. 그 후 로마 제국에는 여러 병원들이 생겨났고, 이를 바탕으로 유럽에서는 처음으로 820년 나폴리 남쪽에 있는 교통의 요충지인 살레르노에 의학교가 생겼다.

중세기에는 종교가 병원 설립에 커다란 영향을 미쳤다. 11세기 말에 시작되어 2세기 동안 8차에 걸쳐 지속된 그리스도교인과 이슬람교인 간의 십자군 전쟁으로 인해 부상당한 군사들과 성지 순례자들을 위해 병원이 급속도로 성장했다. 1099년 십자군 기사들이 팔레스타인에 2,000명 정도를 돌볼 수 있는 병원을 설립하였고, 아랍인들도 바그다드와 다마스쿠스에 병원을 설립했고 스페인의 코르도바에도 병원을 세웠다. 이 병원들은 종교, 인종, 사회적 지위 등에 상관 없이 입원할 수 있는 것이 특징이었다. 1145년 프랑스의 몽펠리에 세워진 성령병원은 명성이 높았고 의사를 교육시키는 가장 중요한 기관 중의 하나가 되었다.

1540년에 헨리 8세가 수도원들을 해체시킨 후 유럽에서는 의료의 중심이 교회에서 시민단체로 이행되었고 영국에서는 200년 동안 병원 건물이 세워지지 않았다. 문예부흥과 종교개혁 이후에 자선병원(慈善病院)이 많이 설립되었고, 비로소 의사들이 병원을 방문하여 진료를 하게 되면서부터 의료시설의 기능을 갖추게 되었다.

18세기 시민혁명과 산업혁명을 거치면서 수도원 병원을 대치할 수 있는 평민·노동자를 위한 의료시설인 시민병원(市民病院)이 일반인들에 의해 유럽과 아메리카 대륙 곳곳에 세워졌다. 그러나 병원의 수가 급증했기 때문에 환자 간호를 훈련받은 수녀들 대신 잡역부가 담당하게 됨에 따라 병원이 비인도적인 상태로 전락하였다. 19세기 중반 영국의 간호사인 나이팅게일이 과학적 의료, 의료를 중심으로 한 병원관리, 인간적 간호, 직업적 간호제도 등을 주장하면서 병원 개혁을 한 것이 계기가 되어 비로소 근대적인 병원의 개념이 만들어졌다.

19세기 말～20세기 전반에 의학이 크게 발전함에 따라 병원의 기능이 변천되었다. 내·외과학이 발전되고 또한 세균학·병리학·생리학·유기화학이 발전되어 임상검사기능이 생겨났고, X선의 발견이 방사선검사를 출현시켰다. 또한 마취와 멸균소독법이 발견되어 외과적 수술법이 발전하자 부유계층이 병원을 이용하게 되었고 따라서 병원의 수가 다시 급증하며 발전을 이루었다.

우리나라에 서양식 병원이 도입된 것은 19세기 말로 그 역사는 얼마 되지 않으나, 고려 때에 이미 국립기관으로서 의약·치료를 맡는 태의감(太醫監)이 설치되었고, 조선 전기에는 의료시설로서 제생원(濟生院)·혜민국(惠民局)·동서활인원(東西活人院) 등이 설치되어 왕실은 물론 서민의 의료도 담당하였다. 그러나 이들은 한방의료를 시행하는 시설이었다.

최초의 서양식 병원은 1885년 선교사 알렌이 고종황제에게 병원의 필요성을 제안하여 서울 재동에 40병상 규모의 왕립병원으로 설치된 광혜원(廣惠院)이다. 광혜원은 같은 해에 제중원(濟衆院)으로 개칭되었고, 진료는 미국 북장로교에서 담당하였다. 1894년 미국 북장로교 선교부에 경영권이 이관된 뒤 1904년 미국 오하이오주에 있는 세브란스라는 독지가의 재정 지원을 받아 현대식 병원을 신축하여 세브란스병원이라 하였다.

1899년에는 대한제국의 첫 공공병원으로 내부병원(內部病院)이 설립되었고, 같은 해에 설립된 최초의 관립의학교와 통합되어 내부보시원(內部普施院)과 광제원(廣濟院)으로 개칭되었다가 1907년에 설립된 대한의원(大韓醫院)으로 이관되었다. 대한의원은 1910년 조선총독부 의원관제가 공포되면서 총독부 의원으로 개칭되었고, 1928년 지금의 서울대학교병원의 전신인 경성제국

대학 의학부 부속의원으로 개편되었다.

이 밖에 1909년과 1910년에 13개의 자혜의원을 지방 주요 도시에 설립하였고 한일합방 이후 도립병원이라 하여 공공의료의 핵심기능을 담당하였다. 광복 이후에는 국립병원으로서 국립의료원·국립정신병원·국립결핵병원·국립나병원 등이 설립되었고, 대부분의 일반병원들은 민간이 설립하였다.

03 병원의 분류

병원은 기능, 설립운영 주체, 영리추구 여부, 교육기능의 범위, 입원기간, 국민건강보험 요양급여 절차 등에 따라서 여러 가지로 분류할 수 있다(유승흠, 2006).

1) 의료법에 따른 분류

의료법 제3조에서는 병원을 병원 등, 종합병원, 상급종합병원, 전문병원으로 구분한다.

제3조의 2 【병원 등】 병원·치과병원·한방병원 및 요양병원(이하 "병원 등"이라 한다)은 30개 이상의 병상(병원·한방병원만 해당한다) 또는 요양병상(요양병원만 해당하며, 장기입원이 필요한 환자를 대상으로 의료행위를 하기 위하여

설치한 병상을 말한다)을 갖추어야 한다.

제3조의 3【종합병원】 ① 종합병원은 다음 각 호의 요건을 갖추어야 한다.

1. 100개 이상의 병상을 갖출 것
2. 100병상 이상 300병상 이하인 경우에는 내과·외과·소아청소년과·산부인과 중 3개 진료과목, 영상의학과, 마취통증의학과와 진단검사의학과 또는 병리과를 포함한 7개 이상의 진료과목을 갖추고 각 진료과목마다 전속하는 전문의를 둘 것
3. 300병상을 초과하는 경우에는 내과, 외과, 소아청소년과, 산부인과, 영상의학과, 마취통증의학과, 진단검사의학과 또는 병리과, 정신건강의학과 및 치과를 포함한 9개 이상의 진료과목을 갖추고 각 진료과목마다 전속하는 전문의를 둘 것

② 종합병원은 제1항 제2호 또는 제3호에 따른 진료과목(이하 이 항에서 "필수 진료과목"이라 한다) 외에 필요하면 추가로 진료과목을 설치·운영할 수 있다. 이 경우 필수진료과목 외의 진료과목에 대하여는 해당 의료기관에 전속하지 아니한 전문의를 둘 수 있다.

제3조의 4【상급종합병원 지정】 ① 보건복지부장관은 다음 각 호의 요건을 갖춘 종합병원 중에서 중증질환에 대하여 난이도가 높은 의료행위를 전문적으로 하는 종합병원을 상급종합병원으로 지정할 수 있다.

1. 보건복지부령으로 정하는 20개 이상의 진료과목을 갖추고 각 진료과목마다 전속하는 전문의를 둘 것
2. 제77조 제1항에 따라 전문의가 되려는 자를 수련시키는 기관일 것
3. 보건복지부령으로 정하는 인력·시설·장비 등을 갖출 것
4. 질병군별(疾病群別) 환자구성 비율이 보건복지부령으로 정하는 기준에 해당할 것

② 보건복지부장관은 제1항에 따른 지정을 하는 경우 제1항 각 호의 사항 및 전문성 등에 대하여 평가를 실시하여야 한다. 〈개정 2010. 1. 18〉

③ 보건복지부장관은 제1항에 따라 상급종합병원으로 지정받은 종합병원에 대하여 3년마다 제2항에 따른 평가를 실시하여 재지정하거나 지정을 취소할 수 있다.

④ 보건복지부장관은 제2항 및 제3항에 따른 평가업무를 관계 전문기관 또는 단체에 위탁할 수 있다.

⑤ 상급종합병원 지정·재지정의 기준·절차 및 평가업무의 위탁 절차 등에 관하여 필요한 사항은 보건복지부령으로 정한다.

제3조의5【전문병원 지정】 ① 보건복지부장관은 병원급 의료기관 중에서 특정 진료과목이나 특정 질환 등에 대하여 난이도가 높은 의료행위를 하는 병원을 전문병원으로 지정할 수 있다.

② 제1항에 따른 전문병원은 다음 각 호의 요건을 갖추어야 한다.

  1. 특정 질환별·진료과목별 환자의 구성비율 등이 보건복지부령으로 정하는 기준에 해당할 것

  2. 보건복지부령으로 정하는 수 이상의 진료과목을 갖추고 각 진료과목마다 전속하는 전문의를 둘 것

③ 보건복지부장관은 제1항에 따라 전문병원으로 지정하는 경우 제2항 각 호의 사항 및 진료의 난이도 등에 대하여 평가를 실시하여야 한다.

④ 보건복지부장관은 제1항에 따라 전문병원으로 지정받은 의료기관에 대하여 3년마다 제3항에 따른 평가를 실시하여 재지정하거나 지정을 취소할 수 있다.

⑤ 보건복지부장관은 제3항 및 제4항에 따른 평가업무를 관계 전문기관 또는 단체에 위탁할 수 있다.

⑥ 전문병원 지정·재지정의 기준·절차 및 평가업무의 위탁 절차 등에 관하여 필요한 사항은 보건복지부령으로 정한다.

2) 설립주체에 따른 분류

설립주체에 따른 분류방법은 가장 일반적인 병원 분류방법으로서, 크게 국(공)립병원과 사립(민간)병원으로 구분된다.

    국·공립병원(public hospital) 정부, 지방자치단체 또는 공공기관에서 설립·운영하는 병원을 말하며, 그 종류는 다음과 같다. ① 국립의료원, 경찰병원 등 국립병원, ② 국립대학병원, ③ 시·도립병원, ④ 지방공사의료원, ⑤ 보건의료원인 공립병원, ⑦ 서울대학교 병원 등 특

수법인 병원이 있다.

사립병원(private hospital)   민간법인 또는 개인이 설립·운영하는 병원을 말하며, ① 학교법인 병원, ② 재단법인 병원, ③ 사단법인 병원, ④ 사회복지 병원, ⑤ 회사법인 병원, ⑥ 의료법인 병원 등 각종 법인이 설립·운영하는 법인병원과 의료인 개인이 설립운영하는 개인병원이 있다.

3) 영리추구 여부에 따른 분류

우리나라에서 의료는 비영리적 성격을 갖는다. 의료법 시행령 제20조(의료법인의 사명)에서는 의료법인과 법 제33조 제2항 제4호(민법이나 특별법에 따라 설립된 비영리법인)에 따라 의료기관을 개설한 비영리법인은 의료업(법 제49조에 따라 의료법인이 하는 부대사업을 포함한다)을 할 때 공중위생에 이바지하여야 하며, 영리를 추구하여서는 아니 된다고 명시하고 있다. 따라서 개인병원을 제외하고는 병원에서 발생한 이익은 분배하지 못한다. 즉 영리를 추구하지 못한다.

비영리병원(not-for-profit hospital)   종교적 또는 다른 비영리기관에 의해 비영리 목적으로 운영되는 병원을 말한다. 우리나라 대부분의 병원으로 재단법인, 사회복지법인, 학교법인 등이 병원을 설립·운영할 수 있다.

영리병원(for-profit hospital)   개인 또는 법인이 이윤 추구를 목적으로 운영하는 병원을 말한다. 최근 우리나라에서도 영리법인을 허용하자는 주장이 제기되고 있으나, 아직까지는 허용되지 않고 있다.

4) 의료전달체계에 따른 분류

의료전달체계에서 환자의 중증도에 따른 역할에 의해 1차, 2차, 3차 병원으로 구분된다.

1차 병원 외래환자에 대한 기본적인 진료 및 상담을 수행한다. 경우에 따라 2차, 3차 병원으로 후송하기도 한다.

2차 병원 종합병원, 응급병원, 전문병원, 요양병원 등으로 30병상이상 500병상 미만의 종합병원, 2개 이상 전문과목의 30병상 이상의 전문진료과 의원이다.

3차 병원 상급종합병원이라 하며, 종합병원 중에서 중증환자에 대해서 난이도가 높은 의료행위를 전문적으로 하는 병원으로 내과, 외과등 필수진료과목(9개)을 포함한 20개 이상의 진료과목을 갖추고 진료과목별 전문의 1인 이상을 배치한 병원으로 3년에 한번씩 평가를통해 재지정된다.

5) 교육기능의 범위에 따른 분류

병원의 교육실시 여부를 분류기준으로 구분하며, ① 대학병원(university hospital), ② 수련병원(training hospital), ③ 비교육병원(non-teaching hospital)으로 구분한다.

대학병원 대학설립·운영규정 제4조 제2항에 의해 의학·한의학 및 치의학에 관한 학과를 두는 의학계열이 있는 대학의 경우에는 교사시설 중 부속시설로서 부속병원을 갖추어야 하는데 이 경우 대학병원이라 한다.

수련병원 전공의의 수련 및 자격인정 등에 관한 규정 제2조 제4호에
의거 보건복지부장관의 지정을 받아 전공의를 수련시키는 의료기관
을 말한다.

비교육병원 대학병원, 수련병원이 아닌 기타 병원을 말한다.

6) 입원기간에 의한 분류

우리나라의 의료전달체계는 입원기간에 따라 단기일반병원, 장기병원,
요양병원으로 구분한다.

단기일반병원(short-term general hospital) 급성기병원으로 중증의 급
성질환이나 상해에 대해 단기간의 진료를 하는 병원이다.

장기병원(long-term hospital) 만성적인 신체적 또는 정신적 질환에 대
해 장기간의 치료를 하는 병원으로 일반적으로 90일 이상의 진료를
요한다.

요양병원 환자의 입원일수가 90일 미만인 병원이다.

7) 국민건강보험 요양급여 절차에 따른 분류

국민건강보험법 제40조 제2항의 규정 및 국민건강보험 요양급여의 기준
에 관한 규칙 제2조에 의거, 국민건강보험의 가입자 또는 피부양자가 요양급
여를 받고자 하는 때 준수해야 할 제도적 절차에 따른 분류방법으로서 주로
의료서비스의 전문성에 따른 구분으로, ① 종합전문요양기관, ② 전문요양기
관으로 구분한다.

04 병원의 기능과 역할

병원은 질병에 걸린 환자에게 진단, 치료, 재활을 목적으로 의료를 제공하고 환자가 입원하는 시설이다. 과거 병원은 질병과 재해로 인한 구급의료만을 주로 수행하여 왔으나 오늘날에는 국가와 사회의 요청에 따라 국민의 건강증진과 건강악화를 회복시켜 사회에 완전하게 복귀할 수 있게 하는 것으로 의료의 범위가 확대하여 포괄적인 의료를 지향하고 있다(박세택 외, 2011).

병원의 기능은 진료에 관해 병원이 발휘해야 하는 활동범위와 정도에 따라서 나눌 수 있다. 종합병원의 기능은 종합기능으로 고기능과 단기능이 있다. 고도의 진료능력을 가지고 있는 종합병원은 고기능 병원이라 하며 단과병원은 단기능 병원이라 한다. 진료능력의 고저에 의해서도 고기능과 저기능으로 나누어진다. 또 일반병원 안에 특정 질환 또는 특정 진료과가 탁월한 기능이 있는 경우를 특수 기능병원이라 한다(간호학대사전, 1996).

현대적 의미의 병원은 진료, 교육, 연구, 지역사회봉사의 기능을 갖는다. 진료기능은 병원의 고유한 기능으로 질병을 진단하고 내과적, 외과적으로 치료하는 질병관리, 질병재해예방, 재활치료, 응급처치 등의 여러 가지 활동을 종합적으로 한다. 환자진료는 입원환자진료, 외래환자진료, 응급환자진료, 재활환자진료로 나눌 수 있다.

급성기환자의 경우에는 환자수용이라는 '입원'에 중점을 둔다. 입원환자진료는 병원(hospital)의 어원에서 보듯이 Hostel, Hotel, Host, Hospice 등 숙박이라는 말과 관련이 있고, Hospitality(손님 접대)라는 감정이 포함되듯이 단순한 병자수용이 아니고 인간적인 안식처로서의 입원이 이루어져야 한다. 즉 병원은 입원진료가 그 주된 기능으로 되어 있으며 국민의료전달체계의 중심이 되어 왔다(유훈, 1979). 교육기능은 의학교육, 전문보건의료인력 실습, 전공의 수련, 의사의 평생교육 또는 연수교육 등을 총괄적으로 담당한다.

연구기능은 임상의학적 연구, 새로 개발 중인 의약품의 임상시험(clinical trial) 등을 시행한다. 교육과 연구는 환자진료와 상호의존적으로, 훈련된 인력 및 적절한 연구로부터 밝혀진 정보의 제공 없이는 보건의료시스템이 존재할 수 없기 때문이다. 교육병원의 역할을 하는 3차병원은 보건의료시스템의 주요 요소로써 보건의료 인력의 질에 직접적인 영향을 미치고 간접적으로 보건의료시스템에 영향을 미친다.

최근 병원의 효율성을 중시하는 현실에서 병원의 교육과 연구의 역할이 강조되어야 한다. 그 밖에 지역사회봉사기능으로 지역사회 주민의 건강증진을 위한 건강상담, 건강증진 활동, 무료강좌나 무료진료, 순회진료 등을 들 수 있다.

05 의료산업과 의료서비스 패러다임의 변화

전통적으로 보건의료는 국민의 건강권을 기본권으로 하여 국가가 책임지고 보장해야 하는 것으로 인식되어 왔다. 따라서 대부분의 국가에서는 국가보건의료체계를 유지하고 이를 통해 상당 부분 국민의 보건의료에 대한 접근을 보장해 왔다. 그러나 고령화의 진전과 소득증대로 인한 보건의료비의 급증에 따라 1990년대 이후 각 국가들은 이러한 국가보건의료체계를 개혁하기 위해 많은 노력을 기울이고 있고, 이런 개혁의 핵심적 내용은 시장기능의 활성화라 할 수 있다.

이로써 기존의 '사회복지'로서의 보건의료가 아닌 '산업'으로서의 보건의료로 변화가 시작되었다(권태희·김영세·김문길, 2011). 국민의 건강 등 생명현상과 관련된 제품과 서비스를 제공하는 산업으로 의약품, 의료기기, 화장품, 의료서비스산업 등이 포함된다.

우리나라에서는 1990년대 중반 이후 의료기관에 고가의료장비가 밀물처럼 들어오기 시작하면서 의료에서도 하이테크(high technology) 시대가 열렸다. 의료가 생명공학과 접목이 되면서 BT(bio technology)산업이 탄생하였고, 의료서비스를 중심으로 제약산업에서 의료기기, 의료정보, 생명공학, 법의학, 교육, 식품 및 건강보험(제3자 지불시스템)에 이르기까지 다양한 산업이 참여하게 되었으며, 하나의 독자적인 산업체가 가능하게 되었다.

즉 의료산업화로 가기 위한 의료의 클러스터화가 이루어지게 된 것이다(김기철·송애랑, 2008). 의료산업이 발전하게 된 배경은 인구 고령화 및 소득증대, 생명공학기술의 발달, 원격의료, 전자의무기록 등 의료분야에서 정보기술 발전 및 융합형 의료기기의 등장으로 융합기술이 발달하였고, 정보통신기술과 이동수단의 발달로 연구개발부터 의료서비스에 이르기까지 국경과 지리적 한계를 넘어 급속한 세계화가 진행되었고, 저비용의 고급인력인 중국, 인도 등이 글로벌 의료기업들의 연구개발 파트너로 부상하면서 탈(脫)경계화가 진행되었기 때문이다(최재원, 2010).

우리나라에서는 1990년대 생명공학육성법, 보건의료기술진흥법 등을 제정하면서 중앙정부에서는 의료산업을 신성장동력 산업으로, 지방정부에서는 지방의 미래 전략산업으로 육성하고자 하였다. 의료산업은 장기 투자가 필요한 지식집약적 산업으로 규모의 경제 효과가 매우 크다.

의료산업은 높은 부가가치 및 고용 창출 효과로 신성장동력산업이면서 후발주자의 세계시장 진입이 어려운 산업에 속한다. 일반적으로 의약품제조업, 의료기기산업, 의료서비스산업 등을 포함하고 있으며 우리나라도 2000년대 이후 의료서비스의 산업화 시대가 시작되었다. 병원을 산업화기지로 전환하여 해외환자유치 시스템을 구축하고, 연구중심병원으로 육성하고 임상시험 역량을 강화하고 있다.

국내 의료서비스 매출액은 연평균 13.6%의 성장률을 보이고 있다. 2009년 외국인환자 유치를 허용하는 내용이 의료법에 반영되고 의료관광 비자제도가 도입되면서 의료관광산업이 전반적으로 활성화되는 추세를 보이고 있다. 우리나라에서 치료를 받는 외국인 환자수는 2007년 7,900명에서 2009년 60,201명으로 급속히 증가하였다(보건복지부, 2010). 의료관광객 중 약 50%가 내과, 검진센터, 피부 및 성형외과 등 미용고객이거나 경증환자이며 국가별로는 미국, 일본, 중국, 러시아 순이다.

수술이 필요한 중증환자 및 입원환자는 전체 외국인 환자의 6.5% 정도이며 대상국은 지리적으로 가까우면서 의료기술이 상대적으로 뒤처진 러시아, 몽골, 중국 등이다(김우종·최용민, 2010). 2013년에는 해외환자유치 규모가 20만 명에 달할 것으로 전망되고 있다. 이럴 경우 의료비용 외에 쇼핑, 관광 등의 수입은 9,929억 원에 달할 것으로 전망하고 있다(한국보건산업진흥원, 2009).

이같이 의료관광산업이 급속히 발전하게 된 배경은 동남아시아 및 동북아시아 경제발전에 따른 고소득층 증가로 고급 의료서비스 수요 증가, 선진국의 무 의료보험자들의 해외 원정치료 증가, 병원 및 의료진 공급이 부족한 유럽권 및 중동권 환자들의 해외 원정치료의 증가 때문이다(조유진, 2003). 국내 의료기관의 해외환자 유치 현황은 2010년 현재 연환자수 224,260명으로 2009년 대비 40.1%의 증가를 보였다. 주로 외래환자(79.2%)와 건강검진(14.2%)이다. 중증환자는 전체 9.5%이고 진료비 402억 원 중 39%를 차지하였다. 총

진료비 수익은 1,032억 원으로 전년 대비 89%의 증가세를 보였다(보건복지부, 2011).

06 고객중심의 의료경영

환자(patient)의 어원인 라틴어 동사 pati, to suffer는 전통적으로 '고통받는 개인'을 일컫는 용어로 사용된다. 보건의료체계에서 질병과 동시에 건강에 초점을 두게 됨에 따라 점차 환자라는 용어 대신에 수혜자(recipient) 혹은 수요자(consumer)라는 용어를 사용하게 되었다. 오늘날 의료서비스를 제공받고자 하는 많은 사람들이 독립적인 성향을 지닌데다 질병상태에 놓여 있는 것만도 아니다. 뿐만 아니라 환자라는 용어는 의존성, 허약성 및 질병을 의미하는 개념만이 내포되어 있기 때문에, 환자라는 용어는 그러한 모든 대상자를 대표하기에 부적당한 것으로 인정되고 있다.

최근에는 보건의료 전문가들에 의해 대상자라는 용어가 사용된다. 대상자(client)의 어원은 라틴어의 협동, 도움의 적극적인 추구, 그리고 도움을 주는 사람과의 상호의존성이라는 의미를 내포한다(하영수, 2008). 다시 의료서비스에 마케팅 개념이 도입되면서 점차 고객(customer)이라는 용어가 사용되고 있다.

과거 병원이 아픈 환자를 치료하는 것이 주 역할일 때에는 병원 중심이고, 의료진 중심이었으나, 병원이 경쟁적이고 환자들이 병원을 선택하는 기회가 많아지는 최근에는 의료서비스에서도 고객중심 경영으로 바뀌고 있다. 병원마다 고객만족을 높이기 위해 CS(customer satisfaction)부서를 두고, 의료서비스의 질관리, 진료예약시스템, 원스탑 의료서비스, 편의시설의 다양화, 친절교육 등을 적극 활용하고 있다.

'고객'의 의미는 기업의 성패가 경쟁기업에 비해 소비자에게 우월한 가치를 제공하는 데 달려 있다는 관점에서 비롯된다. 시장지향적 마케팅 개념에서 가치를 생산하고 전달하는 모든 과정에 있는 모든 사람을 포함하여 고객으로 정의한다. 고객은 그들 스스로가 원하는 것을 제공받기를 원한다.

환자는 임상적 절차나 결과가 성공적이냐 실패냐보다는 전체적으로 의료서비스를 받으면서 느끼는 결과 가치에 더 많은 중요성을 부여한다. 즉 입원이나 치료의 시작에서 환자의 평가가 시작되는 것이 아니라 광고나 외부에서 느끼는 이미지에서부터 환자는 한 의료기관을 평가하게 된다. 그 때문에 의료제공자들은 환자고객을 끌어들이기 위해서 많은 시간과 노력을 들이게 된다.

서비스에 대한 고객의 기대를 최대한 충족하는 것을 고객만족(customer satisfaction; CS)이라고 한다. 고객이 사전에 기대하는 것보다 사용 시 만족감이 높을 때 고객만족이 된다. 고객만족 서비스는 다음과 같은 서비스가 될 때 이뤄질 수 있다(손인아·조복희·박충선, 2008).

첫째는 응답서비스이다. 가장 기본적인 단계의 서비스로 환자들이 필요로 하는 기본적인 욕구를 해결하고 만족시키는 것이다. 이용이 편리한 진료절차, 쾌적한 병실, 저렴하고 맛있는 식사 등의 기본적인 서비스가 어느 정도 충족된다면 고객만족의 기회를 얻게 되는 것이다.

둘째는 예견서비스이다. 환자들이 미처 말하지 못하는 것에 대해 먼저 헤아려서 서비스를 제공하고 만족시키는 것이다. 다양한 고객의 욕구를 감지하고 관찰하고 이를 행하는 서비스이다.

셋째는 확장서비스이다. 환자도 모르고 의료진도 모르는 내용에 대해 앞으로 필요한 서비스를 더 제공하겠다는 의지의 표현으로 조금이라도 불편한 점은 없었는지 묻고, 이에 대해 서비스를 제공하고 만족시키려는 것이다. 의무만 하면 된다는 한계성을 떨쳐버리고 새로운 창조와 도전이 필요한 서비스를 제공하는 것이다.

넷째는 돌파 창조서비스이다. 환자에게 지속적인 관리서비스를 제공하면서 이 병원을 이용하는 것에 대한 자부심을 불러일으키는 것이다. 브랜드(brand) 이미지 형성의 시작이며 병원과 환자를 서로 연결시키며 공동의 창조를 추구하게 되는 것이다. 병원의 브랜드 관리에 대해서는 제6장에서 자세히 공부할 것이다.

고객중심의 의료경영을 위해 서비스산업에서 활용되는 고객지향을 위한 여덟 가지 기준(박창식, 2007)을 소개한다.

- 고객이 원하는 것에 대한 인지
- 고객의 참여 유도
- 고객중심 문화의 발전
- 고객중심의 직원을 채용하고 교육훈련
- 고객중심이 되기 위한 직원의 동기부여
- 연속적인 고객서비스 체제
- 대기시간 관리
- 매력적인 서비스

고객중심경영과 고객만족에 대해서는 제9장 고객관계관리에서도 공부할 것이다.

참고문헌

권태희·김영세·김문길, 의료산업의 인력수요 전망(한국고용정보원, 2011)

김기철·송애랑, 의료서비스 이론과 실무(아카데미아, 2008)

김우종·최용민, 우리나라의 의료관광 추진현황과 성장 전략(한국무역협회 국제무역연구원, 2010)

대한간호학회 편저, 간호학대사전(한국사전연구사, 1997)

박세택·어윤국·이민희·장미혜·장영재·조민정·조소은·최영진, 병원코디네이터(청구문화사, 2011)

박창식, 병원마케팅의 이해(대학서림, 2007)

보건복지부, 의료관광사업성과 및 활성화 대책(2011)

브리태니커(2013) http://100.daum.net/encyclopedia/view.do?docid= b17a2666a

손인아·조복희·박충선, 의료서비스 코디네이션(메디컬코리아, 2008)

유승흠, 병원경영(계축문화사, 2006)

유훈, 병원의 기능과 역할, 대한병원협회지 8(9)(1979), pp.31~40.

이유재, 서비스마케팅, 제4판(학현사, 2010)

조유진, 의료관광 현황과 외국인환자 유치전략. 한국무역협회 무역연구소(2003)http://www.seri.org/kz/kzBndbV.html?no=89434

최재원, 의료산업 중장기 발전계획(대구경북연구원, 2010)

하영수 외, 간호학개론(신광출판사, 2008)

한국보건산업진흥원, 외국인 환자 진료실태 및 국내 영향분석 연구보고서(2009)

3장

병원조직 문화

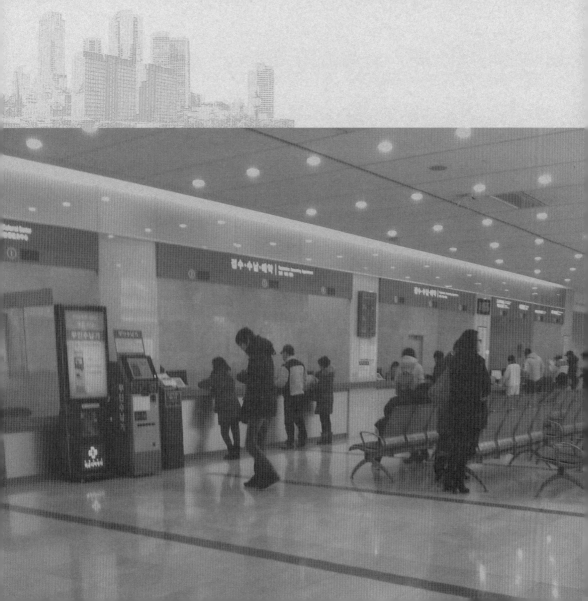

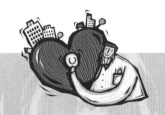

병원조직 문화

고객만족을 위한 의료서비스의 실천

01 조직문화의 개념

우리 모든 사람은 독특한 개성을 갖는다. 사회에는 문화가 있다. 우리의 특성이나 성격은 행동하는 방식이나 다른 사람과 상호작용하는 방식에 영향을 미친다. 사람이 "온화하다, 개방적이다, 창의적이다, 수줍어 한다, 공격적이다"라고 할 때 이는 개성적 특성을 의미한다.

조직도 각기 독특한 개성을 갖는데 우리는 이것을 조직문화라고 한다. 개인을 이해하려면 그의 성격을 알아야 하고 사회를 이해하려면 그 사회의 문화를 알아야 하는 것처럼 어떤 조직을 이해하려면 그의 조직문화를 알아야 한다. 조직문화(organizational culture)란 조직의 구성원들의 행동을 만들고 인도하기 위해 이들이 공유하는 신념, 이념, 가치관, 관습, 의식, 규범, 원칙, 전통 등을 말한다. 여기에는 조직 구성원들의 행동방식에 영향을 미치는 일처리 방식도 포함된다. 따라서 같은 조직에 속한 사람들은 믿음과 가치를 공유하기 때문에 동일한 방식으로 행동하게 된다.

병원문화란 병원이념, 비전, 경영이념, 행동지침 등을 하나의 가치관 아래 집결시켜 병원이 나아갈 궁극적 방향을 설정하고 이를 바탕으로 모든 구성원들이 공통된 가치관과 행동으로 굳건한 단합을 하게 하여 병원의 지속적인 성장과 발전을 가능케 해주는 경영자원의 하나라고 정의할 수 있다(원용희, 2002).

그런데 병원문화는 객관적인 측정이나 관찰을 할 수 없는 무정형의 개념이다. 이는 조직의 내부환경의 기초로서 그 구성원들의 경영행위에 대한 방향과 지침이 된다. 이와 같이 병원문화는 구성원들의 생각과 행동에 지대한 영향을 미치는 요소로 인식되고 있다. 사실 구성원 모두가 병원문화를 제대로 이해하고 실천한다면 구성원들은 일정한 목표와 지향점을 향해 나아갈 것이다. 그런데 모든 조직은 고유한 문화와 특성을 가지고 있어 일을 처리하는 방식에 차이가 있다. 비록 문화가 조직에서 발생하는 것의 유일한 결정요인은 아닐지라도 조직에서 무엇을 어떻게 결정하고 수행할 것인가에 영향을 미치는 것이다.

조직문화는 조직이 무엇을 할 수 있는가뿐만 아니라 구성원들이 무엇을 할 수 있는가, 문제나 이슈를 어떻게 보고, 정의하고, 분석하고, 해결하는가에 영향을 미친다. 이와 같이 조직문화의 성격은 구성원들이 수행하는 일들의 성과와 품질에 절대적인 영향을 미친다.

이와 같이 조직문화는 구성원들이 부딪히는 문제를 정의하고 분석함으로써 해결방법을 제시하고 행동을 제한하게 된다. 한편 조직문화는 구성원들의 행동에 정당성을 제공함으로써 조직의 결속 및 협동체계를 강화하는 역할을 수행한다.

성공적인 기업에 있어서 조직문화는 기업의 장기적 경영성과에 큰 공헌을 하였음이 연구결과 밝혀졌다. 더욱 기업문화는 조직이 이루고자 하는 것에 대한 비전을 제공함으로써 구성원들로 하여금 역량을 결집하여 이를 달성토록 유도하는 역할을 한다.

문화는 안정기에도 진화하고 변화한다. 그리고 위기에 처하면 급속히 변화한다. 경제위기, 법이나 규정의 변화, 사회발전, 글로벌 경쟁, 고령화 추세, 기술개발 등이 발생하면 문화는 이에 따라 진화하고 조직이 생존하기 위하여 취하는 조치에 영향을 미친다.

02 조직문화의 유형

1) 강한 문화와 약한 문화

모든 조직은 문화를 가지지만 모든 문화가 구성원들의 행동과 조치에 동일한 영향을 미치는 것이 아니다. 즉 문화는 폭넓게 가치를 공유하느냐에 따라 강한 문화와 약한 문화로 구분할 수 있다.

우수한 조직은 고객 위주로 성과지향적인 문화를 갖는 것으로 알려졌다. Disneyland 또는 Disney World는 강한 조직문화를 가진 기업으로 알려졌는데 강한 문화(strong culture)란 분명하고 잘 정의되어 있으며 구성원 사이에 폭넓게 공유되는 핵심가치를 말한다. 다시 말하면 강한 문화는 구성원이 사고하고 행동하는 데 강한 영향을 미치는 것이다. 따라서 구성원들은 조직의 핵심가치에 몰입하게 된다. 이러한 문화는 긍정적인 작업행위를 조장하고 기능을 해치는 행위는 못하도록 말리는 역할을 한다.

강한 문화는 그것이 장려하고 조장하는 행위가 시대에 알맞으면 조직에 아주 강한 힘이 된다.

조직이 강한 문화를 형성하는 하나의 방법은 사회화(socialization)를 통하는 것이다. 사회화란 새로운 구성원이 조직의 가치와 문화를 배우고 기존 구성원들이 공유하고 있는 행위와 태도를 배우는 과정이라고 말할 수 있다. 이는 고용주의 오리엔테이션과 훈련 프로그램을 통해서 진행할 수 있다.

예컨대 Disneyland의 문화는 고객 서비스에 최우선 열성을 쏟을 것을 장려하고 Apple의 문화는 혁신을 조장한다.

반면 시대에 맞지 않는 행위를 조장하는 강한 문화는 변화하고 있는 외부 환경에 효과적으로 대처할 능력을 방해한다. 예를 들면, IBM은 수 세기 동안 강한 문화를 유지해 왔지만 한결같고 묵종하는 문화라서 오늘날과 같이 역동적이고 유연한 조직에는 알맞지 않는 것이다.

약한 문화(weak culture)를 갖는 조직에서는 사람마다 서로 다른 가치관을 갖고 기업의 목적에 혼란이 발생하고 의사결정에 사용할 원칙이 매일매일 분명하지 않게 된다. 이런 조직에서 관리자들은 말로는 문화를 강조하지만 실제 행동은 이와 다른 경우가 있다. 따라서 이러한 문화는 혼란, 갈등, 저조한 성과를 유발한다.

대부분의 경영자들은 기업을 더욱 효과적으로 만드는 목적과 행위를 조장하고 지원하는 강한 문화를 선호한다. 다시 말하면 기업의 경쟁환경과 적절하게 어울리는 강한 문화를 조성하려고 한다.

강한 문화와 약한 문화를 비교하면 다음과 같다.

강한 문화	약한 문화
폭넓게 가치를 공유한다.	가치는 최고경영층에 제한되어 있다.
문화는 무엇이 중요한지에 대해 일관된 메시지를 보낸다.	문화는 무엇이 중요한지에 대해 상반된 메시지를 보낸다.
대부분의 구성원들은 기업의 역사와 영웅에 관해 이야기를 할 수 있다.	기업의 역사와 영웅을 아는 구성원은 별로 없다.
공유된 가치와 행동 사이에 강한 연결고리가 있다.	공유된 가치와 행동 사이에 별로 연관이 없다.

2) 경쟁가치 모델

Cameron과 Quinn(1999)은 문화가 무엇을 강조하느냐, 무엇에 초점을 맞추느냐에 따라 문화를 네 가지 유형으로 구분하고 있다. 〈그림 3-1〉에서 보는 바와 같이 경쟁가치 모델(competing values model)의 수직 차원은 조직 및 인적자원관리의 유연성과 안정성 측면을 대비시키는 신축성과 통제·질서 차원

| 그림 3-1 | 경쟁가치 모델 |

유연성과 신중성

유형: 그룹	유형: 혁신
지배적 특성: 응집력, 참여, 팀워크, 가족 분위기	지배적 특성: 기업가정신, 창의력, 적응력, 역동성
리더십 스타일: 멘터, 촉진자, 부모 같은 존재	리더십 스타일: 혁신가, 기업가, 위험감수자
결속력: 충성도, 전통, 대인 간 결속력	결속력: 유연성, 위험, 기업가
전략적 강조점: 인적자원, 몰입, 사기를 개발하는 방향으로	전략적 강조점: 혁신, 성장, 새로운 자원을 위하여

내부초점과 통합 ──────────────────────── 외부초점과 차별화

유형: 계층	유형: 합리적
지배적 특성: 명령, 규칙, 규정, 일률성, 효율	지배적 특성: 목표달성, 환경교환, 경쟁력
리더십 스타일: 조정자, 조직자, 관리자	리더십 스타일: 생산-달성지향적, 결정적
결속력: 규칙, 원칙, 절차, 분명한 기대	결속력: 목표지향적, 생산, 경쟁
전략적 강조점: 안정, 예측가능성, 원활의 방향으로	전략적 강조점: 경쟁우위와 시장우위의 방향으로

안정과 통제

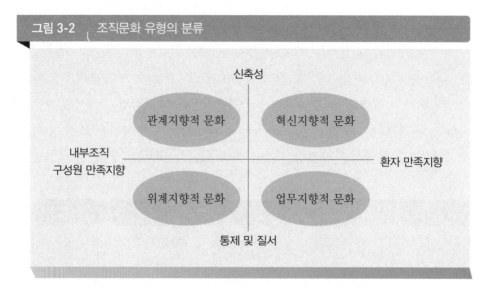

그림 3-2 조직문화 유형의 분류

을 한 축으로 하고 수평적 차원은 조직 내부의 조정과 균형을 강조하는 내부
지향성과 조직이 당면한 외부환경에의 적응과 경쟁을 강조하는 외부지향성이
라는 대립적 가치를 축으로 하고 있다.

이 두 차원을 기준으로 경쟁가치 모델은 그룹문화, 계층문화, 혁신문화,
합리적 문화의 네 가지로 분류한다. 이 모델을 병원조직에 적용한 박상언과 한
수정(2001)에 의해 병원조직의 문화는 관계지향 문화, 위계지향 문화, 혁신지
향 문화, 업무지향 문화로 구분된다(〈그림 3-2〉).

첫째, 관계지향적 문화는 유연성과 신중성이 높고 강한 조직 내부적
강조로 특징지우는 조직문화이다. 조직 내 가족적인 인간관계의 유지에
최대의 역점을 두기 때문에 조직원에 대한 배려와 관심의 정도가 높으며
인간적이고 가족적 분위기를 형성하려는 목적을 갖는 문화유형이다.

인간의 감성을 중시하고 실존주의적 관점을 갖는 문화유형으로서 구성원
들의 신뢰, 참여, 팀워크, 충성, 사기 등의 가치를 중시한다. 개인의 조직에
대한 신뢰가 높기 때문에 개인의 목표를 조직의 목표에 맞추어 달성하고자 한

다. 구성원들이 조직이 자기들을 언제나 따뜻하고 온화한 마음으로 염려하고 배려하고 있다고 믿고 응집력을 발휘한다.

둘째, 위계지향 문화는 안정과 통제를 바탕으로 강한 조직 내부적 강조로 특징지우는 조직문화이다. 이런 유형의 문화 속에 있는 작업장은 공식적이고 잘 짜여 있다. 리더들은 조정과 조직에 역점을 둔다. 각 구성원은 효율과 공식적인 규칙에 관심을 두고 정책은 구성원들의 행위를 통제한다.

위계문화는 전통적인 관료제적 조직문화를 대표하며 위로부터 하향하는 계층적인 강력한 감독체계와 보편적인 서비스, 예측된 규범과 절차를 문화적 속성으로 한다. 위계문화는 명령, 규칙, 규정 등 통제와 능률, 안정을 특징으로 하며 비적응적 문화 혹은 관료적 문화를 의미한다.

위계문화에서 각 구성원은 자발적 노력의지와 조직에 대한 애착심이 결여되어 처벌과 책임회피를 꾀하므로, 무사안일이 일반화될 수 있다.

셋째, 혁신지향 문화는 유연성과 신중성을 기반으로 조직 외부에 역점을 두는 조직문화이다. 이 문화를 갖는 조직은 그의 구조가 단순하고 규칙이나 절차가 별로 존재하지 않는다. 혁신지향 문화는 구성원들이 목적을 달성하는 데 위험을 감수하고 창의력을 발휘하도록 조장한다.

조직의 유연성을 강조하여 외부환경의 변화에 적응하기 위해 조직변화와 혁신을 강조하는 문화유형이다. 조직 구성원들이 하고자 하는 도전과 창조를 위해 조직이 지원을 아낌없이 하므로 조직과의 일체감을 갖게 되어 직무만족이 증진된다.

혁신지향 문화는 구성원들의 신뢰, 자율, 재량을 바탕으로 자발적이고 적극적으로 업무를 수행토록 함으로써 조직의 목표와 가치를 달성토록 유도한다.

넷째, 업무지향적 문화는 안정과 통제를 바탕으로 조직 외부에 역점을 두는 조직문화이다. 그의 기본적인 목적은 생산성, 계획화, 효율성이다. 조직 구성원들은 바람직한 조직의 목표를 달성하는 성과에 대해서는 보상이 따른다는 믿음으로 모티베이트된다.

　이러한 업무지향적 문화에서는 조직의 성과달성과 업무수행에 있어서 생산성과 합리성을 강조하게 된다. 이 문화가 지배하는 작업장에서는 인간적 배려와 인간관계를 기본으로 하는 직무만족에는 소홀할 가능성이 농후하다.

03　조직문화의 생성과 유지

　조직문화는 그의 설립자에 의해서 생성된다. 설립자의 신념, 태도, 가치관 같은 자신의 이미지로 조직을 설립한다. 조직문화의 궁극적인 원천은 설립자이다.

　조직의 창업자들은 전통적으로 그 조직의 초기 문화형성에 결정적 영향을 미친다. 그들은 조직이 어떻게 되어야 하며 어디로 나아가야 하는지에 대한 비전을 가지고 있다. 조직의 초기에는 일반적으로 규모가 작기 때문에 창업자는 자신의 비전과 철학을 구성원 모두에게 심어줄 수 있다.

　우리나라 개인병원의 경우 개인기업과 같이 창업자인 의사 개인의 신념이나 철학에 의해 병원문화가 생성되고 발전되어 왔다.

　문화는 다음의 방식을 통해 생성된다.

- 창업자는 그와 같이 생각하고 느끼는 직원들을 채용하고 유지한다.
- 창업자는 구성원들에게 자기의 사고, 철학, 느낌을 주입시키고 교육시

킨다.

- •구성원들이 창업자의 행동을 역할모델로 받아들이고 창업자의 신념, 가치, 가정을 수용한다.

조직이 성장함에 따라 그의 문화는 심벌, 이야기, 영웅, 슬로건, 의식, 사회화 등을 통하여 형성되고 수정되고 전달된다. 병원문화의 경우도 마찬가지이다.

물리적 심벌의 예를 들면, 설비배치, 착용하는 의상, 사무실 크기, 가구의 종류, 각종 회원권, 회사식당, 종업원 전용 라운지, 주차장 배치 등인데 이는 조직에서 중요시되는 사람은 누구이며 구성원 간 평등의 수준과 요구되는 행동의 유형을 읽을 수 있다.

조직 내에서 전파되는 이야기(story)는 창업자 또는 특정인의 성공담, 인력감축, 인사발령, 규율위반, 가난에서 부를 일군 금전적 성공, 직원을 다른 지역으로 옮긴 사건, 과거 실수에 대한 반응, 조직이 어려움에 어떻게 대처했는가에 관한 내용, 조직의 사활을 건 전쟁 등과 같은 중대한 사건이나 사람들에 대해 입에 오르내리는 내용을 말한다.

이런 이야기들은 현재를 과거와 연결시켜주고 현재의 관행에 대한 설명과 정당성을 부여한다.

언어(language)는 많은 조직과 조직 내 부서들이 이를 통해서 구성원들이 어느 문화 또는 하위 문화에 속하는지 파악토록 한다. 이러한 언어를 배움으로써 구성원들은 문화를 받아들인다는 것을 보여주고 문화를 보존토록 한다.

영웅(hero)이란 강한 조직문화에서 개인의 행위, 성격 및 특성이 타인들의 모범이 되는 사람을 말한다. 영웅은 실제 인물일 수도 있지만 상징적인 것일 수도 있다.

슬로건(slogan)은 조직의 핵심가치를 간결하게 표현한 구, 절, 문장 등을

말한다. 병원의 슬로건과 브랜드에 관해서는 제6장 서비스 브랜드관리에서
자세히 공부할 것이다.

　의식(rite)이란 조직의 구성원들에게 문화적 가치관을 조직 내·외에 공포
하고 강조하기 위한 일련의 계획된 활동을 말한다. 예를 들면, 기업체에서 우
수사원 표창식을 갖는 경우이다. 의식은 반복적인 행위의 연속으로 조직의 주
요 가치를 표현하고 강화한다. 어떤 목표가 중요한가?, 어떤 사람들이 중요한
가?, 어떤 사람들은 가치가 없는가? 등.

　한편 예식(ceremony)이란 특수한 상황이나 사건과 관련하여 수행하는
일련의 의식체계를 말한다.

　〈그림 3-3〉은 조직문화를 생성하고 전달하는 요인들을 나타내고 있다.

　일단 새로운 문화가 생성되면 위에서 설명한 몇 가지 수단을 통해서 이를
유지하고 전달하는 과정을 거친다. 그러나 이 외에도 직원선발과 이들의 사회
화를 통해서도 문화를 유지하게 된다. 예를 들면, 인적자원관리에서 수행하는
신입직원의 선발과정, 성과 평가지표, 훈련 및 개발활동, 승인절차 등을 통해

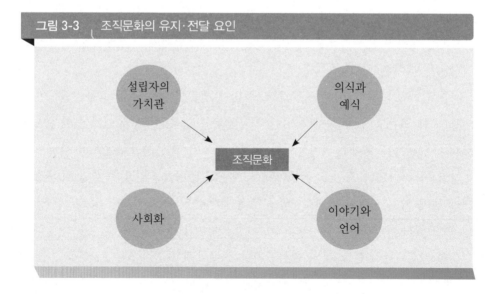

그림 3-3 ｜ 조직문화의 유지·전달 요인

신입사원들이 문화에 적응토록 유도한다.

　새로운 사원을 선발할 때 세우는 목표는 조직 내에서 주어진 업무를 성공적으로 수행하는 데 필요한 지식, 기능, 능력을 가진 자를 채용하려는 것이다. 이러한 과정에서 조직에 잘 융화되고 조직의 가치에 일치하는 사람을 고르고, 반면 조직의 핵심가치를 공격하거나 부정하는 자를 제외시킬 수 있게 된다.

　최고경영층의 행동과 말도 조직문화에 큰 영향을 미친다. 그들의 언행을 통해 다음과 같은 규범이 조직 전체에 확산된다. 즉 위험선호가 바람직스러운가?, 경영자가 구성원들에게 어느 정도 자율권을 인정해야 되는가?, 어떤 복장이 적절한가?, 어떤 행동이 연봉인상, 승진, 다른 보상에 도움이 되는가? 등이다.

　신입사원들은 사회화(socialization)를 통해서 기업의 문화, 철학, 가치, 규범, 일처리 방식 등을 배우게 된다. 조직의 가치와 규범을 배운 사원들은 이들에 맞게 행동하고 의사결정하게 된다. 병원을 비롯한 많은 기업들은 새롭게 직원을 채용하게 되면 오리엔테이션이나 교육·훈련 프로그램을 통해서 신입사원을 자기의 사람으로 만들려고 한다.

04　조직문화의 중요성

　조직문화에 대한 연구의 역사는 짧지만 조직문화가 기업경영에 막대한 영향을 미치기 때문에 경영자들은 이에 관심을 갖게 된다. 다시 말하면 조직문화의 특성과 강도가 기업의 성과와 효과성에 영향을 미치는 것이다.

조직문화가 기업경영의 어떤 측면에 영향을 미치는지를 구체적으로 살펴보면 다음과 같다.

첫째, 조직문화는 기업의 전략수립과 수행에 영향을 미친다. 전략은 문화와 일치해야 한다. 서로 맞지 않으면 전략은 수행할 수 없으며 수행한다 해도 소기의 목적을 달성할 수 없다. 다시 말하면 기존의 문화가 다른 가치관, 행동양식, 작업방식 등을 필요로 하는 새로운 전략을 수립했을 때 오랜 세월 형성되어 온 조직문화를 일시에 변화시킬 수 없으므로 그 전략을 실행하는 데 어려움이 따른다. 따라서 기업은 사전에 문화를 분석하여 이에 알맞는 전략을 수립하도록 해야 한다.

둘째, 문화적 요소는 합병 또는 다각화를 시도하는 데 영향을 미친다. 합병하려는 두 기업의 문화가 다른 경우에 진정한 내부통합이 이루어지지 않는다. 심지어는 구성원이 새로 형성되는 문화에 적응하지 못하고 직장을 그만두는 경우가 발생한다.

한편 기업이 다각화를 시도하여 새로운 사업에 진출하는 경우 새로운 생산방식과 기술이 도입되어야 하고 새로운 시장을 개척해야 하므로 기존의 관리방식을 변화해야 할 것이다.

이와 같이 새로운 문화는 기존 문화와 상이하기 때문에 구성원들은 저항을 하게 된다. 따라서 소기의 목적달성에 어려움이 발생한다.

2014년부터 실시하는 정부의 의료산업 육성계획에 따라 병원 간 M&A가 허용되고 병원이 관광업에 진출할 수 있으며 해외에도 진출할 수 있게 되었다. 이러한 경우 새로 접하는 문화의 요소들을 면밀히 검토하여 기존 병원문화에 영향을 미치지 않도록 해야 한다.

셋째, 조직문화는 조직 내의 집단 사이에 갈등을 부추길 수 있다. 같은 조

직 내에서도 집단 간에 서로 상이한 문화를 가질 수 있다. 예를 들면, 기능부서
별, 공장별, 계층별 하위문화가 서로 상이할 경우 이를 통합할 수 있는 기업의
공통문화가 존재하지 않는 경우에는 문화적 특성의 차이로 인하여 집단 사이에
심각한 갈등이 발생할 소지가 있게 된다.

넷째, 조직문화는 조직 내 구성원 사이의 의사소통에 영향을 미친다. 같
은 기업 내에서 집단간 상이한 문화적 특성이 존재하는 경우 구성원들 간에
상황의 인식방식과 해결방식에 차이가 있을 수 있으며 사용하는 언어의 개념
에도 차이가 있게 되므로 집단 간 효율적인 의사소통이 어려워지게 된다.

다섯째, 조직문화는 기업의 성과와 생산성에 영향을 미친다. 문화적 특성
이 강할수록 생산성에 미치는 영향이 크다는 사실이 많은 연구결과 밝혀졌다.
반대로 기업 내 구성원들의 개인적인 가치관과 조직의 가치관 사이에 차이가
큰 경우에는 구성원들의 조직 몰입도가 저하되어 궁극적으로 생산성 저하를
초래한다.

05 조직문화의 구성요소

조직문화를 구성하는 요소들이 무엇이냐에 대해서는 학자마다 다양하다.
그러나 가장 대표적인 것은 샤인(E. Schein)의 모델로서 〈그림 3-4〉에서 보는
바와 같다.

조직문화는 〈그림 3-4〉에서 보는 바와 같이 세 가지 수준(계층)으로 분석

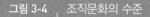

그림 3-4   조직문화의 수준

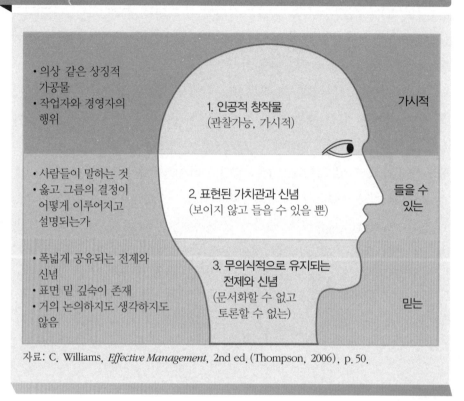

• 의상 같은 상징적
  가공물
• 작업자와 경영자의
  행위

1. 인공적 창작물
(관찰가능, 가시적)   가시적

• 사람들이 말하는 것
• 옳고 그름의 결정이
  어떻게 이루어지고
  설명되는가

2. 표현된 가치관과 신념
(보이지 않고 들을 수 있을 뿐)   들을 수
                                        있는

• 폭넓게 공유되는 전제와
  신념
• 표면 밑 깊숙이 존재
• 거의 논의하지도 생각하지도
  않음

3. 무의식적으로 유지되는
    전제와 신념
(문서화할 수 없고
  토론할 수 없는)   믿는

자료: C. Williams, *Effective Management*, 2nd ed. (Thompson, 2006), p. 50.

할 수 있다. 첫째는 표면에 나타나는 유형의 가공물(artifacts)로서 인간에 의해 구체적인 행동으로 표출되어 육안으로 확인할 수 있는 가시적 문화(visible culture)이다.

여기에는 의상, 심벌(symbol), 관습, 언어, 일화, 농담, 영웅담, 사훈, 기념행사, 사무실 배치, 가구, 주차장 배치, 경영자와 작업자들의 행동양식(경영관행, 의례, 의식, 행동규범) 등이 포함된다. 예를 들면, 주차장 배치시 특정인에게 고정된 위치를 배정하느냐 또는 모두에게 전체 공간을 개방하느냐는 문화의 가시적 측면이다.

둘째는 바로 다음 수준의 가치관과 신념으로서 보이지는 않지만 조직 구성원들에 의해 표현된다. 이는 이야기, 언어 및 구성원들이 자신을 표현하는 심벌 등으로부터 해석할 수 있다.

가치관이란 사물의 옳고 그름, 또는 해야 할 일과 해서는 안되는 일을 구분해 주는 판단기준이다. 따라서 기업에서의 가치관이란 기업목적을 달성하기 위해서는 어떤 방법으로 경영활동을 수행하고 관리해야 할 것인가에 관한 지속적 신념이라고 할 수 있다. 이와 같이 조직 내에서의 가치관은 행위의 원천으로서 인간의 행위를 일정한 방향으로 유도하는 역할을 한다.

셋째는 표면에서 가장 깊숙이 존재하는 기본전제(가정)(basic assumption)인데 이는 구성원들이 의식적으로 알 수 없는 당연하게 받아들여지는 핵심문화(core culture)이다. 이는 조직에서 경영행위와 의사결정을 거의 무의식적으로 이끌게 된다. 이들은 강하게 유지되고 폭넓게 공유되기 때문에 누가 변화시키려는 시도가 없는 한 거의 논의도 하지 않고 심지어는 생각해 보지도 않는 근본적 신념이나 가치기준 및 지각과 감정의 총체이다. 기본전제는 실제로 관찰하기는 쉽지 않지만 구성원들이 실제로 어떻게 행동하는지를 보여주기 때문에 조직문화의 본질을 설명해 준다고 할 수 있다.

06 조직문화의 기능

조직문화는 잘 유지관리만 하면 조직 내 구성원 간 일체감을 부여하고 조직 내 갈등을 완화시켜 조직 구성원으로 하여금 조직 목표달성에 기여하도록 유도한다. 스미르씨츠(L. Smircich)는 조직문화가 수행하는 네 가지 기능을 다음과 같이 정리하였다.

첫째, 조직문화는 조직 구성원들에게 그들의 정체성을 확립하도록 도와준다. 조직 정체성(identity)이란 조직 구성원들이 공유하는 행동적, 심리적 동질성을 말한다. 각 조직은 독특한 심리적·행동적 특성을 보유한다.

둘째, 조직문화는 조직체계의 안정성을 높여준다. 많은 조직에서는 조직의 가치와 규범을 벗어나는 행동을 하는 사람에 제재를 가함으로써 조직의 질서를 유지하려고 한다.

셋째, 조직문화는 집단 구성원에게 집단적 몰입을 이끌어낸다. 조직 구성원들은 조직문화를 통하여 서로 간 동일한 가치관이나 신념을 가지고 있음을 인식하여 강한 동료애와 집단에 대한 충성심과 몰입을 유도한다.

넷째, 조직문화는 조직 구성원들을 일정한 방향으로 이끌어가는 학습도구로서의 역할을 수행한다.

다섯째, 문화는 경계를 구분하는 역할을 수행한다. 집단 간 문화는 상이한 경우가 많으므로 집단과 집단 사이의 경계를 정의하는 기능을 수행한다.

이 외에도 조직문화는 기업이나 병원의 안정성을 유지하는 데 기여함과 동시에 기업이 어려움에 봉착했을 때 이러한 어려움을 슬기롭게 극복할 수 있도록 도움을 준다.

그러나 조직문화가 언제나 순기능만을 수행하는 것은 아니다. 특히 강한 문화가 조직에 끼치는 잠재적인 역기능적 영향을 간과해서는 안된다.

첫째, 조직문화는 변화를 가로막는 장벽이 될 수 있다. 기업의 공유된 가치와 조직의 성과를 높여주는 가치가 서로 일치하지 않을 때 문화는 부담이 될 수 있다. 이러한 경우는 조직의 환경이 역동적으로 변할 때 발생할 가능성이 높다. 즉 환경이 급속히 변할 때 이에 맞춰 조직변화도 변하면 별로 문제가 없으나 그렇지 못한 경우에 강한 문화는 변화를 이루는 데 장벽이 될 수 있다.

둘째, 인종, 연령, 성별, 장애, 또는 다른 이유로 인해 다수의 조직 구성원들과 다른 직원을 채용할 때 모순이 발생한다. 경영층은 신입직원들이 조직의 핵심가치를 받아들이길 원함과 동시에 그들이 직장에 가져오는 다양성을 인정하려 한다. 그런데 이러한 다양한 행동과 장점은 사람들이 조직의 강한 문화에 적응하려 하기 때문에 감소한다. 이와 같이 강한 문화는 다른 배경의 다양성을 약화시키기 때문에 부담이 될 수 있다.

셋째, 조직문화는 두 기업이 인수·합병하는 데 장벽이 될 수 있다. 두 조직이 성공적으로 합병하기 위해서는 두 조직의 문화가 쉽게 융화되느냐에 달려 있다. 과거에 있었던 기업 인수작업이 실패로 돌아간 이유는 서로 융합될 수 없는 조직문화 때문인 경우가 많았다.

07 윤리적인 조직문화 형성

조직문화의 내용과 강도는 조직의 윤리적 분위기와 구성원의 윤리적 행동에 영향을 미치는 것으로 연구결과 밝혀졌다. 윤리적 기준을 높게 유지하는 조직문화는 위험 수용력이 높고 공격성이 낮고 결과뿐만 아니라 수단에도 초점을 맞추는 문화이다.

강한 조직문화는 약한 문화보다 구성원들에게 더 큰 영향을 준다.

더욱 윤리적 문화를 조성하기 위해 경영자들이 해야 할 일을 요약하면 다음과 같다.

첫째, 최고경영층의 윤리적 행동은 다른 구성원들 행동의 역할모델이 된다. 따라서 임원들은 윤리적으로 행동할 책임이 있다.

둘째, 조직의 윤리강령을 만들어 구성원들이 따라야 할 윤리적 기준과 윤리적 규칙을 알려주어야 한다.

셋째, 세미나, 워크샵 등을 통해 윤리 훈련을 실시한다. 이러한 훈련을 통해 조직의 행동기준을 강화하고, 용납되고 안되는 관행은 무엇인지, 윤리적 딜레마에 대한 생각은 어떻게 해야 되는지에 대해 판단하게 된다.

넷째, 구성원의 윤리적 행동은 보상하고 비윤리적 행동은 처벌하도록 한다. 구성원의 인사고과시 결과뿐만 아니라 수단도 포함해서 의사결정이 윤리강령에 부합되는지 평가한 후 보상 또는 처벌을 해야 한다.

다섯째, 윤리 카운슬러 등을 통해 비윤리적인 행동을 보고할 수 있는 공식적 기구를 제공해야 한다.

08 고객 반응적 조직문화 형성

고객 반응적인 문화를 형성하면 고객만족, 고객충성도, 생산성 등이 높아져 긍정적 효과를 초래한다. 고객 반응적이고 고객 친화적인 문화를 갖는 의료기관의 매출액과 경영성과는 그렇지 않는 의료기관에 비하여 월등히 높다는 연구결과가 있다.

고객 반응적 문화를 형성하는 변수는 다음과 같이 여섯 개이다.

첫째, 서비스 중심적인 조직의 직원은 활발하고 사교적이다.

둘째, 낮은 공식화 수준이다. 고객 서비스 요구조건에 부합하도록 규칙, 절차, 조항 등의 완화가 필요하다.

셋째, 권한위임 정도이다. 권한을 위임받은 직원은 고객들을 만족스럽게 의사결정하게 된다.

넷째, 남의 의견을 경청하는 것이다. 고객의 요구사항이나 불만에도 귀를 기울이는 자세가 필요하다.

다섯째, 역할의 명확성이다. 성공적인 고객 반응적 문화는 직원들의 업무 수행방법과 업무활동의 중요성에 대한 불확실성을 감소시켜 준다.

여섯째, 고객 반응적 문화를 가진 조직은 고객만족을 위해 일하려는 시민 의식을 가진 직원을 보유한다.

고객 반응적 문화를 형성하기 위해 기업이 해야 할 일은 무엇인가?

첫째, 서비스를 잘할 성격 즉, 친근감, 열정, 정중함을 가진 사람을 직원으로 채용한다.

둘째, 조직의 목적과 가치를 이해하도록 사회화하고 고객중심적인 가치를 확인하고 강화하는 훈련을 실시한다.

셋째, 직원들이 변화하는 고객의 욕구와 요청에 맞추어 행동하도록 규칙과 규정을 줄여 직원들에게 더 많은 재량권을 주어야 한다.

넷째, 고객만족을 위한 의사결정을 바로바로 할 수 있도록 권한위임을 통한 재량권을 직원들에게 부여한다.

다섯째, 리더는 고객중심적인 비전을 가지고 고객에게 지속적으로 헌신하는 행동을 보여야 한다.

여섯째, 고객 서비스 향상을 위해 행동을 바탕으로 한 성과 평가가 이루어져야 한다.

일곱째, 고객들에 좋은 서비스를 제공하여 고객만족을 이룩한 직원에 대해서는 임금인상이나 승진을 보장하는 보상시스템을 활용해야 한다.

09 병원문화의 변화

병원은 환경적응적이기 때문에 환경이 변하면 병원문화는 변화되어야 하며 병원문화가 바뀌어야 병원도 변할 수 있다. 그런데 병원문화의 변혁은 결코 쉬운 일이 아니다. 왜냐하면 병원문화가 창업자인 의사 개인에 따라 상당히 안정적이고 지속적인 가치관과 신념을 내용으로 하고 있고 그의 형성에 오랜 시간이 소요되며 일단 형성되면 고착화되기 때문이다. 특히 오랜 역사와 큰 규모, 그리고 강한 문화를 지닌 병원일수록 문화의 변혁이 어렵고 그에 대한 저항도 또한 심각하다(원융희, 2002).

일반적으로 기업이 극심한 환경의 변화에 대응하여 효과적으로 변신하기 위하여 생각할 수 있는 방안으로는 우선 새로운 전략의 수립이나 조직구조의 개편을 생각하기 쉽다.

그런데 새로운 전략이 수립된다 하더라도 기업 내부에 과거에 집착하는 사고방식과 행동양식이 엄존하는 한 그 전략의 효과적 실행은 기대하기 어렵다. 또한 조직구조를 개편하더라도 낡은 사고방식과 업무처리방식이 그대로 살아있는 한 조직을 활성화시킬 수는 없다.

따라서 기업이 변신하기 위해서는 새로운 사고방식, 행동양식, 가치관의 정립이 뒷받침되어야 한다. 환경의 변화에 대응하는 조직문화의 변화 없이는 활기 있는 기업을 기대할 수 없다. 즉 기업이 지속적으로 경쟁력을 가지려면 구조와 시스템뿐만 아니라 조직문화를 근본적으로 변혁해야 한다.

조직문화는 과거의 역사와 경험의 산물로서 조직 구성원들이 무의식적으로 받아들이는 믿음, 가치관, 행동양식 등이므로 쉽게 변화하지 않는 속성을 가지고 있다. 따라서 조직문화를 바꾼다는 것은 무척 어려운 일이다. 사실 표면 밑으로 깊숙이 존재하는 무의식적인 기본가정과 신념은 변화시키기가 거의 불가능하므로 경영자들은 인공물과 가치관에 대한 변화를 유도하고 변화된 문화를 관리·정착시키기 위하여 개입활동을 정착시킬 수 있다. 〈표 3-1〉은 각 계층에 따른 문화변화를 위한 경영자의 개입활동을 요약한 것이다. 여기서 관점은 개입활동의 측면에서 유용할 것으로 생각되어

| 표 3-1 | 문화변화를 위한 개입활동

문화계층 실행계획단계	인공물 (Artifacts)	관점 (Perspective)	가치관 (Value)
유도적 개입활동	·최고경영자 훈계 ·경영 방식의 변화 ·환경의 선택	·외부의 경영자문 ·장기계획 수립 ·현재 문화와 바람직한 문화 간의 괴리 분석	·바람직한 조직문화 제시 ·기존의 신화나 일화의 재평가
관리적 개입활동	·새로운 목표와 환경 ·실내장식 변경	·역할 모델 제시 ·교육훈련의 내용 ·작업 재설계 ·선발기준	·표어, 홍보 ·경영스타일의 변화 ·경영이념의 제시 ·새로운 단기목표 제시
정착적 개입활동		·보상체계 ·정책, 규정 ·통제체계	·경영자의 솔선수범 ·의례, 의식

자료: 김인수, 거시조직이론(무역경영사, 2008), p.620.

추가하였다.

첫째, 유도적 개입활동이란 조직 구성원들에게 새로운 문화의 필요성을 인식시키고 그 문화가 정착하는 데 필요한 환경요건을 조성하며 변화과정에서 있을 수 있는 저항 또는 장애요인을 제거하는 활동을 말한다.

둘째, 관리적 개입활동이란 새로운 가치관을 수용하도록 하기 위한 다양한 교육·훈련활동을 말한다.

셋째, 정착적 개입활동이란 새로운 문화를 강화하고 과거의 문화로 회귀하는 것을 방지하기 위한 활동을 말한다.

넷째, 조직의 새로운 구성원들이 조직의 임무를 잘 수행할 수 있도록 지식과 기술을 제공함으로써 새로운 문화를 익히도록 사회화 과정을 거치도록 한다.

병원도 지속적인 성장과 발전을 이룩하기 위해서는 그리고 적어도 생존을 위해서는 최소한 환경 적응적이어야 하기 때문에 변화하는 환경에 적응해야 하고 시대적 변화와 도전에 적절하게 대응하여야 한다. 병원문화 또한 종래의 환경에 적합했을지라도 새로운 환경에서 더 이상 적합한 것일 수는 없으므로 양자 간의 문화 차이를 줄여 나가는 방향으로 새로운 병원문화를 개발해 나아가야 할 것이다. 그리고 앞으로 창조해 나가야 할 바람직한 병원문화는 과거의 권위적이고 연공중심적인 조직풍토에서 벗어나 자율과 창의를 중시하는 인간존중·인간중심의 가치를 실현하는 병원문화이며, 의료인 중심의 시장관에서 탈피하여 다양한 사업전개를 통해 고객만족과 번영을 동시에 추구하는 환자중심의 병원문화이며, 안정적인 성장을 구가하면서 현재까지의 성과에만 안주하던 보수적인 분위기를 쇄신하고 새로운 미래를 창조하기 위해 꿈과 희망을 갖고 위험에 도전해 나가는 진취적인 병원문화이어야 한다.

사례

삼성서울병원의 조직문화

삼성서울병원은 1994년 개업한 이래 환자중심의 병원문화구축이라는 목표를 설정하고 첨단 정보기술을 이용한 진료서비스를 통해 환자들의 진료정보를 실시간으로 공유하고 그 정보를 환자 치료에 즉각적으로 반영하는 진료시스템을 도입하여 병원의 고객 서비스 품질을 획기적으로 개선함으로써 우수한 서비스 평가와 더불어 국가 고객만족지수(NCSI) 평가에서 병원 분야 1위를 계속 차지하고 있다.

삼성서울병원은 환자가 주인이 되고 자산으로 여기는 환자중심의 병원을 표방하면서 고객만족경영을 실행함으로써 환자들에 질좋은 서비스를 제공하고 수익성을 개선하는 데 큰 성공을 거두고 있다고 평가하고 있다.

삼성서울병원이 환자중심의 서비스 문화를 선도하기 위하여 실행하고 있는 몇 가지 분야를 요약하면 다음과 같다.

첫째, 친절하고 깨끗한 병원문화를 추구한다. 일부 병원들은 아직도 환자를 고객으로 취급하는 것이 아니라 병원이 환자들에게 시혜하는 것으로 생각하기 때문에 불친절하고 고압적 분위기가 일반적이었다. 환자에게 친절하기 위해서는 모든 직원이 자신의 업무에 대해 보람과 긍지를 느껴야 한다면서 직원들의 직무만족에도 신경을 쓰고 있다.

둘째, 대기시간의 단축문화를 추구한다. 요즘도 일부 병원에서는 '1시간 대기 3분 진료'가 일반적이지만 삼성서울병원은 환자가 기다리는 시간을 획기적으로 단축하기 위하여 전화나 팩스 등을 통한 철저한 예약제 실시와 의학영상전송장치를 사용하여 X-Ray, CT, MRI, DSA 등을 컴퓨터를 통해 즉시 받아 볼 수 있어 검사를 위한 대기시간을 줄일 수 있고, 혈액이나 내분비물, 소변검사와 같은 임상병리부문에서도 신속하고 정밀한 결과가 나올 수 있게 한다.

셋째, 촌지와 보호자가 없는 병원문화를 추구한다. 삼성서울병원에서는 모든 의료진들이 촌지를 받지 않고 있으며 어린이 환자나 꼭 필요한 환자의 경우를 제외하고는 보호자의 상주를 허용하지 않는다. 이는 맞벌이 부부에 도움이 되며 비위생적인 환경과 감염문제를 개선하는 데 도움이 된다.

넷째, 최첨단 시설과 수준 높은 의료진의 확보를 추구한다. 삼성서울병원은 세계적인 최첨단 의료시설 확보에 전념하고 있으며 수준 높은 의료진을 보유하여 세계 수준의 첨단, 고난도 수술을 시행하고 있다.

다섯째, 새로운 장례 문화를 추구한다. 상주들을 위한 침대시설과 소파, 샤워실, 주차장 시설 등 영안실 고급화를 실현하였다. 모든 장례절차가 자동으로 진행되어 고객중심경영이 영안실까지 파고 들고 있는 것이다.

이상에서 본 바와 같이 삼성서울병원은 규모나 시설면에서 기존의 병원들보다 앞서지만 고객, 즉 환자의 편의를 최우선시하는 고객중심의 경영방식을 앞장서 실현하고 있다는 것이다. 우리나라 병원문화의 선도적 역할을 담당하고 있어 더욱 발전하기를 기원한다.

사례

'보호자 없는 병원' 이번엔 성공?…환자 60% "만족스럽다"

7년 전 알코올성 간경화 진단을 받았다. 심장도 나빠졌다. 몇 차례 수술을 받았다. 그후 매년 3, 4회 입원 치료를 해야 했다. 아내는 당뇨합병증으로 투병 중이고 아들은 학생이었다. 간병인을 써야 하는 상황. 하지만 경제적 부담이 너무 컸다. 결국 혼자 버틸 수밖에 없었다.

보호자 없는 병원 시범사업 참여 병원

규모 및 종류	병원
상급종합병원(대학병원)	인하대병원
민간종합병원	삼육서울병원 부천세종병원 목포중앙병원 순천한국병원 온종합병원 좋은삼선병원
공공종합병원	일산병원 서울의료원 안동의료원 청주의료원
일반병원	목동힘찬병원 수원윌스기념병원

시범사업이 적용되는 병동 수는 병원별로 다름.   자료: 보건복지부

병원 규모별 간병 유형

병원 규모	입원환자 수	환자 수	
		간병인 고용	가족 간병
상급종합병원	3만 3,282명	5,014명(15.1%)	1만 8,939명(56.9%)
종합병원	7만 3,058명	1만 389명(14.2%)	2만 5,945명(35.5%)
병원	11만 930명	2만 6,441명(23.8%)	3만 317명(27.3%)
요양병원	9만 899명	7만 9,971명(88.0%)	1만 928명(10.0%)

자료: 보건복지부

박을균 씨(50)의 이야기다. 그는 얼마 전 구토와 하혈이 심해 국민건강보험 일산병원 81병동에 다시 입원했다. 암과 중증질환자들이 단기 입원해 치료받은 뒤 퇴원하는 병동이다. 25일 그를 만났다. 창밖 풍경을 응시하는 그의 얼굴이 편안해 보였다.

"간호사가 10분마다 와서 일일이 체크하니 믿음이 가요. 이런 간병 서비스라면 만족합니다."

식사, 머리 감기, 목욕 돕기는 국내 병원에서 간병인의 영역으로 분류된다. 하지만 이 병동에서는 간호사와 간호조무사가 한 팀이 돼 이 일을 한다. 질병의 경중에 따라 10분~1시간 단위로 환자 상태를 점검한다. 1일부터 보호자 없는 병동으로 운영하면서 달라진 모습이다.

환자들에게 간병비 부담은 실로 크다. 보건복지부에 따르면 2010년 한 해에만 간병비로 2조원이 쓰였다. 가족이 간병하는 것을 돈으로 환산하면 이 비용은 4조 4,000억~5조원으로 껑충 뛴다.

정부가 병원이 간병서비스를 제공하는 '보호자 없는 병원' 제도를 적극 추진 중이다. 병원급 이상 병원 13곳에서 시범사업을 벌이고 있다. 일산병원도 그중 한 곳이다. 시범사업은 내년 말까지 진행된다. 정부 예산만 100억원 정도가 들어간다.

사실 이 사업은 노무현 정부 때인 2006년 닻을 올렸다. 2007년과 2010년, 각각 시범사업도 진행했다. 간병인 한 명이 여러 환자를 맡거나 간병 비용을 환자에게 지원하는 방식이었다. 현 정부는 이

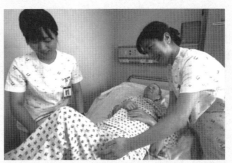

'보호자 없는 병원' 제도를 시범 실시하는 13개 병원 중 한 곳인 국민건강보험 일산병원에서 가족이나 간병인 대신 간호사들이 노인 환자를 수발하고 있다.

방식이 의료비 부담을 덜어주는 데는 한계가 있다고 판단했다. 병동 시스템을 바꾸기로 했다. 간호사와 간호조무사를 팀으로 엮어 운영하는 일본 모델을 벤치마킹했다. 이를 '포괄 간호서비스' 라 부른다.

진영 복지부 장관은 최근 "의료비 부담 때문에 국민이 빈곤해지는 일은 없도록 정부가 책임지고 노력하겠다. 보호자가 상주하지 않는 병원이 보편화될 수 있도록 하겠다" 고 말했다. 정부의 의지가 어느 때보다 강하다는 얘기다. 정말로 이번엔 성공할 수 있을까.

환자들의 반응이 가장 궁금했다. 일산병원 81병동 환자들이 판단의 잣대가 될 수 있다. 이들은 대체로 반기는 분위기다. 경제적 부담이 줄어들 것이란 점, 전문 간호인력의 간병이라 믿을 수 있다는 점을 많이 거론했다. 이 제도를 정식 도입하면 건강보험료가 오를 수 있다는 설명에도 "합리적인 수준이라면 괜찮다" 는 반응이 나왔다.

반대 의견도 있었다. 직장암으로 입원해 항암치료를 받는 김중구 씨(76)는 "한밤중에 왜 가족을 모두 내보내나. 서운하다" 고 말했다. 보호자 없는 병원 제도에서 가족들은 면회시간에만 병실에 들어올 수 있다. 일산병원은 오후 8시 이후 가족의 출입을 가급적 금하고 있다. 저소득층을 위한 제도라고 오해하는 환자도 있었다. 한 환자는 "내가 왜 저소득층의 대우를 받느냐. 싫다" 며 다른 병동으로 가 버렸다.

홍나숙 81병동 수간호사(41)는 "현재 환자들의 만족도를 조사 중이다. 아직 결과가 나오지는 않았지만 60% 정도가 크게 만족하는 것 같다" 고 전했다.

인프라 구축은 가장 시급한 문제다. 우선 간호 인력 확보부터가 쉽지 않다. 일산병원은 간호사 52명과 간호조무사 20명이 더 필요하다. 간호사는 임용 대기자를 교육시킨 뒤 투입해 급한 불은 껐다. 하지만 간호조무사는 9명밖에 채우지 못했다.

그나마 이 정도면 나은 편에 속한다. 지방의 청주의료원과 안동병원은 인력을 구하지 못해 시범사업을 시작하지도 못하고 있다. 이와 더불어 하루 3교대로 강행군하는 간호 인력을 위한 인센티브도 마련해야 한다는 지적도 나온다.

재정 문제도 고민해야 한다. 복지부는 가급적 간병비를 건강보험 재정으로 충당할 계획이다. 이렇게 하려면 최소한 한 해 3조 4,000억원 정도가 필요하다. 건강보험료 인상이 불가피하다. 국민의 동의가 필

요한 대목이다.

　모든 병원, 모든 진료과에서 제도를 시행하는 것도 당장은 어려울 것으로 보인다. 지금은 2주 내외로 입원 치료할 환자만 대상으로 한다. 정신건강의학과 환자나 어린이, 전염병 환자는 제외한다. 복지부 관계자는 "1, 2년 안에 모든 병원과 진료과로 확대하는 것은 현실적으로 불가능하다" 고 진단했다.

자료: 동아일보, 2013. 7. 29.

10 직무만족

1) 직무만족의 정의

　종업원들이 수행하는 직무와 직무환경에 대해 가지고 있는 긍정적이거나 부정적인 태도에 대한 연구는 아주 중요하다.

　직무만족(job satisfaction)이란 의료기관의 경우 각 종사자 또는 기업의 경우 각 종업원이 수행하는 직무나 직무환경에 대해 가지고 있는 호의적인 태도를 말한다. 다시 말하면 직무만족이란 조직 구성원 개개인이 자기의 욕구, 가치, 태도, 신념 등의 수준이나 차원에 따라 그들의 직무나 직무환경에 대하여 갖는 포괄적인 감정적 태도라 할 수 있다. 따라서 직무만족은 개인의 가치, 태도, 신념 등에 따라 다르다. 직무만족 수준이 높은 사람은 자신의 직무에 대해서 긍정적인 태도를 가지며 반대로 직무만족의 수준이 낮은 사람은 직무에 대해 부정적인 태도를 취한다. 종업원의 태도와 직무만족 사이의 상관관계의 중요성 때문에 직무만족을 중요하게 취급하는 것이다.

그림 3-5 전반적인 직무만족과 각 분야의 직무만족

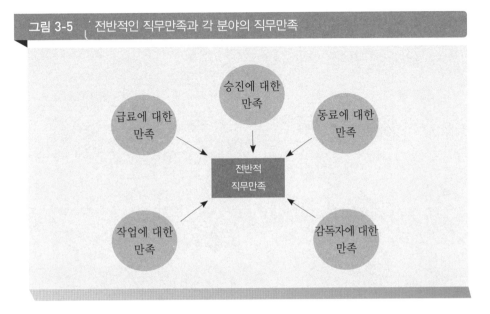

관리자들은 종업원들의 전반적인 직무만족 외에도 직무의 특정 분야에 대한 만족에도 관심을 갖는다. 예를 들면, 관리자들은 종업원들이 급료에 대해 어떻게 느끼고 어떤 부서에서의 급료만족이 다른 부서보다 높은지 알기를 원한다. 〈그림 3-5〉는 전반적인 직무만족과 직무관련 각 분야별 만족과의 관계를 나타내고 있다.

종업원들의 직무만족 수준을 측정하는 것은 아주 중요하다. 이는 작업장에서 무엇이 문제인가에 대한 중요한 정보를 제공하기 때문이다. 예를 들면, 감독자에 대한 만족수준이 낮으면 감독행위를 면밀히 평가할 수 있다. 어떤 부서에서의 만족수준이 증감한다면 이러한 변화의 원천을 찾으려 할 것이다.

전반적인 직무만족은 각 종업원이 그의 직무와 관련해서 전반적으로 느끼는 정도를 말한다. 물론 직무관련 각 분야의 만족을 검토하는 것은 유용하지만 이는 나무만 보고 숲을 보지 못하는 것과 같다고 할 수 있다. 종업원들은 각 분야에 상이한 가중치를 주고 각 분야에 관한 정보를 상이한 방식으로 결

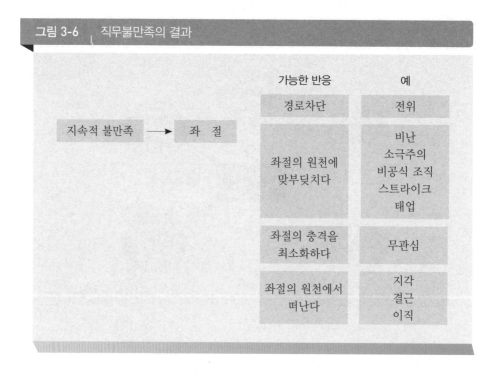

그림 3-6 직무불만족의 결과

합하기 때문에 분야별 만족의 측정은 완전한 그림을 줄 수가 없다. 예를 들면, 어떤 종업원이 승진기회에 대한 만족이 낮지만 승진에 대해 별로 관심이 없다면 이는 전반적인 직무만족에 대해서는 별로 영향을 미치지 못한다. 전반적인 직무만족의 수준은 이직과 같은 행동에 직접적인 영향을 미친다.

직무만족은 그의 수준이 높을수록 좋다. 그러나 불만족이 계속되면 본인에게도 좋지 않지만 기업이나 의료기관에도 불리한 영향을 미친다. 〈그림 3-6〉에서 보는 바와 같이 지속적인 불만족은 좌절의 원인이 되고 좌절은 고통을 수반하기 때문에 고통을 없애려는 여러 가지 노력을 하게 된다.

첫째, 좌절의 경로를 차단하는 것이다. 예를 들면, 집에 와서 애들에 화를 내는 것이다. 이는 전위라고 한다.

둘째, 불만족을 주는 사람을 비난하는 등과 같이 좌절의 원천에 맞부딪치는 것이다.

셋째, 직무에 무관심함으로써 좌절의 심리적 충격을 최소화하는 것이다.

넷째, 좌절의 원천으로부터 떠나는 것이다.

2) 직무만족의 결정요인

의료기관이나 기업마다 내·외적 환경에 따라 또는 개인적 특성에 따라 다르게 나타나기 때문에 조직 구성원의 직무만족에 영향을 미치는 요인들을 일목요연하게 나열하기는 쉽지 않다. 그동안 직문만족의 결정요인을 규명하기 위해 여러 분야에서 연구가 있어 왔다.

일반적으로 직무만족의 결정요인에 대한 관점에는 두 가지가 있다.

첫째, 상황적 관점(situational perspective)은 많은 작업관련 요인들이 직무만족에 영향을 미친다는 주장으로서 만족은 직무의 성격, 보상제도, 감독과 같은 종업원의 환경에 영향을 받는다는 관점이다. 따라서 이러한 것들을 변화시켜 만족의 수준에 영향을 미칠 수 있다는 것이다.

둘째, 성향적 관점(dispositional perspective)은 만족은 개인적 요인에 좌우된다는 관점이다. 어떤 사람은 다른 사람에 비하여 더욱 만족감을 갖는다. 이와 같이 만족은 비교적 안정적이고 변화하기 어렵다는 주장이다. 이 관점에 따르면 상황을 바꾸더라도 만족에는 별로 영향을 미치지 않는다는 것이다.

조직에서 구성원들의 직무만족을 결정하는 요인은 연구자들마다 다양하게 제시되고 있지만 이들을 종합하면 다음과 같이 요약할 수 있다.

- 개인적 특성: 개인이 가지고 있는 성향이나 특성에 의해 크게 영향을 받는다.
- 직무 특성: 직무 자체에 대한 만족, 업무의 성취감과 자부심의 정도, 업

무량의 적성성, 직무의 자율성, 직무로 인한 능력발전의 정도, 직무성과
에 의한 만족 등 직무관련 요인들이 영향을 미친다.

• 보상: 조직에서 일한 대가로 받는 금전적·물질적 보상은 욕구만족을 제
공하는 수단이 된다.

• 승진: 상위계급으로 직위가 상향되는 것으로 승진하면 보수도 인상되고
조직에서 위상과 대우가 달라지고 사회적 평가가 달라진다.

• 직무환경: 구성원들의 휴가, 근무장소의 안전도, 쾌적성, 복리후생, 의
사소통, 통제, 감독, 동료관계 등 조직환경에 의해서도 영향을 받는다.
이들 조직 환경요인 중의 중요한 요소가 조직문화이다. 이와 같이 조직
문화는 조직 구성원의 직무만족의 중요한 결정요인이라고 할 수 있다.

병원조직에서 구성원의 직무만족에 관한 연구는 주로 일반 관리자와 간호
사를 대상으로 이루어져 왔다.

여러 학자들의 연구결과를 종합할 때 간호사의 직무만족은 자신의 태도나
성격에 의해 크게 영향을 받고 있으며, 조직적 측면에서 구성원들 간의 관계,
업무내용, 자율성, 조직 내 의사소통 등에 의해서도 영향을 받는다. 이 중에서
도 업무의 자율성, 의사소통, 동료관계 등이 아주 중요한 요인으로 작용하고
있어서 그만큼 조직문화가 간호사의 직무만족에 큰 영향을 미치고 있음을 알
수 있다(김미성, 2002).

11 조직문화와 조직 유효성의 관계

1) 조직 유효성과 조직몰입의 정의

많은 기업에서 수립하는 전략적 계획의 주된 임무는 조직을 더욱 효과적으로 만드는 것이다. 조직 유효성(organizational effectiveness)이란 조직이 그의 목적을 달성하고, 건강상태를 유지하고, 생존에 필요한 자원을 획득하고, 조직의 이해집단을 만족시키는 등의 정도라고 말할 수 있다. 예를 들어 병원이 환자의 욕구를 성공적으로 만족시킬 때 병원은 효과적이라고 말할 수 있다. 이렇게 정의를 내릴 때 조직유효성은 몇 가지 측면을 갖는다.

첫째, 조직은 성장, 판매액, 이익 등 그가 세운 목표를 달성하면 효과적이라고 할 수 있다. 이를 목적평가 접근법(goal assessment approach)이라고 한다. 그러나 이익을 남기더라도 종업원들이 불만족스럽다면 조직이 효과적이라고 할 수 없다. 따라서 목적달성도 외에 다음의 세 가지 평가기준으로 효과성을 측정해야 한다.

둘째, 종업원들의 직무만족, 갈등의 정도, 부서 활동의 조정, 생산효율성 등과 같은 조직의 건강상태가 양호해야 한다. 이는 내적 프로세스 평가(internal process assessment)라고 한다.

셋째, 조직이 효과적이기 위해서는 생존과 번영을 위해서 필요로 하는 자원을 획득할 수 있어야 한다. 병원 같은 의료서비스 기관은 유능하고 전문성 있는 의사와 간호사 외에 여러 가지 첨단시설을 갖추어야 한다. 이는 시스템 자원평가(systems resource assessment)라고 한다.

넷째, 고객, 주주, 지역사회, 채권자, 공급자, 종업원 등 조직의 이해관

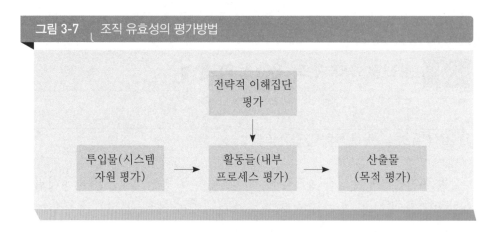

그림 3-7　조직 유효성의 평가방법

계자(이해집단)들을 만족시켜야 한다. 이는 전략적 이해집단 평가(strategic stakeholders assessment)라고 한다. 〈그림 3-7〉에서 보는 바와 같이 조직이 효과적인가를 평가할 때 이들 여러 가지 관점을 동시에 고려해야 한다.

　조직몰입(organizational commitment)이란 구성원이 조직 그 자체, 조직의 목표, 조직 구성원에게 바라는 기대 등에 얼마나 일체감을 가지고 몰두하느냐의 정도를 말한다. 높은 조직몰입은 구성원이 속해 있는 조직에 대한 동일시를 의미한다.

　조직몰입과 직무 생산성 간에는 정의 관계가 있고 결근율 및 이직률 간에는 부의 관계가 있다고 알려져 있다.

2) 병원 조직문화가 조직 유효성에 미치는 영향

　대학병원의 조직문화와 조직 유효성의 관계에 대한 실증분석은 여러 사람에 의하여 실시되었다. 김진우(2011)는 병원의 조직문화를 독립변수로 하고 직무만족과 직무몰입으로 구성되는 조직유효성을 종속변수로 설정하였다.

　조직문화의 유형분류는 Cameron과 Quinn의 경쟁가치 모델을 병원조직에 적용하여 박상인과 한수정(2001)이 분류한 관계지향적 문화, 위계지향적 문화, 혁신지향적 문화, 업무지향적 문화 등 네 가지로 하였다. 대학병원 조직의 구성원을 대상으로 설문조사를 통해 자료를 수집한 후 분석을 위해 두 개의 가설과 여덟 개의 하위가설을 설정하였다.

통계분석의 결과 혁신지향적, 관계지향적, 업무지향적 문화가 직무만족에 유의한 영향을 미치고 위계지향적, 업무지향적 문화가 조직몰입에 유의한 영향을 미치는 것으로 나타났다.

업무지향적 문화는 직무만족과 조직몰입 모두에 유의한 영향을 미치기 때문에 대학병원의 경우 조직의 성과달성과 업무수행에 있어 생산성을 강조하는 문화가 지배적이라고 결론지을 수 있다. 또한 직무만족과 조직몰입에 대한 조직문화의 영향요인이 달라지므로 직무만족과 조직몰입 중 어느 부분을 강화시킬 것이냐에 따라 지향문화가 달라진다고 할 수 있다.

조직문화의 유형에 따라 직무만족과 조직몰입에 미치는 영향이 달리 나왔지만 결론적으로 전반적인 조직문화가 구성원들의 직무만족과 조직몰입에 영향을 미친다고 말할 수 있다.

12 직무만족과 조직성과의 관계

전반적인 조직문화와 경영스타일(management style)은 직무만족을 증가시키기도 하고 감소시키기도 한다. 관리자는 경영의 고전적 스타일 또는 행동

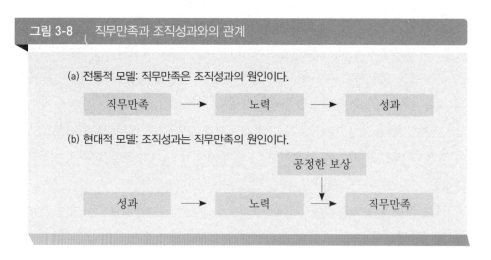

그림 3-8 | 직무만족과 조직성과와의 관계

(a) 전통적 모델: 직무만족은 조직성과의 원인이다.

직무만족 ⟶ 노력 ⟶ 성과

(b) 현대적 모델: 조직성과는 직무만족의 원인이다.

공정한 보상

성과 ⟶ 노력 ⟶ 직무만족

적 스타일을 선택할 수 있다. 조직문화 또는 조직분위기는 고전적이거나 행동적일 수 있다. 사실 많은 조직은 고전적 문화, 행동적 문화, 또는 독재주의적 문화를 갖는다.

비록 직무만족이 비독재적 조직에서 높게 나타나지만 개인에 크게 의존한다. 더 많은 자유, 더 많은 책임, 더 많은 자율의 개인적 요구는 고전적 경영분위기에서는 만족될 수 없다. 사람들의 욕구를 기업이 충족시켜주면 직무만족은 향상된다.

만족된 종업원들은 더욱 모티베이트되고 더욱 생산적이라고 전제하는 강한 경향이 있었다. 그러나 초기의 전통적 연구결과는 만족-성과의 관계는 매우 낮아 무시할 만하다는 것이었다. 즉 직무만족은 높은 성과를 가져올 모티베이션을 일으키지 않는다는 것이다. 이는 〈그림 3-8〉(a)에서 보는 바와 같다. 즉 직무만족은 노력을 강화하여 결과적으로 높은 성과를 이룩한다는 것이다. 즉 직무만족이 원인이고 성과가 결과이다.

현대적 견해는 〈그림 3-8〉(b)가 나타내고 있다. 여기서 성과는 직무만족에 간접적으로 영향을 미친다. 즉 성과수준은 종업원이 받는 보상에 영향을 미치고 보상이 공정하다면 이는 직무만족을 가져온다는 것이다. 이 모델에서 만족은 성과의 결과가 된다.

　　그러나 직무만족과 성과와의 관계의 의문은 아직 끝난 것이 아니다. 이 관계의 대부분의 연구는 성과를 산출량 같은 좁은 의미로 사용하고 있다. 직무관련 문제로 동료의 도움, 자원의 확보, 제대로 주문받기 등 넓은 의미로 성과를 고려한다면 이는 분명 직무만족으로부터 결과할 것이다.

참고문헌

강정애, 조직문화적 특성에 따른 직무만족 연구, 경영학 연구(1997)

김대권, 관광인적자원관리(백산출판사, 1999)

김미성, 병원의 조직문화가 구성원의 직무만족에 미치는 영향(강릉대학교 경영·정책과학대학원, 석사학위논문, 2002)

김윤정, 병원의 조직문화와 조직구성원의 임파워먼트와의 관계(원광대학교 석사학위논문, 2009)

김인수, 거시조직이론(무역경영사, 2008)

김진우, 대학병원 조직문화가 구성원의 조직유효성에 미치는 영향에 관한 연구(전북대학교 행정대학원, 석사학위논문, 2011)

나대웅, 조직문화 유형과 조직 특성간의 관련성 연구(전남대학교 대학원, 박사학위논문, 1994)

문현집, 조직문화가 조직의 유효성에 미치는 영향(인하대학교 경영대학원, 석사학위논문, 2009)

박상언·한수정, 병원조직에 있어서 조직문화 프로필과 성과와의 관계에 관한 연구(한국병원학회지, 2001)

신형재·권용만, 조직행동론(무역경영사, 2009)

원융희, 병원경영학(대학서림, 2002)

유필화·황규대·강금식·정홍주·장시영, 경영학(오래, 2011)

정말례, 대학병원 간호사가 인식한 조직문화, 직무만족이 고객지향성에 미치는 영향(경상대학교 행정대학원, 석사학위논문, 2008)

하종식, 조직문화가 직무만족에 미치는 영향에 관한 연구(전북대학교 행정대학원, 석사학위논문, 2005)

허남일·김선철, 새로운 병원문화의 개척자: 서울삼성병원(소비문화연구, 2001)

Aldag R. J. & Kuzuhara L. W., Organizational Behavior and Management(South-Western, 2002)

Cameron, K. S. & Quinn, R. E., Diagnosing & Changing Organizational Culture(Addison-Wesley, New York, 1999)

Ouchi, W. G., Theory Z(Massachusetts: Addison-Wesley, 1981)

Peters, T. J. and Waterman, Jr., In Seareh of Excellence(New York: Harper & Row Publishers, 1982)

Robbins S. P., Organizational Behavior, 11th ed., 김기성·박기찬·이덕로 번역(2007)

Schein, E. H., The Role of Founder in Creating Organizational Culture, Organizational Dynamics(1983).

Smircich, L., Concepts of Cultures & Organization Analysis, Administrative Science Quarterly, Vol. 28, 1983.

Williams, C., Effective Management, 2nd ed.(South-Western, 2006).

4장

의료소비자 행동의 이해

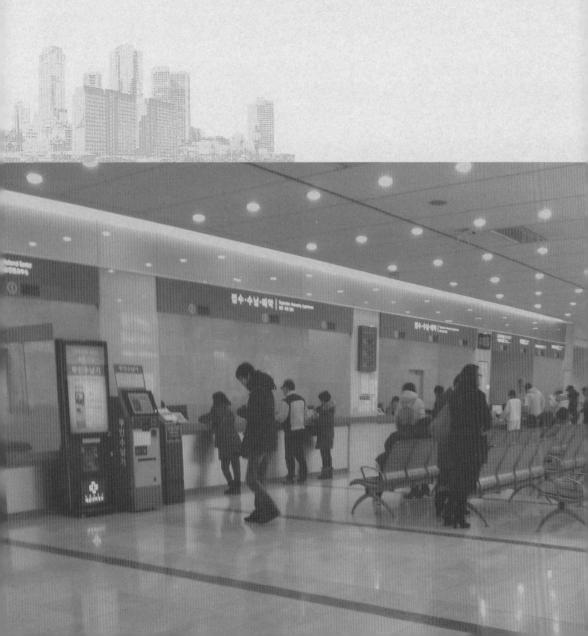

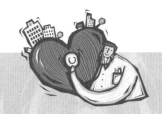

의료소비자 행동의 이해

01 의료서비스의 특성

서비스는 일반 제품과는 달리 기본적인 특성을 가지고 있다. 기본적으로 무형성, 생산과 소비의 비분리성, 이질성, 소멸성의 네 가지로 요약된다. 무형성(intangibility)은 서비스의 특성 중 가장 핵심적인 것으로 보고, 듣고, 만질 수 있는 물체가 아니라 행위나 수행이라는 것이다.

생산과 소비의 비분리성(inseparability)은 서비스의 생산과정에서 생산과 소비가 동시에 이루어짐을 의미한다. 고객은 서비스가 생산되는 동안에 실재하며 그에 따라 생산과정을 지켜보고 심지어 참여할 수도 있다. 이질성(heterogeneity)은 서비스는 고객에게 제공되기 이전에 그 품질을 통제할 수 없기 때문에 개인에 따라 혹은 개인 내에서도 시간에 따라 서비스의 질이 달라질 수 있다.

따라서 서비스가 생산 및 전달되는 과정에서 계속해서 완벽한 서비스의 질을 달성하는 것이 불가능하게 된다. 소멸성(perishability)은 서비스는 제품과는 달리 저장이 불가능하기 때문에 향후의 수요에 대비해서 저장할 수 없다는 것이다.

　　의료서비스는 의료진 및 보건관련 전문인력이 주체가 되어 질병의 예방, 치료, 관리를 통해 대상자의 신체적, 정신적 안녕상태를 보존하는 것이다. 의료서비스에는 의료인이 환자를 치료하는 행위와 이를 위해 수반되는 모든 직·간접적인 서비스가 포함된다. 의료서비스는 사람의 생명과 건강을 다루는 공익성을 추구하므로, 일반적인 제품이나 서비스와 다르며, 다음과 같은 특성을 가진다(최호 외, 2008).

　　◦ 무형성이 매우 높으며 신뢰품질로 평가받는 상품이다

　　의료서비스의 질은 공급자인 의료진이 평가하는 질과 환자가 인지하는 질로 구분된다. 공급자는 의학적인 기술적 질을 의미하지만 환자가 인지하는 질은 제공된 의료서비스가 환자의 기대에 얼마나 부응하는지를 나타내는 기능적인 질을 의미한다. 일반적으로 환자는 기능적인 질에 대해서는 평가가 용이한 반면 기술적인 질은 현실적으로 평가하는 것이 어렵다.

　　• 환자보다는 의사 위주인 공급자 중심의 구매결정과정으로 이루어진다

　　환자가 최초로 의료기관 및 의사를 선택하는 것은 소비자인 환자에 의해서 주도적으로 결정되지만, 이후 치료진행과정에서의 구매결정은 의사가 주도권을 가지고 진행한다.

　　• 제3자 지불에 의한 간접지불의 형태를 가지며 간접비용이 많이 발생한다

　　의료서비스의 비용은 일부 제한적인 비급여 서비스를 제외하고는 국민건강보험에서 일정 부분을 지불하게 된다. 또한 의료서비스의 경우 의료서비스에 대해 병원에 지불하는 직접비용 외에 의료서비스 이용과 관련한 정신적, 육체적 그리고 시간 비용을 부담한다. 의료서비스는 다른 서비스에 비해 상대적으로 많은 간접비용이 발생한다.

• 의료서비스에 대한 수요는 예측이 어렵다

의료서비스는 매년 정기적으로 하는 신체검사 및 예방접종 등 몇 가지를 제외하고는 수요 자체를 예측하기 곤란하다. 따라서 의료서비스는 유휴자원의 최소화를 어렵게 하는 특성이 있다.

• 의료서비스는 기대와 실제 성과와의 불일치가 더욱 크다

의료서비스는 환자의 상태에 따라 의사의 정확한 판단이 요구되며 개인별로 치료가 이루어져야 하기 때문에 실제 성과에 대한 지각은 의사와 환자 간의 상호관계에 따라 다르게 나타난다. 또한 의사뿐만 아니라 간호사, 의료기사 등과 같은 많은 서비스 제공자들과 관련되어 있다.

• 개인적 관여가 매우 높다는 점에서 독특한 서비스로 분류된다

의료서비스는 사람의 신체에 직접 시행되기 때문에 잘못될 경우 생명과 직결되거나 문제가 심각해질 수 있어 개인적 관여(personal involvement)가 매우 높은 독특한 서비스이다.

1990년대 중반 이후부터 우리나라의 의료서비스 시장 환경은 공급과잉으로 인하여 공급자인 병원은 수요자의 요구에 맞추어 소비자주도 시장으로 급격히 변화하고 있다. 병원의 역할과 기능이 과거의 단순한 환자진료 개념에서 지역주민의 건강증진관리까지 확대되고 병원의 규모가 대형화되고 병원 간 경쟁이 치열해지면서 의료기관마다 영리기업에서 시행되고 있는 마케팅 개념을 도입하고자 하며 고객가치 창출을 위한 고객만족 수준의 서비스를 추구하고 있다.

보건의료분야에서 마케팅이 도입된 것은 1975년 미국 일리노이주 에반스톤시에 있는 에반스톤병원(Evanston hospital)에서 마케팅담당 임원을 임명한 것이 시초이다. 당시에는 마케팅 왕국인 미국에서조차 의료서비스가 가지는

공익성, 윤리적 특성상 마케팅의 필요성과 관련하여 많은 논란을 일으켰다. 그후 미국 병원합동신임위원회(Joint Commission on Accreditation of Healthcare Organization; JCAHO)에서 인증기준서상에 9가지의 업무수행개선 측정지침을 제시하였고 그 중 하나가 고객만족이었다.

이 지침은 의료기관으로 하여금 마케팅 지향적이고 소비자 대응적인 자세를 유지하도록 하는 계기를 마련하였다(최호 외, 2008). 경영혁명을 일으킨 피터스(Peters)와 워터맨(Waterman)의 〈탁월성을 찾아서 *In Search of Excellence*〉라는 저서에는 병원이나 의료기관에서 심각하게 고려하기 시작한 몇 가지 슬로건들이 기술되어 있다. 첫째는 '고객에게 친절하게 다가가기'로 이는 환자들이 필요로 하는 것을 알고 그러한 서비스를 제공하는 것의 중요성을 말해 주는 것이다. 둘째는 '활동에 대한 편견'으로 그러한 서비스들이 부당한 지연없이 일어나야 한다는 것이다. 셋째는 '사람을 통한 생산성'으로 조직의 성공을 위해 피고용인들이 자신의 모든 것을 제공하도록 동기부여하고, 또 그 성공의 이익을 그들이 나누어 가질 수 있도록 허용하는 것이 중요하다는 것이다.

결과적으로 피고용자에 대한 교육, 오리엔테이션과 동기부여에 특별한 관심이 주어졌고, 1989년 말에 이르러 병원과 다른 의료기관들은 기관의 우수성과 마케팅 프로그램을 통합하는 일에 정통하게 되었으며, 그들은 다른 기업처럼 자신들의 의료서비스와 생산품을 광고하기 시작했다(조안 리블러, 찰스 맥코넬, 2003).

우리나라에서 의료서비스에 마케팅 개념이 도입된 것은 1980년대 초였지만, 1990년대 들어서 국민들의 건강에 대한 관심이 높아지면서부터 활발히 진행되었다.

의료서비스에 마케팅이 도입된 배경은 첫째, 국민의 의료에 대한 기대와 욕구가 증가하였기 때문이다. 국민의 소득수준이 향상됨에 따라 의료서비스에 대한 높은 기대와 고급화를 추구하는 현상이 일어났고, 의학지식의 대중화와 권리의식의 향상에 따라 의료소비자들은 능동적인 역할로 바뀌었고, 의료기관에서는 이를 충족시킬 수 있는 서비스를 개발하여 제공할 필요가 있었다.

둘째, 의료인력의 증가와 더불어 의료기관의 양적 증가, 대기업의 의료계 진출로 대형 종합병원이 건립되면서 의료공급의 과잉현상으로 의료기관 간의 경쟁이 심화되었다. 대기업의 경영마인드가 병원경영에 영향을 미치게 되면서 전반적인 의료서비스의 향상이 이루어졌으나 의료기관은 경쟁력을 높이기 위해서 끊임없이 고객이 원하는 의료서비스를 제공하여 고객만족과 경쟁적 우위를 점할 수 있도록 하여야 했다.

셋째, 국민건강보험제도로 인한 가격 규제와 의료기관의 경쟁 심화로 인하여 의료기관의 경영수지가 점차 악화되고 있기 때문이다. 지금까지 의료기관에서는 질보다 양에 치중하여 경영해 왔으나, 이제는 고객에 대한 철저한 분석을 바탕으로 고객이 만족하는 마케팅적인 접근이 필요하였다. 그러나 의료기관은 법적으로 비영리이며 의료서비스는 공공적 성격이 부여되기 때문에 일반 기업보다 사회적인 관심과 규제의 대상이 되고 있다.

그러므로 의료서비스 마케팅에서는 사회적인 규범과 윤리를 고려하여야 한다. 또한 전국민의료보험의 도입으로 정부가 의료가격을 통제하고 있기 때문에 일반 기업과 같이 적극적인 마케팅 개념을 도입하는 데에는 한계가 있다.

02 의료소비자의 개념과 역할

1) 의료소비자의 개념

소비자(consumer)란 일상생활을 영위하기 위하여 경제적 재화나 서비스를 구매하여 사용하고 소비하는 주체를 말한다. 하지만 효과적인 마케팅전략을 수립하고 시행하기 위한 기초로서 소비자 행동연구에서 취급되고 있는 소비자의 개념은 광범위하고 복잡하다.

정리해보면 첫째, 제품이나 서비스를 소비하는 의미로서의 소비자이다. 둘째, 제품이나 서비스를 사용하는 사용자(user)로서의 소비자가 있다. 자신이 직접 구매하지 않았다고 하더라도 제품이나 서비스를 사용하고 소비하면서 느낌을 형성하고 추가 구매에 영향을 미치는 사람들이다.

셋째, 각종 조직에서 생산이나 제조에 필요한 제품을 구매하는 구매자(buyer)로서의 소비자가 있다. 넷째, 서비스를 제공받는 의미로서의 소비자가 있다. 이처럼 소비자란 제품이나 서비스, 또는 아이디어를 직접 사용하고 소비하는 개인뿐만 아니라 구매나 소비결정과정에 관여하고 있는 의사결정단위 주체(decision-making unit)를 포괄적으로 지칭하고 있다(David & Albert, 1993).

경제학의 아버지로 불리는 아담 스미스는 생산자가 이익을 취하기 위해서는 소비자가 원하는 것을 생산해서 공급해야 하고 소비자가 원하는 것을 공급하는 생산자만이 경쟁력을 가질 수 있다고 하였다. 이렇듯 고전경제학시대부터 시장의 교환관계에 있어서 소비자에게 주로 권한이 있는 것으로 가정했다. 그러나 의료서비스를 구매하는 의료소비자의 경우에는 다르다.

의료소비자들은 자신이 좋아하는 의료서비스를 선택하는 데 많은 제약을 받게 되고, 효용이 극대화되는 방향으로 의료서비스를 구매하는 행동을 하기가 어렵고, 치료 상황에 당면하여 공급자가 제공하는 방식대로 진료나 치료를 받을 뿐이지 최적의 것이라고 생각되는 것을 선택할 수가 없다. 따라서 일반적인 제품이나 서비스를 구매하는 소비자는 능동적으로 구매 의사결정을 할 수 있는 데 반하여, 의료서비스를 구매하는 소비자는 수동적일 수밖에 없다.

최근에 의료 환경의 변화로 과거에 비해 의료소비자의 행동이 능동적으로 변했다 하더라도 여전히 수동적인 면이 남아 있다 하겠다. 일반시장에서의 소비자의 지위는 사회의 선진화 추세에 따라 상승하는 경향이 있지만 의료서비스 시장에서 소비자의 지위는 의료소비자들의 시장에 대한 참여가 공급자들에 의하여 지연되거나 방해받고 있기 때문에 상대적으로 매우 낮다.

2) 의료소비자의 역할

사람들은 누구나 사회생활을 하는 동안에 일정한 집단이나 조직에 속하게 되고 그 곳에서 형성된 규제나 제도에 구속된다. 이와 같은 구속에 따라서 각 개인에게는 일정한 역할(roles)이 부여된다. 따라서 역할은 기존 규범에서 요구하는 기대를 가지고 있는 지위라고 정의할 수 있다(송계충·정범구, 2003).

모든 역할에는 그들에게 기대되는 역할이 있고, 사회적 단위에서 특정 지위에 있는 사람에게 기대되는 행위 패턴이 있다. 결국 소비자의 역할이란, 사회적으로 소비자에게 기대되는 행동의 패턴을 말한다. 우리나라의 소비자 기본법에서는 소비자가 가져야 하는 책무를 통하여 소비자의 역할을 강조하고 있다. 소비자 기본법에서 소비자의 책무는 다음과 같다.

첫째, 소비자는 사업자 등과 더불어 자유시장경제를 구성하는 주체임을 인식하여 물품 등을 올바르게 선택하고, 소비자의 기본적 권리를 정당하게 행사하여야 한다.

둘째, 소비자는 스스로의 권익을 증진하기 위하여 필요한 지식과 정보를 습득하도록 노력하여야 한다.

셋째, 소비자는 자주적이고 합리적인 행동과 자원절약적이고 환경친화적인 소비생활을 함으로써 소비생활의 향상과 국민경제의 발전에 적극적인 역할을 다하여야 한다는 것이다.

일반적으로 인식하는 소비자의 역할은 시간과 장소에 따라 변화한다. 소비자의 생활이 지금처럼 복잡하지 않았던 시절에 소비자의 역할은 주로 구매과정에 한정되어 있었다. 그러나 경제체제의 발달에 따라 소비자는 단순히 제품이나 서비스를 구매하는 데 그치지 않고 다양한 역할자로 기대되고 있다. 오늘날 다양한 차원에서 이해되는 소비자의 역할을 살펴보면 다음과 같다(안상윤, 2011).

첫째, 구매자로서의 역할이다. 이것은 어떻게 하면 효율적으로 구매할 것인가 하는 것인데 이는 곧 선택의 문제이다. 선택하는 소비자로서의 역할에는 체계적이고 합리적으로 사고하는 존재, 개인 또는 가족의 욕구를 충족시키고 개인의 경제적 목표를 달성하고자 하는 경제인으로서의 의의를 지닌다고 하겠다. 질병에 노출된 환자는 누구든지 효용이 가장 큰 방향으로 병원과 의사를 선택하려 할 것이다.

둘째, 사용자로서의 역할이다. 이것은 제품이나 서비스를 어떻게 효율적으로 사용할 것인가의 문제이다. 소비자는 자원의 유효성, 이에 대한 접근가능성과 대체가능성을 인식하고 효율적으로 사용해야 하며, 개인의 소비행위가 가지는 사회문화적 결과를 예상하여 소비행동을 해야 한다.

소비자가 사용자로서의 역할을 제대로 수행하기 위해서는 기본적으로 제품의 사용법, 주의사항 등에 유의하여 제품을 사용해야 한다. 아무리 병을 잘고치는 병원이라 해도 언론에 항생제 사용 정도가 높은 병원으로 발표된다면 소비자들은 선뜻 그 병원을 방문하기가 어려워질 것이다.

셋째, 배분자로서의 역할이다. 이것은 소유한 자원을 어떤 목표하에 어떻게 배분할 것인가의 문제이다. 소득 중에서 어느 정도를 지출하고 저축할 것이며, 소비자 개인이나 가족의 생활양식과 재정상태에 따라 지출의 우선순위를 정하는 등의 역할을 수행한다. 병원 방문 역시 경기의 영향을 받아 호경기 때는 증가하고 불경기 때는 감소하는 것을 볼 수 있는데, 이것은 자신의 소득을 가장 효과적으로 배분하려는 의지를 보여주는 것이다.

넷째, 프로슈머로서의 역할이 있다. 이것은 최근 경제상황의 변화에 따라 제기되고 있는 소비자의 역할인데 소비자가 마치 공급자와 같은 행동을 함으로써 다른 소비자의 이해를 돕기도 하고 제품의 개발에도 영향을 미치는 것을 말한다. '프로슈머(prosumer)'라는 말은 앨빈 토플러가 〈제3의 물결〉이라는 책에서 처음 언급한 말로 생산자와 소비자의 합성어로 소비자가 생산자의 역할을 많이 하게 되는 것을 의미한다.

예를 들어 어떤 사람이 자신이 사용하고 있는 특수한 당뇨병 치료방법을 인터넷에 올려 이에 관한 정보를 공유하고 다른 사람들도 이 방법을 도입하여 효과를 보았다면 그는 프로슈머의 역할을 수행한 것이다. 이와 같은 프로슈머의 행위는 소비자가 직접 생산에 관여함으로써 제품이나 서비스가 더 나은 방향으로 발전할 수 있도록 영향력을 행사하는 것을 가정하고 있다. 프로슈머는 오늘날 인터넷의 발달을 타고 그 역할을 강화시키고 있다.

다섯째, 오늘날 IT와 인터넷 기술의 발달에 힘입어 생성된 새로운 패턴의 소비자로서 트랜슈머(transumer)가 있다. 트랜슈머란 이동하면서 노트북이나 휴대폰, MP3, 미니DVD, 휴대폰 게임기, DMB 등의 제품을 사용하는 소비자를 말한다. 의료계에서도 유비케어의 개념이 발달하면서 온라인 진료나 치료방법이 끊임없이 개발되고 있어 트랜슈머의 역할도 증가하고 있다.

03 의료소비자의 행동

1) 소비자행동의 정의

소비자행동(consumer behavior)은 어떠한가에 대해 많은 학자들이 다양하게 정의내리고 있다. Engel과 Blackwell(1982)은 '경제적인 재화와 서비스를 획득하고 사용하는 데 직접적으로 관련된 개인의 행동 및 행동을 결정하는 데 선행하는 제반 의사결정'으로, Shiffman과 Kanuk(1991)은 '소비자들이 그들의 욕구를 충족시켜 줄 것으로 기대하는 제품이나 서비스 혹은 아이디어를 탐색, 구매, 사용, 평가하면서 보여주는 행동'이라고 하였다. 학자들의 정의를 종합하면 '소비자 행동이란 개인 및 집단이 제품이나 서비스의 구매와 관련하여 행하여지는 정신적이고 물리적인 모든 행동 및 의사결정과정을 포함하며, 소비와 관련된 항목들에 시간, 돈, 노력 등을 어떻게 배분할 것인가를 결정하는 과정으로 소비자에게 의미있는 대상물의 교환을 용이하게 하며 완성시키는 행위'라고 정의할 수 있다(김세범 외, 2011).

따라서 소비자의 행동은 일련의 과정으로 구매 전, 구매 시점, 구매 후로 나누어 볼 수 있으며, 구매 전에는 구매 필요성에 대한 욕구 인식, 제품 정보에 따른 상품의 비교, 관여도에 따른 의사결정 행동을 하고, 구매 시점에서는 구매에 대한 의미를 부여하고 제품과의 접촉을 통하여 즐거움을 느끼고, 구매 후에는 구매 성과에 대한 평가와 사용 후 처리방법에 대해 생각하고 행동하게 된다.

의료소비자는 의료서비스를 구매함에 있어서 근본적으로 병원의 규모, 시설, 의료장비, 의사의 전문적 서비스 등 보다 구체적이고 다양한 정보를 탐색하고자 많은 노력을 기울인다. 의료소비자 행동이란 "고객이 의료서비스를 탐색하고 구매하여 진단이나 치료를 받는 과정, 그리고 진료 후 종합적으로 평가하는 과정을 포함하여 언제, 어디서, 무엇을, 왜, 누구로부터 구매할 것인지에 대한 인지적 판단과 신체적인 활동 모두를 가리키는 활동"이라고 볼 수 있다(안상윤, 2011).

의료소비자 행동을 조사하는 목적은 소비자 개인의 소비정책을 파악하여 조사결과를 병원 마케팅전략에 활용하고, 의료서비스는 공공성이 강조되므로 경제적 상황에 영향을 미치는 주체로서의 의료소비자를 교육하고 보호하는 데 활용하고, 올바른 공공정책을 실현시키기 위함이다.

소비자의 행동에 대한 관점은 학문 분야마다 다양하다. 경제학에서는 일반적으로 합리적인 소비자를 가정하고 있다. 소비자는 자립적이며 완전한 정보를 기지고 생산을 조절하고 통제할 수 있으며, 주어진 조건에서 최대의 만족을 달성하기 위해 합리적으로 행동한다고 본다.

반면에 심리학에서는 소비자를 오히려 약점이 많고 하나의 틀에 맞춰질 수 없는 복잡한 개체로 이해하고, 행동과학에서는 소비자가 항상 자주적이지는 못하지만 이성적 · 합리적 행동을 하는 주체로 보고 결코 꼭두각시는 아니라고 역설한다(Katona, 1975).

이와 같은 이론들을 종합해 볼 때, 소비자의 행동은 단순히 한 가지 형태보다는 개인의 특성과 상황에 따라서 다양한 행동을 보일 것이라고 생각할 수 있다. 따라서 소비자의 행동을 다음과 같이 가정할 수 있다(안상윤, 2011).

첫째, 소비자는 자신의 이기심에 따라 행동할 수 있다.

둘째, 효용을 극대화하는 방향으로 행동할 수 있다. 이것을 합리적이라고 표현한다.

셋째, 소비자는 처음에 부닥친 받아들일 만한 대안을 선택하는 만족화 행동을 할 수 있다. 이 가정은 노벨 경제학자인 사이먼의 주장으로, 소비자는 그가 선택할 수 있는 모든 대안을 두루 살펴서 최적의 선택을 하는 것이 아니라 자신이 당면한 상황에서 최적이라고 생각되는 안을 선택한다는 것이다. 이를 제한적 의사결정이라고 한다.

넷째, 소비자의 선호는 안정적이어서 어릴 때 학습되면 평생 변하지 않는 경향이 있다. 이것은 인간의 정신적 이미지는 사람마다 본래 다르게 가지고 태어난다는 심리현상을 반영한 것이지만, 최근 인간의 선호는 학습에 의해 변한다는 이론에 의해 비판받고 있다. 일반적으로 소비자들은 이 네 가지 형태의 패턴 속에서 의사결정을 하게 된다고 믿어지지만, 실제로 시장에서 개인들이 구매 의사결정을 하는 과정은 이보다 훨씬 더 복잡하다.

2) 소비자 구매행동의 유형

일반적으로 소비자들이 제품이나 서비스를 구매하는 행동은 다양하다. 소비자의 구매행동은 제품에 대한 소비자의 관여도에 따라 두 가지 유형으로 분류할 수 있다(안광호·하영원·박흥수, 2010).

(1) 고관여 구매행동

소비자가 제품이나 서비스에 대해 많은 관심을 가질수록 제품의 구매가 개인적으로 중요할수록, 소비자가 처한 구매 관련 상황이 긴박할수록, 소비자의 구매 의사결정에 대한 관여도는 높아지며 고관여 구매행동(high-involvement buying behavior)을 보이게 된다. 고관여 구매행동은 다시 복잡한 구매행동과 부조화 감소 구매행동으로 나눌 수 있다.

① 복잡한 구매행동

소비자들이 제품 구매에서 높은 관여를 보이고 제품의 가격이 비교적 높고 각 상표 간에 뚜렷한 차이점이 있는 제품을 구매할 경우에 일반적으로 매우 복잡한 양상을 띠게 된다. 복잡한 구매행동(complex buying behavior)을 요구하는 제품의 구매 시에 소비자들은 제품에 대해 많은 것을 알아야 한다.

따라서 구매자는 첫 번째로 제품에 대한 지식에 근거하여 그 제품에 대해 주관적으로 갖게 되는 생각인 신념(belief)을 개발하고, 두 번째로 그 제품을 좋아하거나 싫어하는 정도를 말하는 태도(attitude)를 형성하고, 마지막으로 가장 합리적이라고 생각하는 구매 대안을 선택(choice)하는 학습과정을 거치게 된다. 집이나 자동차를 구매할 경우에 일어난다.

② 부조화 감소 구매행동

소비자들이 구매하는 제품에 대하여 비교적 관여도가 높고 제품의 가격이 높고 그러나 평소에 자주 구매하는 제품이 아니면서 구매 후 결과에 대하여 위험부담이 있고 각 상표 간의 차이가 미미할 때 부조화 감소 구매행동 (dissonance-reducing buying behavior)이 일어난다.

각 상표 간의 차이가 미미하므로 소비자들은 유용한 정보를 얻기 위해 점포들을 둘러 보지만 차이를 판단할 수가 없어 적절한 가격이나 구매 용이성과 같은 내용에 우선적으로 반응하여 구매하게 된다.

그러나 구매 후 제품에 대해 불만스럽거나 구입하지 않은 타 제품에 대해 호의적인 정보를 얻게 되면 구매 후 부조화를 인지하게 된다. 따라서 마케팅 관리자들은 부조화 인지를 감소시키기 위해 소비자들이 구매 후 구매에 대한 확신을 갖게 하기 위한 촉진활동을 벌여야 한다. 값비싼 가전제품을 구매할 경우에 일어난다.

(2) 저관여 구매행동

소비자들이 제품이나 서비스에 대해서 관심이 적거나 별로 중요한 구매 의사결정이 아니라고 생각하거나 구매가 긴급한 상황이 아닌 경우에 저관여 구매행동(low-involvement buying behavior)을 보이게 된다. 저관여 구매행동은 다시 습관적 구매행동과 다양성 추구 구매행동으로 나눌 수 있다.

① 습관적 구매행동

소비자가 제품에 대해 비교적 낮은 관여도를 보이며 제품의 상표 간 차이가 미미할 경우에 일어난다. 수퍼마켓에서 제품을 구매할 경우 소비자는 상표에 대한 특별한 인식없이 손에 잡히는 한 상표를 선택하거나 습관적으로 구매(habitual buying behavior)할 수 있다. 소비자들은 상표에 대해 그다지 많은 정보를 구하려 노력하지 않으며 상표 간 특성의 차이를 평가하지 않으며 어떤 상표를 구매할지에 대해 그다지 신중하게 고려하지 않는다. 일상적인 생필품들을 구매할 경우에 일어난다.

② 다양성 추구 구매행동

소비자가 구매하는 제품에 대하여 비교적 저관여 상태이며 제품의 각 상표 간 차이가 뚜렷한 경우에 소비자들은 다양성 추구 구매(variety-seeking buying behavior)를 하게 된다. 따라서 소비자들은 잦은 상표 전환을 하게 된다. 다양성 추구 구매행동 시에 소비자는 이전에 구매했던 것에 대한 불만족보다는 다양성을 추구하기 위해 구매 시 이전과는 다른 상표를 선택한다. 라면과 같은 상품 구매 시 일어난다.

3) 소비자 행동모델

의료소비자의 행동을 이해하기 위하여 먼저 사람들의 건강행동을 설명하는 모델을 살펴볼 필요가 있다. 건강행동모델 중 일반적으로 가장 잘 알려진 건강신념모델과 귀인이론에 대해 살펴보고, 현대 소비자행동 모델 중에서

EMB 모델에 대해 살펴보도록 한다.

(1) 건강신념모델

건강신념모델(health belief model)은 1950년대 사람들이 왜 무료 결핵검사를 비롯한 지역사회 예방 프로그램에 참여하지 않는지에 대해 설명하고자 Becker(1974), Rosenstock(1990) 등에 의해 개발된 이론이다. 개인이 예방활동을 하느냐 하지 않느냐의 결정은 자신이 어떤 질병에 걸릴 가능성이 얼마나 있는지, 그 병에 걸렸을 때 나타날 결과의 심각성을 어느 수준으로 인지하는지에 따라 의료 관련 행위가 달라질 수 있다는 것이다.

그림 4-1 ┃ 건강신념모델

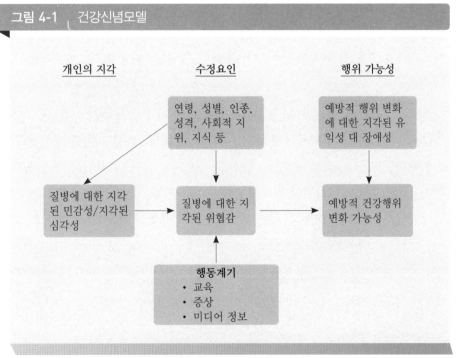

자료 : K. Glanz., L. F. Marcus & B. K. Rimer, *Theory at a Glance: A Guide for Health Promotion Practice*(National Institute of Health, 1997).

| 표 4-1 | 건강신념모델의 핵심 개념

핵심 개념	정 의	적 용
지각된 민감성	상황변화에 대한 개인의 신념	위험 인구 집단이나 위험수준을 정의함; 개인의 특성이나 행동에 근거한 위험요인의 개별화; 지각된 민감성이 너무 낮다면 높게 유지되도록 만들어 줌
지각된 심각성	상황을 위험하게 느끼는지에 대한 개인의 신념	위험요인과 상황결과를 세분화함
지각된 유익성	결과의 심각성이나 위험을 감소시키기 위해 권고된 효능에 대한 개인의 믿음	언제, 어디서, 어떻게 행동할지를 정의함; 기대되는 긍정적 효과를 명확히 함
지각된 장애성	권고된 행동에 대해서 실제적이고 심리적인 비용의 개인 신념	장애를 확인하고 재확인, 보상, 도움을 통하여 장애를 감소시킴
행동 계기	'준비성'을 활성화하는 전략	정보를 제공하고, 인식과 조언을 증진시켜 줌
자기효능	개인의 행동할 능력에 대한 신뢰	행동수행에 대한 훈련 및 안내 제공

자료: Glanz, K., Marcus Lewis, F. & Rimer, B. K. *Theory at a Glance: A Guide for Health Promotion Practice*(National Institute of Health, 1997).

보건의료분야에서 제공되는 많은 사업에서 사람들의 건강 관련 행위는 질병에 대한 지각된 민감성, 지각된 심각성, 지각된 유익성, 지각된 장애성 등의 구성요인에 따라서 달라진다고 설명된다(〈그림 4-1〉).

또한 행동하는 데 방아쇠 역할을 하는 자극이 있을 때 이것이 행동의 계기가 되어 적절한 행위가 일어난다. 최근에는 자기효능의 개념이 추가되었다. 이는 행동을 성공적으로 수행할 능력에 대한 자신감이다. 건강신념모델의 핵심적인 개념은 〈표 4-1〉과 같다.(Glanz, Marcus & Rimer, 1997).

(2) 귀인이론

귀인이론은 개인이 어떻게 결과 혹은 행동의 원인에 대해 생각하고 있는지를 설명한다. 사람들은 흔히 특정 결과 혹은 행동에 대한 이유를 어떤 외부 상황으로 돌리거나 혹은 내부 성향으로 돌린다. 사람들은 어떤 일이 일어난 원인을 알게 되면 안정감을 느끼게 되고, 이러한 원인을 통제할 수 있다는 자신감을 갖게 되면 자신의 행동을 합리적으로 결정하게 된다는 것이다.

즉 사람의 말과 행동을 관찰하여 그 밑에 깔려 있는 의도를 추측하는 것과 관련된 이론이다. 결과에 대한 원인은 내적 귀인과 외적 귀인이 있다. 구매 행동에서 내적 귀인이란 구매한 제품에 대하여 기대한 만큼의 성과를 얻지 못하였을 경우에 이에 대한 원인을 자신의 탓으로 돌리는 것이고, 외적 귀인이란 이에 대한 원인을 외부의 책임으로 돌리는 것이다.

일반적으로 사람들은 자신의 행동을 관찰할 때는 상황 귀인으로 돌리는 경향이 많고 남의 행동을 관찰할 때는 성향 귀인으로 돌리는 경향이 많다. 즉 좋은 결과의 원인은 자기 자신의 내적 성향으로 돌리고, 좋지 않은 결과의 원인은 다른 사람이나 상황 탓으로 돌리려는 경향이 있다.

신체적 증상 등 건강에 위협을 주는 문제가 발생했을 경우에도 역시 귀인에 따른 행위가 이루어질 수 있다. 예를 들어 질병의 발생을 운명이나 우연으로 돌리는 사람보다 자신의 책임에서 비롯되었다고 생각하는 사람일수록 적극적으로 의료서비스를 이용하고 질병을 예방하거나 치료하려는 행위를 보이게 된다.

귀인이론에 따르면 의료서비스를 받고 난 후 다음의 세 가지 요인이 어떤 문제 발생이나 결과의 원인을 찾는 데 영향을 미친다고 보고 있다(최호 외, 2008).

첫째, 문제발생의 원천으로서 의료서비스 과정상의 원인과 결과를 자신의 내부적 요인으로 파악하는가, 혹은 외부적으로 파악하는가이다. 일반적으로 자신의 내부 요인으로 파악할수록 의료서비스 이용에 대한 만족도가 높다고 보고 있다.

둘째, 통제가능성으로 의료서비스 과정상의 원인을 자신이 통제할 수 있는지의 여부를 의미하는 것으로서 자신이 의료기관이나 치료방법을 선택할 수 있는 재량이 많을수록 의료서비스 이용에 대한 만족도가 높다고 보고 있다.

셋째, 안정성으로 문제발생의 원인이 일시적인가 또는 지속적인가에 관한 것으로 지속적으로 볼수록 문제가 심각한 것으로 보아 의료서비스 내용에 대한 만족도가 떨어진다고 보고 있다.

(3) EMB 모델

현대 소비자행동모델 중 대표적인 것으로 EMB 모델이 있다(안상윤, 2011). EMB 모델은 세 학자의 이름을 따서 EKM 모델로 만들어졌다가 후에 여러 번의 수정을 거쳐서 EMB(The Engel-Miniard-Blackwell) 모델로 되었다. EMB 모델은 소비자행동에 대한 그 동안의 연구들을 종합적으로 반영한 것으로 이전의 모델에 비해 비교적 단순하고 이해하기 쉬우며 소비자 행동에 대한 설명력을 크게 향상시켰다는 평가를 받고 있다.

이 모델은 기본적으로 자극의 투입, 정보처리, 의사결정과정 및 의사결정에 대한 영향요인 등 네 가지 범주의 요인들로 구성되어 있다.

첫째, 자극의 투입 단계에서는 제품, 상표, 가격 및 광고 등과 같이 기업이 제공하는 자극은 물론 입소문, 유행, 친구 및 기후 등과 같은 외부적인 자극도 소비자가 구매 의사결정을 하는 정보로 투입되게 된다.

둘째, 정보처리 단계에서는 소비자의 의도적인 정보수집이나 기업의 자극에 의한 노출, 노출과정에서 포착된 특수한 자극이나 정보에 관심을 집중시키는 주의, 정보에 대하여 소비자의 주관적 해석과 의미가 부여되는 이해 및 지각, 소비자가 주관적으로 이해한 정보에 대한 선택과 거절이 이루어지는 동의 및 수용, 그리고 최종적으로 소비자의 구매 의사결정에 영향을 주도록 기억 속에 저장되는 보유의 과정을 거치게 된다.

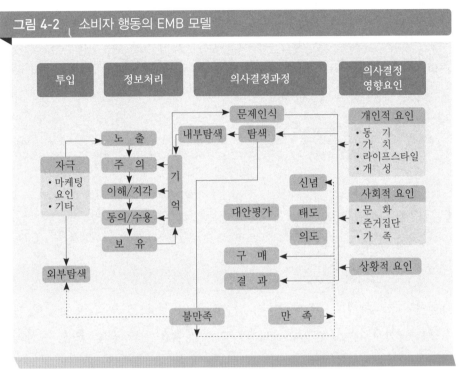

그림 4-2 │ 소비자 행동의 EMB 모델

자료 : James F. Engel, Roger D. Blackwell, and Paul W. Miniard, *Consumer Behavior*, 5th ed.
(Hinsdile, Ill.: The Dryden Press, 1986), p.35.
안상윤, 효과적 의료서비스 마케팅을 위한 의료소비자행동의 이해(보문각, 2011).

셋째, 의사결정 단계에서는 일반적인 의사결정단계에서와 마찬가지로 문제의 인식, 정보탐색, 대안평가, 구매 및 구매 후 평가의 과정을 거친다. 이때 소비자의 구매 의사결정에 영향을 미치는 요소로는 개인적 특성, 사회적 요인 및 외부 상황적 요인 등이 있다.

4) 소비자의 구매 의사결정과정

사람들은 매일 여러 가지 제품이나 서비스를 구매하면서 의사결정을 한다.

그러나 특히 의료서비스에 대한 구매 의사결정을 하기란 쉽지 않다. 소비자의 구매 의사결정과정은 일반적인 의사결정과정과 같이 5단계로 설명할 수 있다. 소비자의 구매 의사결정 모델은 제품 중심의 구매단계 모델로, 구매과정이 합리적으로 진행된다는 가정을 하고 있다.

- 문제의 인식
- 정보의 탐색
- 대안의 평가
- 구매 의사결정
- 구매 후 행동

첫 번째 단계인 문제의 인식은 개인의 일상적인 생존을 위한 본능적인 필요에서부터 비롯된다. 실제 상황과 바람직한 기대 상황과의 괴리가 심할 때 욕구를 느끼게 된다. 배고픔, 목마름과 같이 생존을 위한 필요, 교통, 통신과 같이 일상생활에서의 필요, 직업생활에서의 필요, 지식탐구를 위한 필요 등이 있다.

두 번째 단계는 정보탐색이다. 사람들은 문제를 해결하기 위하여 기억으로부터 또는 다양한 외적인 정보원천으로부터 정보를 획득한다. 외적인 정보원천은 가족, 친구, 이웃과 같은 개인적 정보원천, 광고, 영업사원과 같은 상업적 정보원천, 신문기사나 방송 뉴스, 잡지와 같은 공공적 원천, 시험구매, 제품의 직접사용 등과 같은 경험적 원천이 있다(안광호·하영원·박흥수, 2010).

세 번째 단계인 대안의 평가에서 소비자들은 어떤 형태의 판단이나 의사결정에 들어 갈 수 있는데, 수집된 정보는 이미 소비자가 가지고 있는 지식이나 믿음, 상황과 조건, 그리고 선호도 등을 기준으로 평가된다. 그리고 각각의 대안들이 얼마나 자신에게 가치있고 비용이 발생하는지 평가하고 각각의 대안들을 서로 비교한다.

네 번째 구매 의사결정 단계에서 이렇게 평가된 정보에 따라 소비자에게 가장 높은 가치와 가장 낮은 기회비용인 상품을 선택하게 된다. 이 의사결정에는 전체적인 분석의 결과가 이용될 수도 있고 그 중 소비자에게 가장 중요한 하나의 항목에 의해 결정될 수도 있다.

다섯 번째 구매 후 행동 단계에서 소비자는 해당 상품이나 브랜드에 다양한 경험을 하게 된다. 먼저 원하던 것이 손에 들어왔을 때의 즐거움이나 사용 전 설명서나 포장에 대한 느낌, 사용 중의 경험이나 만족도, 문제 발생 시 문제해결에 대한 기업의 태도와 만족도 등이 소비자의 구매 후 행동을 결정짓게 된다. 구매 후에도 소비자의 의사결정은 계속된다. 소비자들은 그 제품에 대해 만족 혹은 불만족을 경험하고 궁극적으로 처분할 수도 있다. 소비자의 구매 후 행동양식에 대한 이해는 단순히 소비자를 만족시키는 것을 넘어서 소비자를 고객으로 전환하고 브랜드와의 관계를 강화시킴으로써 브랜드 충성심을 갖게 하고 주위 사람들에게 브랜드에 우호적인 영향을 미치게 한다.

04 의료소비자의 불평행동

소비자들은 구매행동을 한 후에 자신의 의사결정에 대해서 판단을 하게 된다. 판단이 긍정적이라면 만족을 느끼겠지만 판단이 부정적이라면 불만족을 느끼게 된다. 만족은 상표애호도, 호감, 반복구매를 유도하고 반면에 불만족은 상표전환, 반복구매의 거부, 환불이나 교환 요구 등과 같은 불평행동을 하게 된다. 만족은 소비자의 관여 정도, 소비자의 특성, 그리고 시간의 흐름에 따라 변화한다.

고관여 소비자들은 구매 직후에 더욱 높은 만족을 표현하는 경향이 있는데, 이는 아마도 그들의 광범위한 평가 때문인 것으로 추정되나 이러한 만족은 시간이 경과하면서 점차 줄어든다. 저관여 소비자들은 처음에는 낮은 수준의 만족을 나타내지만, 시간이 지나 사용이 늘어나면서 만족도 증가한다(이명식·김찬목·이선수, 2012).

의료서비스에서 나타나는 일반적인 소비자의 만족과 불만족의 형태는 다음과 같다(안상윤, 2011).

첫째, 효용에 대한 만족과 불만족이다. 의료소비자의 만족과 불만족에 영향을 미치는 효용의 내용에는 의사의 전문성, 의료시설, 병원의 규모, 병원 직원들의 친절 순으로 나타났다.

둘째, 심리적 만족과 불만족이다. 많은 의료소비자들이 만족도 조사에서 의사의 친절, 설명력, 태도 등을 문제 삼는 것을 볼 수 있는데, 이는 의료의 질과는 관계없이 서비스 제공자로부터 존중을 받고 있는지의 여부에 의해 만족과 불만족이 결정됨을 알 수 있다.

셋째, 균형의 만족과 불만족이다. 이는 소비자의 기대수준을 중요시하는 것으로 소비자의 필요와 욕구를 충족시키지는 못했더라도 소비자의 기대수준보다 높거나 낮게 나타날 경우에 발생하는 만족과 불만족을 말한다.

넷째, 상황적 만족과 불만족이다. 이것은 시장에서 발생하는 여러 형태의 소비생활과 관련한 상황적 조건에 따른 것으로, 만일 소비자가 원하는 제품이 제때 공급되지 않거나 품귀현상이 발생하면 불만족이 높아진다.

의료서비스의 만족도는 의사의 치료기술뿐만 아니라 병원 건물의 디자인이나 주차시설과 같은 물적 조건에서부터 가격, 의료진의 설명력이나 태도 등 감정과 관련된 모든 요소들을 종합적으로 묶어서 평가하게 되므로 의료서비스에 대한 소비자의 만족과 불만족을 평가하는 것은 일반 제품보다 어렵다.

서비스에 대한 평가를 할 때 소비자들은 의식적으로 자신이 기대하는 수준과 실제 경험한 성과를 비교한다. 소비자의 불일치는 소비 전 기대(expectations) 수준과 실제 기대된 결과가 얻어졌는지의 성과(performance) 사이에 부정적 혹은 긍정적인 차이가 존재할 때 발생한다.

기대보다 성과가 더 좋은 경우에는 긍정적 불일치가 일어나며 만족을 느끼게 된다. 결과적인 성과가 기대에 못미치면 부정적 불일치가 일어나며 불만족을 느끼게 된다. 특히 서비스에 대한 소비자의 평가는 불일치에 민감하다. 의료서비스와 같이 구매가 반복적인 경우 만족스러운 고객은 다음에도 기꺼이 재구매할 용의가 있겠으나 기대와 성과 간에 부정적 불일치하는 경우에는 재구매 의사가 없어질 것이다.

불만족한 소비자는 여러 가지 행동 유형을 보인다. 아무런 행동도 취하지 않는 소극적인 유형, 제품이나 서비스 사용을 중지하는 유형, 기업이나 소비자단체에 호소하거나 법적인 조치를 취하는 적극적인 유형, 개인적으로 부정적 구전 활동을 하는 유형 등이 있다. 불만족한 소비자의 불평행동은 동기부여, 능력, 기회가 많을 때 더욱 가능성이 크다.

미국 와튼스쿨이 2005년 크리스마스 전후에 쇼핑을 한 미국 소비자 1,186명을 대상으로 실시한 '2006 불만고객 연구보고서'에 따르면 불만족한 고객 중 직접 기업에 항의한 고객은 6%, 친구나 가족 및 동료들에게 부정적 구전을 한 고객은 31%, 나머지 63%는 침묵으로 일관한 것으로 나타났다(황민우, 2009).

기존 고객을 유지하는 것보다 새로운 고객을 유치하는 데 5배 이상의 비용이 든다고 한다. 따라서 의료기관에서는 불평행동을 하는 소비자에 대해 특별한 관심을 기울여야 한다. 고객의 불평을 체계적으로 수집하고 이를 해결하고자 노력하는 활동을 고객 불평관리라고 한다. 최근에는 불평을 해결하고자 하는 데서 더 나아가 고객의 불평을 적극적으로 수집하고 분석하여 제품이나 서비스의 개선의 기회로 활용하고 있다.

05 의료서비스의 질

　의료서비스의 질은 의료소비자의 관점에서 소비자가 지각한 질로서 측정되어야 한다. Grönroos 모델에서 서비스의 질은 결과품질과 과정품질의 2차원으로 이뤄져 있다고 가정한다. 결과품질은 기술적 품질(technical quality)로서 고객이 서비스로부터 얻는 것의 품질, 즉 '무엇(what)'에 해당하는 품질이고, 과정품질은 기능적 품질(functional quality)로서 고객이 서비스 상품을 얻는 전달과정의 품질, 즉 '어떻게(how)'에 해당하는 품질이다(이유재·라선아, 2003).

　Parasuraman, Zeithaml & Berry(1985)는 서비스의 질은 추상적이고 잘 포착되지 않기 때문에 소비자가 서비스 질에 대해 지각하는 것을 측정해야 한다고 하였다. 이들은 SERVQUAL 모델을 통해 서비스 질을 평가하는데 고객에 의해 사용되는 기준을 10개의 차원으로 제시하였다. 이들 차원은 유형성(tangibles), 신뢰성(reliability), 감응성(responsiveness), 의사소통(communication), 신용도(credibility), 안전성(security), 능력(competence), 예의(courtesy), 고객에 대한 이해(understanding/knowing the customer), 접근가능성(access)이다(Parasuraman, Zeithaml & Berry, 1988). 이후 이를 다시 유형성(tangibles), 신뢰성(reliability), 감응성(responsiveness), 보장성(assurance),

공감성(empathy)의 5개 차원으로 통합하였다.

　유형성은 물리적 시설, 장비와 직원들의 외양, 신용성은 전제된 서비스를 확실하고 정확하게 수행하는 능력, 감응성은 고객을 돕고 신속한 서비스를 제공하려는 의지, 보장성은 능력, 예의, 신용도, 안전성을 포함하는 개념으로 직원들의 지식과 예의 그리고 신뢰와 믿음을 불어넣는 능력이고, 공감성은 접근가능성, 의사소통, 고객 이해를 포함하고 기업이 고객에게 제공하는 배려와 개인적인 관심이다(Shahin, 2003).

　SERVQUAL 모델에서 소비자의 지각된 질은 이들 차원에 대해 소비자가 갖고 있던 기대수준과 성과에 대한 지각을 비교함으로써 결정된다. 즉 서비스

그림 4-3 브랜드 분류

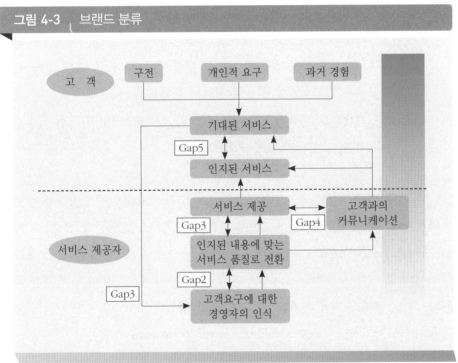

자료 : Parasuraman, A., Zeithaml, V.A., & Berry, L. (1985). A Conceptual Model of Service Qual-
ity and Its Implications for Future Research. Journal of Marketing 49, p44.

제공 기관이 제공해야 한다고 기대하는 것과 실제 경험상 제공되었다고 지각하는 것과의 사이에 존재하는 괴리(gap)의 정도와 방향에 의해서 결정된다(〈그림 4-3〉). 고객을 만족시키기 위해서는 5가지 서비스 질의 괴리를 극복해야 한다.

> Gap 1   고객의 기대와 경영자의 인식 차이: 기업에서 고객이 기대하는 바를 알지 못할 때
> Gap 2   경영자의 인식과 서비스 설계의 차이: 고객의 기대를 반영하지 못하는 서비스 질의 기준을 명시하였을 때
> Gap 3   서비스 설계와 제공된 실제 서비스의 차이: 서비스의 실제 성과가 서비스 지침서와 일치하지 않을 때
> Gap 4   제공된 서비스와 고객과의 커뮤니케이션의 차이: 서비스 성과가 약속한 서비스 수준에 이르지 못할 때(과대광고 혹은 기업 내 영업부서와 서비스현장 간에 협력이 원활하지 못할 때)
> Gap 5   기대된 서비스와 지각된 서비스의 차이: 고객의 기대된 서비스와 인식된 서비스가 일치하지 않을 때

이러한 서비스 질 괴리 모델(service quality gaps model)은 개념화나 방법론에서 여러 학자에 의해 비판을 받아 왔고, 수정된 모델들이 제시되기도 했다. Sureshchandar(2002)는 고객의 입장에서 서비스 질을 정의하려고 노력하였고 서비스 질을 구성하는 요소를 서비스의 유형적 측면, 서비스 제공의 체계화, 핵심 서비스, 사회적 책임, 서비스 전달에서 인적 요소의 5개 차원의 모델을 제시하기도 하였다(Ghasemi, Ali kazemi, & Esfahani, 2012).

참고문헌

김세범 외, 최신 소비자행동(명경사, 2011)

안광호·하영원·박흥수, 마케팅원론(학현사, 2010)

안상윤, 효과적인 의료서비스 마케팅을 위한 의료소비자행동의 이해(보문각, 2011)

이명식·김찬목·이선수, 소비자행동(센게이지러닝코리아(주), 2012)

이유재·라선아, 서비스 품질의 각 차원이 CS에 미치는 상대적 영향에 대한 연구-기존고객과 잠재고객의 비교를 중심으로-, 마케팅연구 18(4)(2003), pp.67~97.

조안 리블러, 찰스 맥코넬, 권영대·윤석준·정기택 옮김, 병원경영의 이론과 실무(몸과마음, 2003)

최호 외, 의료서비스 마케팅(아카데미아, 2008)

황민우, 시장 발견의 기술(마젤란, 2009)

Engel, J. F. & Blackwell, R. D., Consumer Behavior, 4th. ed.(NY: The Dryden Press, 1982)

Ghasemi, M., Ali, Kazemi, & Esfahani, A. N., Investigating and evaluation of service quality gaps by revised Servqual model. Interdisciplinary Journal of Contemporary Research in Business 3(9)(2012), pp.1397~1408.

Glanz, K. Marcus, Lewis, F. & Rimer, B. K., Theory at a Glance: A Guide for Health Promotion Practice(National Institute of Health, 1997)

Katona, G., Psychological Economics(NY: Elsevier Scientific Publishing Co., 1975)

London, David L. & Della Bitta, Albert J., Consumer Behavior: Concepts and Applications, 4th ed.(NY: MacGraw-Hill Inc., 1993), p.5.

Parasuraman, A., Zeithaml, V. A., & Berry, L., A Conceptual Model of Service Quality and Its Implications for Future Research. Journal of Marketing 49(1985). pp.41~50.

Parasuraman, A., Zeithaml, V., & Berry, L., SERVQUAL: A Multiple-Item Scale for Measuring Consumer Perceptions of Service Quality. Journal of Retailing 64(1)(1988), pp.12~40.

Shahin, A., SERVQUAL and Model of Service Quality Gaps: A Framework for Determining and Prioritizing Critical Factors in Delivering Quality Services. 4th International conference of quality management, July(2003)

Shiffman, L. G. & Kanuk, L. L., Consumer Behavior, 4th ed., Englewood Cliffs(NJ: Prentice-Hall, 1991)

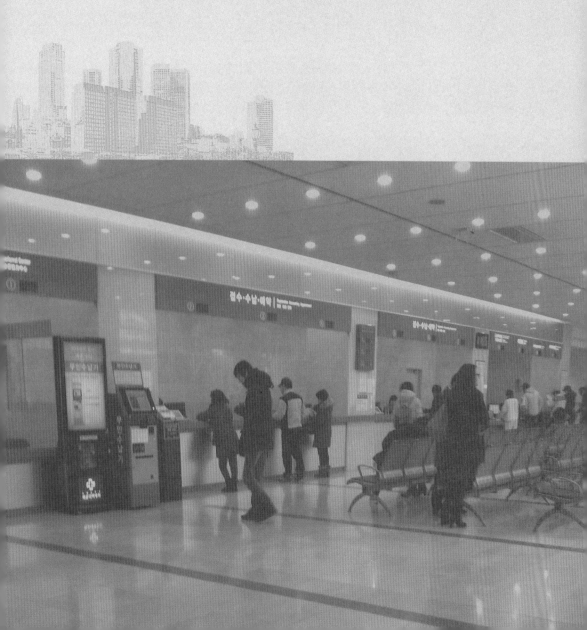

5장

팀을 이끄는 리더십

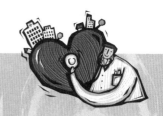

팀을 이끄는 리더십

01 집단과 팀

집단(group)이란 두 사람 이상이 모여서 어떤 공동의 목표를 달성하기 위해 공통의 규범, 서로의 지위와 역할을 인정하면서 상호작용하며 유기적인 관계를 형성하고 있는 개인들의 집합체이다. 집단의 유형에는 공식 집단과 비공식 집단이 있다. 공식 집단은 조직의 과업을 수행하기 위해 조직에 의해 규정된 지위관계에 의하여 유지되는 집단으로 명령집단과 과업집단이 있다.

명령집단이란 지위계층에 따라 명령이 하달되는 라인조직(line organization)에 있는 부(部), 과(과), 계(係)의 집단이다. 과업집단이란 특정한 과업이나 프로젝트를 수행하기 위해 조직 내에서 새로 구성되는 한시적인 집단이다. 비공식 집단은 구성원 사이의 심리적 애착에 의해 사회적 상호작용으로부터 형성되는 자연발생적 집단으로, 조직구조에 의해서 규정되지 않았다는 점에서 비공식적이다.

비공식 집단에는 이익집단과 우호집단이 있다. 이익집단은 구성원들이 자신의 개인적인 목표나 이익을 얻기 위해 참여하게 되는 집단으로 조직 전체의 목표보다는 자신이 속한 이익집단의 목표를 우선하여 행동하게 된다. 우호집단은 구성원 간의 공통된 특성(취미, 종교, 정치적 성향 등)이 비슷한 사람들끼리 모인 집단으로 조직의 목표보다는 개인적인 관심사에 따라 행동하는 집단이다. 공식 집단 내의 구성원 관계는 이익사회적 관계, 인위적이고 사무적인 이차집단적 관계가 지배하고, 비공식 집단 내의 관계는 공동사회적 관계, 원초집단적 관계가 지배적이라 할 수 있다.

또한 집단은 1차 집단과 2차 집단으로 나뉘기도 한다. 1차 집단이란 오랜 기간의 접촉을 통하여 자연스럽고 가깝게 지내는 집단으로 가족이나 친지 등이 있다. 2차 집단은 공식적이고 합리적인 계약에 의해 관계가 맺어지는 집단으로 동창회나 사교모임 등이 있다.

조직 내에서 집단이 형성되는 이유는 공식적 집단이 존재하는 이유인 과업달성과 문제해결을 통해 목표를 성취하기 위함이고, 또한 비공식적으로 구성원의 사회적. 심리적 욕구충족으로 구성원 간에 서로 가까움과 매력을 느끼기 때문이다. 집단에 대한 여러 학자들의 정의를 종합하여 최재율과 김희승(1994)은 다음과 같은 입장으로 정리하였다.

- 구성원 간의 의존성을 강조하는 입장이다. 레빈(K. Lewin) 등은 구성원 간의 심리적 의존성을 집단 성립의 주요 요인으로 보고 있다.
- 목표의 동일성과 의존성을 강조하는 입장이다. 도이치(M. Deuch)는 서로의 목표가 동일하고 관계가 있을 때 집단은 성립한다고 하였다.
- 집단을 역할체계로 보는 입장이다. 뉴컴(T. Newcomb)은 역할분담에 주목하고, 집단규범을 공유하며 책임을 분담하는 체계로 보았다.
- 집단을 개인의 도구로 생각하는 입장이다. 카텔(R. B. Cattel)은 집단을 개인의 욕구충족을 위한 수단으로 보고, 서로 이용하는 사람들의 집합이라고 하였다.
- 상호작용을 집단의 기본적 요건으로 보는 입장이다. 배일스(R. Bales)와

영(K. Young)은 집단을 상호작용이라는 사실관계에서 정의하였다.

따라서 집단의 정의를 구성하는 내용은 대개 ① 복수의 사람으로 구성되고, ② 공동의 목표와 과제가 있고, ③ 상호작용의 집중성과 지속성을 갖고, ④ 역할이 분담되고 조직화되고, ⑤ 동료의식, 우리의식, 공속(共屬)의식 등 집단성원의식을 갖고, ⑥ 집단규범, 행동규범이 있고 이를 공유하며, ⑦ 관습과 전통을 공유하고, ⑧ 봉쇄성과 구별성 등이다.

조직 활동은 구성원 개개인의 노력의 집합으로 활동의 대부분은 집단 내 혹은 집단 간 행위를 통해 성취된다. 리더는 집단을 통해 목표달성을 추구하도록 어떻게 영향력을 행사할 것인가, 구성원 간에 최대한의 상호작용과 최소의 갈등을 위해 어떤 분위기를 조성할 것인가, 구성원의 만족을 어떻게 확보할 것인가에 대해 숙고함으로써 직접적으로 조직 유효성에 영향을 미치게 된다.

최근 팀(team)이라는 개념이 부각되면서 의료조직에서 목표를 효과적으로 달성하기 위해 팀제를 적극적으로 활용하고 있다. 그러나 모든 의료조직 내 업무집단이 팀은 아니다. 구성원 간에 자신의 과업을 수행하는 데 필요한 자원 때문에 서로 다투거나 인정을 받기 위해 서로 우위에 서려는 경쟁집단은 팀이 아니다. 구성원들이 특정한 성과를 달성하기 위해 집단 과정 기술을 적용할 때 업무집단은 팀이 되는 것이다.

팀은 실질적인 집단이며 구성원 개개인은 목적 달성을 위해 서로 협력하여 일을 해야만 한다. 팀은 과업 달성에 필요한 특수한 기술에 근거하여 활동한다. 팀의 구성원들은 아이디어를 교환하고 업무활동을 조정하며 효과적으로 수행하기 위해서 다른 사람의 역할에 대한 이해를 발전시켜야 한다. 구성원은 각 개인의 재능과 팀에 대한 기여도를 평가하고 그것을 이용하는 방법을 찾아야 한다. 팀은 자발적으로, 현 구조에 맞는 업무 목표와 활동을 함께 결정할 수 있는 집단 구성원에 의해 이끌어진다. 다음의 〈표 5-1〉은 집단과 팀의

| 표 5-1 | 집단과 팀의 차이

특 성	집 단	팀
목표	구성원의 공동목표가 존재	팀의 공동목표에 몰입하는 상태
과업 수행	관리적 요구에 따른 과업을 수행	팀 스스로 설정한 과업을 수행
직무 범위	여러 가지 직무를 수행	범위가 넓은 한두 가지의 직무를 수행
성과	구성원 개인이 기여한 결과로 얻어짐	팀원 개인의 기여와 공동노력으로 얻어짐
결과의 책임	구성원 개인의 책임	팀원 공동의 책임
통제	감독자가 통제	팀원들이 상호 통제
리더 역할	감독자의 역할	지원자나 촉진자의 역할

자료: 김인숙 외, 최신 간호관리학(현문사, 2008).

차이를 설명한 것이다.

02 집단발달단계

집단은 공식적인 집단이든 비공식적인 집단이든 시간의 흐름에 따라 발달해 간다. 1965년 브루스 터크만(Bruce Tuckman)은 집단이 어떻게 생성되고 발달해 가는가에 대해 집단발달 4단계 모델을 제시하였다(〈그림 5-1〉)(B. W. Tuck, 1965). 이 모델은 이후 여러 학자들의 모델에 기초가 되었고, 1977년에 터크만은 다시 휴회기의 다섯 번째 단계를 추가하였다(Tuckman & Jenson, 1977).

집단발달단계를 간략히 살펴보면 다음과 같다(Sullivan & Decker, 2009).

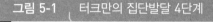
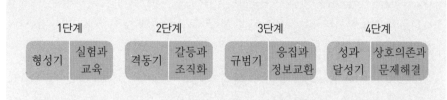

그림 5-1 │ 터크만의 집단발달 4단계

| 1단계 | | 2단계 | | 3단계 | | 4단계 | |
| 형성기 | 실험과 교육 | 격동기 | 갈등과 조직화 | 규범기 | 응집과 정보교환 | 성과 달성기 | 상호의존과 문제해결 |

자료: B. W. Tuckman, "Developmental Sequence in Small Group," *Psychological Bulletin*, 63(1965), pp.384~399.

- 형성기(Forming): 형성단계에서 개인이 하나의 집단을 형성하며, 구성원들은 하나의 집단으로 함께하는 만큼 서로 신중하게 접근하며 이를 통해 점차 구성원들의 요구를 이해하기 시작한다. 이 단계에서 구성원들은 종종 목적, 과업과 역할을 규정하는 데 리더에게 의존한다.

- 격동기(Storming): 집단이 발달함에 따라 갈등이 발생한다. 구성원들은 역할과 관계로 싸우게 된다. 절차와 행동과 관련된 중요한 문제로 갈등, 불만과 경쟁이 나타난다. 이 단계 동안에 구성원들은 종종 권력과 지위에 맞서며 비공식 리더십이 출현한다. 갈등단계 동안에 리더는 갈등을 인정하고 win-win 방법으로 해결할 수 있도록 집단을 돕는다.

- 규범기(Norming): 규범확립단계에서 집단은 목적과 행동규칙을 정한다. 집단은 어떤 행동과 태도는 수용되고 어떤 것은 안 되는지를 결정한다. 집단구조, 역할과 관계가 분명해지며 응집력이 발달한다. 리더는 수행과 행동기준을 설명하고 집단의 구조를 규정하며 관계 형성을 촉진한다.

- 성과달성기(Performing): 성과달성단계에서 구성원들은 기본적인 목적과 활동에 동의하고 업무를 수행한다. 집단의 활동은 과업 중심으로 이루어지며 협력이 증가하고 감정적인 문제가 사라지게 된다. 구성원들은

효과적으로 의사소통하고 이완된 분위기 속에서 상호작용한다. 리더는 업무의 질과 양에 대한 피드백을 제공하고 성취에 대해 칭찬하고 부족한 업무에 대해서는 비평하며 이를 향상시키기 위해 보조를 맞추고 집단 내 대인관계를 재강화한다.

• 휴회기(Adjourning): 집단의 해체(집단은 목표를 성취한 후에 해체된다) 또는 재형성으로 집단의 활동이 다시 집중되고 네 단계를 재순환하도록 환경이나 집단의 구성이나 목적에 어떤 중요한 변화가 발생하는 단계이다. 집단이 해체되면 리더는 구성원이 성공을 축하하고 작별을 통해 해산하고 종결할 수 있도록 준비해야 한다. 만일 집단이 활동에 다시 관심을 돌려야 한다면 리더는 새로운 방향을 설명하고 재형성 과정에 대한

| 표 5-2 | 집단발달단계별 리더십 활동

단 계	활 동
형성기	팀의 방향을 정하고 명확한 목표를 설정한다. 가장 좋은 방법은 팀 헌장(Team Charter)을 놓고 협의하는 것이다.
격동기	과정과 체계를 만들고 팀 구성원 사이에 좋은 관계를 형성한다. 지속적인 지지를 하며 특히 안정감이 적은 팀 구성원을 지지한다. 팀의 목표와 리더십에 관련해 도전되는 일에 대해 긍정적이고 확고한 자세로 임한다. 그룹형성 단계인 "형성기, 격동기, 규범기, 성과달성기, 휴회기"에 대한 설명을 통해, 이러한 과정에서 갈등이 발생할 수 있으나 시간이 지남에 따라 상황이 개선될 수 있음을 이해시킬 수 있다. 또한 팀 구성원들에게 필요에 따라 적극적인 자기주장을 독려하고 갈등해결 기술을 지도한다.
규범기	목표를 향한 과정에 있어 팀원들이 책임을 갖도록 한 발 물러서서 도와준다. 이 단계에서는 팀워크를 다지기 위한 소셜 행사들을 하기에 좋다.
성과달성기	합리적으로 업무 위임을 할 수 있다. 팀이 어느 정도 고성능에 도달하면 보다 손쉽게 일을 해결하는 능력을 갖도록 목표를 설정해야 한다.
휴회기	팀이 해산할 때 얻어진 성과에 대해 축하하는 시간을 갖는다. 이번 수행에 참여했던 팀원과 또 다른 팀에서 만나게 될 수도 있는데 사람들이 이번 경험을 긍정적인 관점에서 본다면 그들과 함께 일하기 훨씬 쉬울 것이다.

자료: http://www.mindtools.com/pages/article/newLDR_86.htm

지침을 제공해야 한다.

집단발달단계에 따른 리더십 활동을 살펴보면 〈표 5-2〉와 같다.

03 집단역동성

집단역동성(group dynamics)은 집단발달의 과정에서 나타나는 상호작용의 한 유형이다. 구성원 간의 상호작용은 상호 간의 의사전달, 서로에 대한 느낌의 표현, 그리고 서로에 대한 갈등 처리와 같은 문제들을 포함한다. 팀이 효과적으로 업무를 수행하려면 팀은

- 열심히 일해야 하고
- 업무를 수행하는 데 충분한 지식과 기술을 가지고 있어야 하며
- 업무를 수행하는 적절한 전략을 가지고 있어야 하며
- 구성원 간에 건설적이고 긍정적인 집단역동성을 가지고 있어야 한다(권기성·최진석, 2000).

집단역동성은 집단의 목표와 규범, 집단 규모, 집단응집력, 집단 구성원들의 지위와 역할 등 다양한 요소들에 의해서 영향을 받는다. 이러한 요소들을 적절히 활용하게 되면 집단성과에 긍정적인 결과를 가져올 수 있다.

(1) 집단의 목표

집단 구성원은 집단의 목표설정 과정에 참여하는 경우에 더욱 몰입하는 행동을 보이게 된다. 1954년 피터 드러커(Peter Drucker)는 최초로 목표관리(Management by Objectives; MBO)기법을 제창하였다. 목표관리는 전통적 관리방법이 지시적이고 통제적이며 타인에 의해 목표가 수립되어 구성원의 자발적인 참여의식을 고취시키지 못했으며 그 결과 생산성이 떨어지게 됨에 대한 대안으로 목표설정 시에 구성원을 참여시켜 그들의 창의성과 자주성을 반영한 새로운 관리기법이다. 목표관리는 기획과 통제의 기법으로 기획과정에서 구성원들이 참여 과정을 통해 집단과 구성원 개인의 목표를 명확히 설정하고, 그에 따라 활동을 수행한 후에, 통제과정에서 구성원들이 스스로 자신의 성과를 점검하고 기획과 다른 결과가 발생하면 시정조치를 건의하게 된다.

목표관리가 성공적으로 실시될 경우에 그 효과는 조직 전반에 걸쳐서 광범위하게 나타나게 되는데 구성원에게 동기부여를 제공하고, 조직 내 의사소통을 개선하고, 상호 이해를 증진시키며, 업무에 대한 적극적인 태도를 조성하고, 관리활동을 보조하고 혁신을 촉진시킨다.

목표관리의 효과에 관한 연구 결과, 인간은 목표를 가짐으로서 업무활동의 성과가 높아지고 일에 대한 강렬한 욕구가 생기고 설정된 목표를 달성하면 일에 대한 흥미도 높아진다고 한다. 따라서 리더는 집단의 목표와 우선순위를 인지해야 한다. 리더는 구성원들의 목표에 대한 함의와 목표 달성을 위한 몰입을 위해 노력해야 한다.

(2) 집단 규범

일반적으로 집단에는 집단행동에 필요한 지침을 위해 정책, 절차, 규칙 등과 같은 표준화된 계획안(standing plans)이 있다. 그러나 이 표준화된 계획안이 모든 상황에 적용될 수는 없다. 그러므로 모든 집단에는 집단 운영에 대한 명문화되지 않은 규칙, 즉 집단 규범이 있다.

규범은 공식화·문서화되지 않고 비공식적으로 조직의 행위를 규정한다는 점에서 규칙과 구별된다. 집단 규범(group norms)이란 구성원의 행동에 대해 서로 공유하는 기대이다. 따라서 집단 규범은 일관성이 있고 명문화된 집단형태를 유지하기 위해 무엇을 해야 할지를 결정한다(권기성·최진석, 2000).

집단 규범은 구성원이 구성원 자격으로서 기대되는 행동을 하려고 할 때 준거(準據)가 되는 행동기준이나 의식(意識)이다. 한 집단에서 그 구성원들이 집단 규범을 공유(共有)함으로써 구성원 간의 의사소통이 원활해지고 다른 사람의 행동을 예측할 수 있게 된다. 구성원이 집단 규범을 스스로 지키는 것은 집단의 질서를 유지할 수 있고 자신의 욕구를 집단을 통해 충족시킬 수 있다는 것을 알고 있기 때문이며, 만일 그 규범을 어기게 된다면 집단으로부터 비난·제재·소외 등을 면치 못한다는 것을 인식하고 있기 때문이다.

메이요(E. Mayo)를 비롯한 인간관계론자들은 만일 관리자가 집단의 힘을 활용할 수 있고 조직의 목표에 맞게 집단 규범을 만들게만 할 수 있다면 직무수행에 있어서 집단 구성원들의 잠재력과 동기를 충분히 이용하여 생산성을 높일 수 있다고 했다(유동해·하동석, 2010).

집단 규범은 기능적인 측면도 있고, 역기능적인 측면도 있다. 기능적인 측면은 구성원들이 자발적으로 자기표출을 할 수 있고, 리더에 대한 존중을 나타낸다. 구성원 간에 직접적인 의사소통이 가능하고 장애물에 대한 논의도 활발하게 진행된다. 기능적인 측면은 집단의 목표달성에 기여하는 긍정적인 역할을 한다. 집단 규범의 역기능적인 측면은 집단 내에서 자기표현을 회피하고, 표면적인 주제만 얘기하고, 불평만하면서 노력하지 않는 것이다.

공격적인 구성원들이 집단을 지배하고, 감정적이며, 장애를 무시하거나, 문제를 회피한다. 이러한 역기능적인 측면은 집단 목표 달성을 저해하는 부정적인 역할을 한다. 그러므로 리더는 집단 규범을 인지해야 한다. 리더는 긍정적인 집단 규범을 유지하고 발전시키는 방향으로 행동해야 하고 부정적 집단규범은 제거해야 한다(권기성·최진석, 2000).

(3) 집단 규모

집단 규모는 집단 구성원의 수를 말하며, 집단구조 중 가장 근본적인 변수이다. 집단의 규모에 따라 여러 가지 다른 결과를 기대할 수 있다. 우선 집단의 규모가 증가함에 따라 상급자의 직접적인 통제나 감독의 기회가 줄어들므로 그에 따른 이완현상이 있을 수 있을 것이다. 집단의 규모 변화에 따른 결과는 〈표 5-3〉과 같다.

집단의 규모가 커질수록 구성원들이 의사결정에 참여할 시간이 줄어들게되어 서로 간의 의사소통에 벽이 생기게 된다. 또한 규모가 큰 집단의 구성원들은 자신이 속한 집단에 대하여 덜 호의적이고 보다 많은 긴장감을 느끼게

| 표 5-3 | 집단 규모의 증가에 따른 결과

변 수	규모 증가에 따른 결과
만족도	• 만족도가 떨어짐
결근율	• 결근율이 증가함
이직률	• 이직률이 증가함
구성원의 참여도	• 참여기회의 감소, 의사소통·정보교환의 문제 생김
리더십	• 리더의 역할증대, 개인적 배려의 한계
여 론	• 여론수렴의 어려움
집단성과	• 다양한 인적 자원 확보 때문에 성과가 높아진다는 연구결과와 구성원 간의 견제나 집단과정의 손실 때문에 성과가 낮아진다는 상반된 결과 얻음

자료: Richard M. Steers, *Introduction To Organizational Bebavior*(Glenview, Illinois: Scott, Foresman and Company, 1984).

된다. 규모가 큰 집단의 구성원들은 소규모 집단의 구성원들보다 집단에 대한 만족도가 떨어지고 덜 협조적이며 구성원으로서의 책임을 회피하는 성향이 있다(백기복, 2000).

집단의 규모와 성과와의 관계에서는 집단의 규모가 커짐에 따라 성과가 높아진다는 결과와 이와 반대로 성과가 낮아진다는 서로 상반된 결과를 보이고 있다. 이는 집단이 수행하는 과업의 특성에 따라 집단 규모의 효과가 다르게 나타나기 때문이다.

일반적으로 집단의 과업수행에 다양한 기술, 의견, 지식의 투입이 상대적으로 많이 필요한 때는 다양한 배경을 갖는 사람들이 많이 포함된 대규모의 집단이 보다 더 효과적인 반면에, 사전에 주어진 일정한 투입으로 보다 높은 생산성을 올리려면 소규모의 집단이 보다 효과적인 것으로 알려져 있다(신유근, 2006).

(4) 집단응집력

집단응집력(group cohesiveness)이란 구성원들이 서로를 좋아하고 집단의 일원으로서 존재하고 싶어하는 정도를 말한다. 집단응집력은 구성원 개인에 작용하는 심리적인 힘(Lewin, 1951)이며, 집단에 대한 구성원들의 매력과 구성원들이 서로에 대해 애정을 느끼는 정도(Yukl, 1989)이다. 집단응집력은 구성원들이 집단 목표의 달성에 강하게 동기가 주어진 상태이며, 구성원을 집단 내부에 남아 있게 하는 힘이며, 남고자 하는 태도이다.

그것은 개인이 집단에 남고자 하는 매력, 다른 구성원들에 대한 매력, 집단의 목표와 과제에 대한 매력이고, 집단에 소속함으로써 얻은 사회적 위신과 관계있는 매력이다. 또한 집단응집력이란 집단이 위기에 처할 때 어느 정도 위기를 견디어 낼 수 있는가의 집단결집의 정도를 표시하는 것이다. 집단응집력은 집단 목표의 달성에 결정적인 영향을 하고 그러므로 응집력의 강화

자체가 집단 목표와 같은 것으로 받아들여지는 성질의 것이다(최재율·김희승, 2009). 이러한 집단응집력은 구성원 간에 이루어지는 상호작용에는 물론 생산성이나 심리적 만족에 큰 영향을 미치기 때문에 집단을 이해하는 데 중요하다.

집단응집력에 영향하는 요인으로는 환경적 요인, 개인적 요인, 팀 요인과 함께 관리자의 리더십 요인을 중요하게 생각하여 왔다. 환경적 요인은 집단의 사회적인 상황과 물리적인 환경을 의미하고, 개인적 요인은 구성원 개개인의 사회적 배경, 성별, 인성, 태도, 동기의 유사성 등을 의미하며, 팀 요인은 집단의 규모와 규범, 구성원의 목표달성 성공 경험, 구성원의 태도와 가치관의 유사성 등을 의미하며, 리더십 요인은 리더의 행동, 리더십 유형, 리더와 구성원 간의 관계 등을 의미한다.

집단응집력은 일반적으로 구성원이 되기 위한 자격조건이 엄격할수록, 외부로부터의 위험이 존재할수록, 구성원들이 오랜 시간을 같이 일할수록, 집단이 과거에 높은 성과를 낸 경험이 많을수록, 집단의 크기가 작아서 구성원들이 상호작용할 기회가 많이 주어질수록 높아진다. 응집력이 높은 집단은

- 집단의 목표와 구성원의 목표가 서로 일치하고
- 집단의 목표가 명백히 구체화되어 있으며
- 카리스마적인 리더가 집단 내에 존재하고
- 집단에 주어진 과업을 성공적으로 달성시키며
- 집단의 규모가 작지만 구성원들의 신뢰를 바탕으로 개방적인 관계 속에서 의사소통을 원활하게 수행하고
- 구성원들이 상호 협조함으로써 자신들의 성장과 발전에 장애가 되는 요소들을 효과적으로 극복한다

등의 특성을 지닌다(이종수, 2009).

집단응집력의 결과 요인으로는 높은 생산성, 이직률 및 결근율 감소, 구

| 표 5-4 | 집단응집력을 증감시키는 요인

증가시키는 요인	감소시키는 요인
집단목표에 대한 동조	목표에 대한 반대
상호작용의 빈도 증가	대규모화
집단에 대한 개인적 배려	불만족스러운 경험
집단간 경쟁	집단 내 경쟁
호의적인 평가	독재적인 지배

자료: 김인숙 외, 최신 간호관리학(현문사, 2008).

성원의 높은 참여도, 충성심과 만족, 집단 내 의사소통의 증가 등의 긍정적인 결과가 있다. 구성원들이 비슷한 성향으로 동질적인 팀을 이룰 때 응집력은 강화되는 성향이 있다. 그러나 특정한 성향을 나타내는 동질적인 팀이 구성될 경우 극단적인 효과가 발생할 수도 있다. 때에 따라서는 구성원들의 지나친 응집력 증가로 생산성이 감소하고, 구성원들의 불만이 증대되고, 참여도와 충성심이 감소하는 부정적인 결과가 나타날 수도 있다.

이와 같이 집단응집력은 순기능과 역기능을 동시에 갖는 미묘한 관리변수이기 때문에 집단의 리더는 집단응집력을 증감시키는 요인들을 고려하여 구성원의 목표나 집단의 규범이 집단의 목표와 합치되는 범위 내에서 과업성과의 강조, 참여적 관리, 건설적인 경쟁심 조성 등을 통해 집단응집력을 조성해야 한다. 집단응집력을 증감시키는 요인은 〈표 5-4〉와 같다.

(5) 집단 구성원들의 지위와 역할

지위(status)란 집단에서 한 개인이 차지하는 상대적인 위치나 서열을 의미하며, 그 집단 자체의 기준에 의해 결정되는 총체적 평가이다. 이러한 지위는 구성원의 행동에 일종의 동기부여가 될 뿐만 아니라 집단 내 구성원의 행동을 이해하는 데 중요한 요소가 된다. 지위는 공식적 지위와 비공식적 지위로 구분된다.

공식적 지위는 조직에서 구성원에게 부여하는 공식적인 권력의 정도를 차별화해 주는 것으로, 지위를 통하여 각자의 역할을 인식시켜 준다. 비공식적 지위는 조직에 의해 공식적으로 부여된 것은 아니지만 개인의 연령이나 교육 수준, 경험 등과 같은 특성에 의해 비롯된 일종의 명예를 가리킨다. 이러한 비공식적 지위는 고정된 것이 아니라 평가하는 사람에 따라 다르게 인식될 수 있다.

역할(role)이란 특정 지위를 가진 사람에게 기대되는 일련의 행위 패턴으로, 역할은 보통 집단 내에서 개인이 차지하는 지위를 통해 각 개인에게 할당된다. 지위가 서열, 위치의 정적인 측면이라면, 역할은 실천적, 동적인 측면이다. 역할은 반드시 과업 행위와 관련하여 파악되고, 개인의 성격이나 특성에서 비롯되는 것이 아니기 때문에 인격적인 것을 포함하지는 않는다. 집단의 구성원들은 각각 자신의 역할을 수행함으로써 다른 사람과 상호작용을 하게 된다. 또한 역할을 수행하면서 이에 따른 책임을 부여받는다.

집단 구성원에게 어떤 지위가 주어지면 주위 사람들은 그 사람이 어떤 역할을 할 것이라는 기대를 하게 되는데, 이를 역할 기대(role expectation)라 한다. 역할은 지위와 일치하는 것이 이상적이지만 실제로는 그렇지 못한 경우가 많다. 개인이 자신의 지위에서 수행해야 할 역할이 무엇인지 정확하게 모르는 경우가 있는데, 이처럼 개인의 역할에 대한 기대가 불명확하거나 불확실한 것을 역할 모호성(role ambiguity)이라 한다.

역할 모호성은 역할을 맡은 사람의 직무·직책에 따른 과업 등이 명확하지 못하며, 해야 하는 행동이 분명히 규정되어 있지 않을 때 그 역할을 맡은 사람이 경험하는 문제이다. 역할 모호성을 장기간 경험하게 되면 불만족이 높아지고 자신감을 잃게 되며 궁극적으로 성과 저하를 가져오게 된다. 또한 역할 수행자에게 전달된 역할기대가 서로 양립할 수 없거나 상충할 때 역할 갈등(role conflict)이 발생한다.

역할 갈등은 지각된 역할과 실제의 역할에 차이가 날 경우와 상급자로부터 두 가지 이상의 역할을 동시에 위임받아 수행해야 할 경우에 나타나는 문제이다. 역할 갈등은 스트레스의 원인이 되므로 관리자는 구성원의 역할 갈등 해소를 위해서 노력해야 한다. 역할 갈등에는 주어진 역할이 한 개인이 갖는 기본적인 가치나 태도, 욕구 등과 상충될 때 발생하는 개인과 역할 간의 갈등이 있고, 개인에게 기대되는 여러 역할들 간의 충돌이 있을 때 발생하는 역할 내 갈등이 있다.

04 팀빌딩

현대사회에서 개인이 조직성과에 기여하는 것에는 한계가 있다. 집단이 함께 조직의 목적과 목표를 달성하기 위해 움직여야 한다. 특히 최근에는 일선에서 당면하고 있는 문제들을 신속하게 해결하려면 업무팀에 더 많은 권한을 주어 자율적인 업무팀으로 만드는 것이 바람직하다는 견해가 지배적이어서 업무팀 구성원들의 리더십과 의사결정능력을 향상시키려는 노력이 필요하다.

팀빌딩(team building)은 조직개발에 활용되는 중요한 기법 중 하나로 팀이 형성되고 발전되어 가는 과정을 자연적인 프로세스에 맡기지 않고 인위적인 개입을 통해 팀의 형성과 발전과정을 도와주고 촉진시켜주는 활동이다(김인숙 외, 2008). 팀빌딩은 집단발달의 현재 수준을 평가하고 집단의 목표를 명확하게 하고 집단활동의 우선순위를 정하고 구성원들의 집단응집력을 높이고 집단생산성을 증가시키기 위한 다양한 중재들에 붙이는 일반적인 명칭이다.

팀빌딩은 단순하게 팀을 짜는 행위가 아니라 인간의 감정과 태도와 행위를 포함하는 인간적 프로세스이다. 팀은 사람이 모인 집단이기 때문에 지시나 복종에 의해 관리할 수 없고, 스스로 생각하는 사람을 강요에 의해 조종할 수는 없다. 그렇다면 자발적으로 동료와 협력하고 적극적으로 팀의 목표와 비전을 위해 노력할 수 있는 실천의지가 생기도록 해야 하는데, 기본적으로 옆 사람과 함께 일하고 싶고 참여하고 싶다는 마음이 들도록 하는 것이다. 그래야 최상의 팀워크(teamwork)를 발휘할 수 있으며 이때 성과는 저절로 이루어진다.

팀빌딩은 집단으로 하여금 과제수행능력을 신장하고 대인관계 기술이나 문제해결 기술을 향상할 수 있도록 돕는 활동으로, 집단의 기능적인 면에서 과업과 관계 모두에 초점을 두며 효율성과 생산성을 증가시키는 데 목적이 있다. 집단의 업무와 문제해결 절차, 구성원 간의 관계와 리더십이 분석되고 구성원의 상호작용 패턴이나 의사결정 과정을 수정하도록 돕는 훈련이 처방된다.

팀빌딩 활동은 집단응집력을 형성하기 위해 외부 중재와 내부의 자문 서비스를 이용하고 팀의 관리자를 선출하여, 팀 구성원과 리더의 훈련뿐만 아니라 개발관리가 이루어지는 활동이다(Sullivan & Decker, 2009). 성공적인 팀빌딩 프로그램의 설계는 문제발생, 자료수집, 행동계획 수립, 실행, 평가의 사이클을 순환하도록 한다.

흔히 집단의 리더가 보다 결속력이 강한 팀을 구축하고자 할 때나 집단의 과제가 구성원 간의 상호작용을 필요로 할 때, 혹은 현재의 커뮤니케이션이나 상호교류의 유형이 팀의 기능 수행에 부적절할 때 전력적으로 팀빌딩 프로그램을 운영할 수 있다. 효과적인 팀빌딩 프로그램을 추진하는 데 필요한 중요한 요소들은 다음과 같다(G. D. William, 지음, 강덕수 옮김, 2009).

- 최고경영자가 반드시 지원해야만 한다.

최고경영자는 비전을 관리하기 위해 기업의 사명의 일부분으로서 팀빌딩을 분명하게 설정하고 강조해야 한다.

- 훌륭한 팀워크에 대해서는 반드시 보상해야 한다.

실적평가 시스템에서 팀의 효과성을 측정할 기준을 개발하고 정기적으로 평가하고 효과적인 팀을 선정하여 분명하고 특별하게 보상을 해 주어야 한다.

- 팀 개발을 하기 위한 시간이 배당되어야 한다.

관리자들이 팀빌딩이 매우 높은 우선순위이고 팀빌딩 프로그램을 개발하는 데 필요한 시간이 할당되도록 기업에서 지원하고 있다고 느끼도록 해야 한다.

- 어떤 것이 팀빌딩이고 어떤 것이 팀빌딩이 아닌지를 분명히 이해하고 있어야 한다.

팀빌딩을 위한 모임을 설계하고 팀빌딩 활동을 할 때, 팀빌딩의 목적은 기업의 목표를 달성하기 위한 효과적인 공동작업을 가로막는 조건들을 찾아내기 위해 공동작업을 해야만 하는 사람들과, 또 팀워크의 질을 개선시키는 활동에 참여하는 사람들을 돕고자 하는 데 있다는 사실을 분명히 해야 한다.

05 집단 내 리더의 역할

대부분의 업무팀에는 팀의 기능을 통합하고 팀의 활동, 수행과 발전을 관리하는 리더가 있다. 메러디스 벨빈(Meredith R. Belbin)은 EME(Executive Management Exercise)와 팀모폴리(Team Mopoly)라는 실험을 통해 성공적인 팀에서 중요한 기능을 하는 팀원이 있는지 알아보았다. 실험결과 뛰어난 자질을 지닌 사람들이 있었고 이들을 일정한 범주로 묶어 '조직 일꾼(Company Worker)'이라는 이름을 붙였다가 나중에 '실행자(Implementer)'로 바꾸었다.

그들의 성격 특성은 일을 조직적으로 원활하게 해내는 열정을 가지고, 또한 양심적이고, 의무를 잘 인지한다. 믿음직하고, 포용력이 있으며, 기존의 환경과 시각을 존중한다는 의미에서 보수적이다. 그들은 근본적으로 자신의 이익보다 조직을 위해 실용적이고 현실적인 방식으로 일한다. 규율적 태도를 지니고 주어진 일에 체계적으로 접근한다. 그들의 재능은 대부분 조직적 역량에서 나온다. 또한 저자는 실험을 통하여 성공적인 팀 리더의 성격 유형을 크게 세 가지 요소로 나누었는데 질투심이나 의심을 품는 일 없이 팀원을 있는 그대로 받아들이는 신뢰하는 태도, 신뢰하는 태도에 균형을 맞추는 강력한 주도력, 강한 목적의식이 그것이다.

그 밖에도 논쟁에 쉽게 흔들리지 않는 침착함, 실용적이고 현실적인 태도, 기본적인 자기통제력의 성격적 요소가 나타났다. 흥미롭게도 지능이 높은 사람이 팀의 리더로 뽑히는 것은 드물다.

결론적으로 저자는 팀 리더인 팀장에 대한 정의를 새롭게 '언제나 팀원들의 말을 들어줄 만큼 인내심이 강하지만 부적절한 조언을 반려할 수 있을 만큼 확고한 태도를 지닌 사람'이라고 내렸다(메러디스 벨빈 지음, 김태훈 옮김,

2012).

팀 리더가 부하직원들에게 명령하지 않고 자신을 따르게 하는 7가지 노하우를 소개하면 다음과 같다(모힌더 팔 싱 지음, 최소영 옮김, 2010).

• 칭찬해라, 그리고 또 칭찬해라

사람은 누구나 칭찬을 듣고 싶어 한다. 그냥 넘어갈 만한 것도 칭찬하고 한번 칭찬할 것은 두 번 해 본다. 칭찬보다 어려운 것이 질책이다. 질책을 하고자 할 때는 반드시 단 둘이 있을 때 이성적으로 하며 상대방이 마음을 다치지 않도록 주의한다. 적절한 질책은 약이 되지만, 잘못한 질책은 독이 된다.

• 부하직원의 참 모습을 알기 위해 노력해라

부하직원에 대해 더 많이 알고 있을수록 더 많이 이해할 수 있으며, 그들의 장단점을 더욱 잘 알 수 있다. 그러는 과정에서 부하직원도 당신이 원하는 바를 잘 이해할 수 있으며 그것이 조직의 목적에 어떻게 부합하는지를 알 수 있을 것이다.

• 목표를 제시해라 그리고 보상해라

부하직원들이 당신을 따르게 하고 싶다면 목표를 제시하고 적절히 내부 경쟁을 유발하는 것을 하나의 게임으로 만들어라. 그들은 당신의 지휘를 따를 것이며 조직을 승리로 이끌 것이다. 목표달성 시에는 그에 합당한 보상을 하라. 보상은 반드시 금전적인 보상만이 아니라 칭찬, 인정, 사기고취, 휴식시간의 제공 등 다양한 것이 있을 수 있다.

• 부하직원을 위축시키지 마라

보통 자신의 주장을 관철시키기 위해 타인의 감정을 짓밟아 버린다. 상대방의 자존심은 생각하지 않는다. 좀 더 신중하게 진심 어린 한마디의 충고를 건네고 상대방의 심정을 헤아려 준다면 그것만으로도 훨씬 더 좋은 결과를 가져오게 될 것이다.

• 경청해라

경청은 부하직원에 대한 존중과 수용적인 태도를 보이는 것이다. 경청하는 습관을 갖고 부하직원이 말을 많이 하도록 유도해라. 리더의 말은 신중히, 간단명료하게 해라. 3:7 커뮤니케이션 법칙으로 말하기 30%, 듣기 70%의 비중으로 의사소통하라. 배척당하는 사람이 되고 싶거든 상대방의 이야기를 끝까지 듣지 말고, 계속해서 자기 이야기만 하고, 상대방의 이야기를 끊고 끼어들라.

• 개인보다 집단관리를 한다.

상사가 한 사람의 개인을 너무 개별적으로 집중관리하거나 또는 책망을 하게 되면 많은 문제가 발생한다. 이런 태도는 자칫 오해의 소지도 있고 효과적이지 못하게 된다. 반면 조직원 전체를 소집해 함께 머리를 맞대고 토의하거나 문제를 해결하려는 태도는 맨투맨 방법보다 훨씬 더 효과적이다.

• 매력적인 인품은 필수적이다.

진정한 리더는 항상 미소를 머금은 따스한 얼굴, 인간미 넘치는 부드러운 말투와 표정을 몸에 익혀야 한다. 그것이 당신의 재산이다. 내면이 강할수록 겉은 부드럽게 행동해 보아라 서서히 당신의 한마디에 열성적으로 따르는 부하직원의 수는 늘어나게 될 것이다.

의료기관에서 일반적인 리더의 역할은 병원이나 하위부서의 목적이나 철학 혹은 목표에 기초하여 흥미와 능력이 다양한 다학제 팀의 구성원들의 노력을 조정하는 것이다. 해당 부서의 각 지위들의 관계 또는 타 부서와의 관계를 공식화하고, 구성원 간에 권한, 통제, 의사소통, 업무분담의 체계를 명료화한다. 여러 형태의 조직구조가 인간의 상호작용에 미치는 영향에 대하여 인식하

고, 집단의 규모, 구성원 간의 기능적 세분화와 계층화 정도, 통솔의 범위 등
에 대해서도 인식하면서 구성원들의 활동을 이끈다.

　집단을 효과적으로 이끄는 리더의 자질은 권위적인 인물에 대한 자신의
반응과 구성원들의 반응을 확인하고 불안, 혼란, 좌절에 대해 인내심을 갖는
다. 대량의 정보를 수집하고 조직할 수 있고 언어적, 비언어적인 메시지를 이
해할 수 있어야 한다. 구성원들을 이끌 각종 회의를 위한 준비를 계획적으로
하고, 유머감각을 지닌다. 구성원의 독립성과 효과적인 행위를 지지하고, 구
성원들이 보다 큰 책임 있는 일을 하도록 지지한다. 건설적인 의사소통에 자
신만의 스타일을 혼합하여 매력을 유지하고, 구성원들이 자신에 대해 기대하
는 것을 조사하여 그 기대를 현실적으로 처리하도록 한다.

06 리더십 이론

　의료기관 조직에서 리더십은 관리의 가장 주요 관심사 중 하나이다. 리더
십이란 일정한 상황에서 구성원들이 조직의 공동목표를 달성하는 데 필요한
행위를 하도록 영향을 미치는 과정 또는 능력을 말한다. 즉 리더십은 리더가
집단이 처한 상황과 집단 구성원의 특성이나 기대를 고려하여 구성원들이 집
단목표를 달성하도록 사회적 영향력을 행사하는 과정이다(한성숙, 2008). 영
향력은 한 행위자가 그의 기대에 따라 대상 인물이 행동하리라고 확신하는 권
력 행사의 가능성(고영복, 2000)으로, 그 결과는 영향력을 행사하는 과정에 따

라 의도했던 효과와 같게 나타날 수도 혹은 다르게 나타날 수도 있다.

리더십에서 영향력을 행사하는 과정은 흔히 권력과 권한과 같은 개념들과 혼돈되어 사용된다. 권력은 '한 주어진 시점에서, 하나 또는 그 이상의 명시된 대상인물들의 태도 및 행동에 대해, 행위자가 요구하는 방향으로 영향을 줄 수 있는 한 행위자의 잠재력'으로 정의할 수 있다(Gary A. Yukl 원저, 김대운·이성연·박유진 공역, 2003). 권력은 자신이 원하는 방향으로 타인을 움직이게 하는 능력으로 반드시 합법성을 가져야 하는 것은 아니고, 조직의 목표와 무관하게 사용될 수도 있고, 지휘체계의 상하에 관계없이 모든 방향으로 행사할 수도 있다.

권력의 원천은 조직적 권력과 개인적 권력으로 나눌 수 있다. 조직적 권력은 주로 조직에서 주어지며 조직 내 자원을 통제하는 데 기본이 되는 것으로 합법적 권력(legitimate power), 보상적 권력(reward power), 강압적 권력(coersive power)이 있다. 개인적 권력은 개인의 특성에 따라 생성되는 것으로 전문적 권력(expert power), 준거적 권력(referent power), 정보적 권력(informational power)이 있다.

반면에 권한(authority)은 조직의 관점에서 행동을 하도록 명령을 하는 행위자의 합법적인 권리이고, 조직 규범에 의해서 정당성이 인정된 권력이다. 관리자의 권한 행사는 조직을 효과적으로 운영하기 위해서 필수적이다. 조직에서는 복잡한 양상의 역할 전문화 및 역할 상호의존성 때문에 각 구성원으로 하여금 역할기대에 따르도록 하는 것이 필수적이다. 구성원들에게 요구되는 역할기대에 대한 추종은 구성원들의 공유 가치 또는 리더의 전문성 과시만으로는 달성할 수 없다. 그런 경우에 조직들은 권한을 역할기대에 대한 최소한의 추종을 얻어내는 기본 기재로 삼게 된다(Gary A. Yukl 원저, 김대운·이성연·박유진 공역, 2003).

리더십은 공식적일 수도 있고 비공식적일 수도 있다. 공식적 리더십은 조직에 의해 지위나 권한을 이용하여 주어지는데 비공식적 리더십은 비공식적인 지위나 권한을 이용하는 개인의 기술에 따라 발휘되는 리더십이다. 통찰력 있는 공식적인 리더들은 자신의 비공식적인 리더십 활동과, 자신의 책임 분야에서 업무에 영향을 줄 다른 이들의 비공식적인 리더십의 중요성을 인지한다.

리더십에 관한 연구는 산업 근대화가 시작되면서부터 리더 개인의 특성과 행위에 초점을 두는 특성이론(trait theory), 리더의 행동양식에 초점을 둔 행동이론(behavioral theory), 리더가 처한 상황을 중시하는 상황이론(situational theory)을 중심으로 발달되어 왔다. 최근에는 시대의 발전과 더불어 복잡하고 다양한 환경에서 효과적으로 조직을 이끌 수 있는 새로운 패러다임에 입각한 다양한 리더십 이론들이 제기되고 있다.

1) 거래적 리더십

거래적 리더십(transactional leadership)은 사회교환이론(social exchange theory)의 원리를 바탕으로 발전된 이론이다. 리더가 부하직원들의 성과에 상응하는 보상을 제공한다는 조건의 거래적인 계약관계를 강조하는 리더십이 거래적 리더십이다. 이때 리더의 역할은 조직에서 원하는 결과가 무엇인지를 구성원이 인식하여 자신의 역할을 명확히 알도록 하는 것이고, 구성원이 자신의 욕구를 인식하고 노력을 기울일 때 결과의 달성에 따라 어떤 보상을 받을 것인지 명확하게 하는 것이다.

사회교환이론의 기본 전제는 사회적, 정치적, 정신적인 이익과 보상을 주고받는 등의 사회적 상호작용에 개인이 참여한다는 것이다. 리더와 팔로워 간의 교환 과정은 매우 경제적인 것으로 비춰진다. 한 번 시작되면, 업무수행과 보상의 교환 과정은 한 측 또는 양 측 모두가 그것이 더 이상 가치가 없다고 생각할 때까지 계속된다.

이러한 거래의 본질은 이해당사자들이 서로 가장 흥미로워 하는 것을 평가하는 것에 참여하는 것으로써 결정된다. 예를 들면, 부하직원은 자신의 휴일에 대한 요구와 맞바꾸어 관리자의 추가 업무에 관한 요구에 긍정적으로 답한다. 리더는 성공적으로 팔로워를 이해하고 그의 요구를 만족시킬 수 있으며 보상을 활용하여 충성심과 업무성과를 향상시킬 수 있다.

거래적 리더십은 목표를 달성하기 위해서 구성원들을 강제하고 동기화시키고 영향을 미치는 과정으로 이해되고 있다. 거래적 리더십에서는 리더가 핵심 인물이고 부하직원은 리더의 지시와 영향력을 받는 수동적인 대상의 위치에 있게 된다. 거래적 리더십은 업무를 정책과 절차에 따라 수행하게 함으로써 현 상태를 유지시키고, 자기흥미와 개인적 보상을 극대화하고, 대인관계의 상호의존을 강조하고, 업무수행을 일상화시키는 것을 목표로 한다.

2) 변혁적 리더십

조직의 목표를 달성하고 높은 성과를 나타내기 위해서는 구성원들이 자발적으로 열심히 일하도록 동기부여 및 변화시키는 것이 필요한데 이 역시 리더의 몫이다. 구성원들의 이러한 자발적인 행동과 변화를 촉진시키기 위해 나온 것이 변혁적 리더십(transformational leadership)이다. 1978년 번스(Burns)에 의해 처음 제시되고 1985년 배스(Bass)가 구체화하여 널리 알려진 변혁적 리더십은 리더가 구성원으로 하여금 자신의 이익을 초월하여 조직의 이익에 관심을 가지고 기여하도록 고무시키며, 구성원 자신의 성장과 발전을 위해 노력하도록 하는 데 중대한 영향을 미치는 리더십을 말한다.

구성원들에게 비전과 자긍심을 심어주고 이들로부터 신뢰와 존경을 얻어내고 이를 기반으로 개별 이기주의를 조직의 공동목적을 위해 변혁시키며 구성원들을 리더로 변혁시키는 카리스마(charisma)를 강조하는 리더십이 변혁적 리더십이다. 일반적으로 거래적 리더십은 전통적인 리더십으로 간주되고 변혁적 리더십은 이보다 더 현대적인 리더십으로 간주되고 있어서 현대사회에 적합한 리더십은 변혁적 리더십이기 때문에 거래적 리더십에서 변혁적 리더십으로 이동해야 한다고 강조하는 관점도 있다(천대윤, 2008). 변혁적 리더십은 부하직원들을 경제적 하급 욕구나 이기심 충족과 같은 하급 욕구 충족의 존재로 보지 않고 자신들의 자유와 자아실현을 위한 고차적인 동기를 가진 것으로 보는 관점에 입각해 있다.

변혁적인 리더는 구성원에게 미래에 대한 장기적인 비전(vision)을 제시하고 구성원의 자각적인 변화를 촉진하여 동기부여 수준을 높이고 구성원을 자신이 생각하는 것보다 훨씬 발전시킨다. 변혁적 리더십은 현 상태에 관련된 것이 아니라, 조직과 인간에 대한 서비스에 획기적인 변화를 가져오는 것과 관련된다. 이러한 변화는 구성원의 가치관과 태도 자체가 변화되어야 하며 그 변화로 말미암아 구성원과 리더는 공유된 비전을 가지게 된다.

구성원은 가시적인 외적 보상보다 비전추구 자체로부터 내적인 보상을 받게 된다. 비전은 변혁적 리더십의 핵심이 된다. 변혁적 리더십은 조직문화 자체를 변혁시키고 비전설정과 비전성취에 대한 자신감을 고취시키며 조직에 대한 몰입을 강조한다. 변혁적 리더십의 구성요인으로는 카리스마, 개별적 관심, 지적 자극 등이 있다.

거래적 리더십과 변혁적 리더십은 차별적인 특성을 가지고 있긴 하지만 서로 배타적인 것은 아니기 때문에, 그리고 모든 조직이 동일한 특성을 거지고 있지 않을 뿐만 아니라 일반적으로 리더들은 두 가지의 리더십 특성을 모두 가지고 있기 때문에 각 리더십은 주어진 상황에 맞게 적용되어지는 것이 바람직할 것이다. 즉 조직의 특성, 사람의 특성, 수행해야 할 이의 특성, 환경의 특성들을 종합적으로 고려하여 그 상황에 맞는 리더십이 적용되어지는 것이 바람직할 것이다(천대윤, 2008).

3) 카리스마 리더십

초기 리더십 이론인 특성이론에 관심을 가지고 발전된 카리스마 리더십 (Charismatic leadership)은 타인과의 관계에서 매력과 설득력, 개인적 권력, 자신감, 창의적인 생각, 가끔은 색다른 강한 신념과 같은 개인적인 자질을 기초로 강력한 영향력을 발휘하는 리더십이다. 카리스마의 개념은 베버(Max Weber)가 권한을 개념화한 것으로부터 유래되는데, 권한이 합법화되는 세 가지 원천을 전통적 권한(traditional authority), 합리적-법적 권한(rational-legal authority), 카리스마적 권한(charismatic authority)으로 보았다.

전통적 권한은 현재의 사회질서가 신성하고, 따라서 그 질서를 위반해서는 안된다는 믿음에 기초한 권한, 합리적-법적 권한은 법, 제도, 계약 등 공식적 규범의 신성성에 대한 믿음에 기초한 권한, 카리스마적 권한은 어떤 개인의 비범하고 초인간적인 힘이나 영웅적인 힘에 대한 애착에 기초한 권한이라 하였다.

카리스마적 리더의 성격은 부하직원에게 큰 감성과 감정적 몰입을 불러일으키는데, 첫 번째는 리더에게로, 두 번째는 그 리더가 신봉하는 주장과 신념에게로 눈을 뜨게 한다. 강력한 힘을 나타내는 성격을 자주 사용하는 사람들이 혁명적인 목적을 달성할 수 있다. 그러나 진정한 긍정적인 카리스마를 가지고 있는 리더는 별로 없다.

카리스마 리더십의 문제는 리더의 자아도취로 인한 결과로 대인관계가 부족하고, 충동적이고 비관습적인 행동의 부정적인 결과로 호-불호의 양극단이 형성되기도 한다. 리더가 지나치게 유능한 이미지 구축을 위해 구성원들을 배신하는 부정적 결과가 나타나기도 한다. 미래지향적이고 큰 그림에 대한 관심은 있으나 세부적인 면에 무관심하기도 하고, 지나치게 긍정적이어서 비판적인 사고가 부족하기도 하다.

4) 관계 리더십

  관계중심적 리더십 혹은 연결적 리더십이라고도 알려진 관계리더십(Relational leadership)은 오늘날 우리는 모두 연결되어 있고 관계는 최신 리더십의 초석이 된다는 것을 인지한다. 클라코비치(Klakovich, 1994)는 연결 리더십의 패러다임을 간호(nursing)에 적용시켰다. 이 패러다임은 간호사와 다학제 간의 동료, 대상자, 가족들에게 자율권을 부여하는 보다 유연한 시스템이 필요함을 인식했다. 클레코비치는 최신의 간호 리더십 기술은 돌봄을 제공하는 급성과 만성의 세팅 간에, 또는 다수의 대상자 간에 상호연결을 가능하게 하는 능력을 포함해야 한다고 설명한다.

  관계 리더십의 목적은 환자관리 서비스를 보다 배려하고 비경쟁적인 방식으로 조정하고 통합하는 것이다. 환자중심의 간호로 개선하기 위해 전문가들과 지역사회, 통제집단, 자원봉사기관을 연결시키는 것이 중점이 된다. 리더는 연합을 중개하고 협력을 고무하며 시스템을 통합시키기 위해 자신의 대인관계 기술을 활용한다. 환자간호와 조직의 목적 달성 과정에서 건강관리전문가 간에, 그리고 동료 간에 협조의 중요성을 강조하고, 조직의 모든 단계에서 계층적 관계는 무너지며 리더십은 발전된다.

  관계 리더십은 내용과 과정에 관한 기술(과제와 관계에 관한 기술과 같은) 모두를 필요로 한다. 권력과 정치적 기술 또한 필요할 것이다. 집단과 팀의 상호작용을 관리하는 능력은 가장 기본이다. 추가적으로, 리더는 건강관리체계에서 다양한 참여자들의 활동을 통합시키는 것이 명확하게 정의된 특정 집단보다 그 이상으로 확장하는 연결고리를 형성한다는 것을 인지해야 한다. 관계를 발전시키고 연결을 형성하기 위해 리더는 다음을 수행한다(Sullivan & Decker, 2009).

- 현존하는, 그리고 잠재적인 협력자를 알아보기
- 다양한 환경과 이질적인 상황에서 잠재적인 공유된 비전을 소통하고 납득시키기
- 각각의 협력자가 노력할 수 있도록 가치를 개인과 다른 사람 모두에게 표현하기
- 정보를 공유하고 상호작용을 준비하고, 의사소통 교환을 추후관리하면서 의사소통을 촉진하기
- 사회적 상호작용과 편안함을 구축하고 유지하기
- 역할과 업무분담을 정의하고 납득시키기
- 공헌에 대해 알아내고 보상하기
- 적시에 통합된 노력을 공식화하기

5) 서번트 리더십

요즈음에는 세대 간의 격차로 인하여 조직에서 신세대를 이끌어나가는 것이 쉽지 않다. 이때 전통적인 리더십보다는 리더가 부하직원을 위해서 헌신하며 부하직원의 능력을 길러주기 위해 노력해야 한다는 서번트 리더십으로의 패러다임의 전환이 필요하다. 서번트 리더십(servant leadership)에서 리더십은 섬기기를 원하는 데서부터 시작하고 섬기기를 하는 과정에서 한 사람이 지도하기를 청한다는 전제에 기초한다. 기존의 리더십이 전제적이고 수직적인데 비해서 서번트 리더십은 부하직원의 성장을 도우며, 팀워크와 공동체를 형성하는 리더십이다.

그린리프(Greenleaf, 1991)에 의해 처음 소개된 서번트 리더십은 헤르만 헤세의 〈동방순례(*Journey to the East*)〉에서 허드렛일을 하지만 항상 그의 영성(spirits)과 노래를 함께 하면서 하인노릇을 하는 레오(Leo)라는 인물에서

리더로서의 서번트의 아이디어를 이끌어냈다. 순례자들을 위해 밤마다 악기를 연주하고 순례자들이 필요한 것이 무엇인지 살피고 순례자들이 정신적으로나 육체적으로 지치지 않도록 배려하던 레오가 어느 날 갑자기 사라지자 순례자들은 당황하기 시작했고, 피곤에 지쳐 서로 싸우기 시작하였다.

그제서야 순례자들은 레오의 소중함을 깨닫고 그가 진정한 리더였음을 알게 되었다. 그린리프는 리더십은 천성으로 서번트인 사람에게 주는 칭호이고, 레오와 같이 다른 구성원들이 공동의 목표를 이루어 나가는 데 있어 지치지 않도록 환경을 조성해 주고 도와주는 것이라 한다. 서번트 리더십은 다른 사람들의 욕구가 우선적으로 고려될 때, 섬김을 받는 사람이 더욱 건강해지고 현명해지며 자유로워지고 자율적이 될 때, 그리고 스스로가 충실한 종복이 될 때 일어난다고 한다.

충실한 종복인 리더는 사회 취약계층이 리더의 서비스로 인해 이익을 받는가에 대한 물음에 대해 항상 고심한다. 서번트 리더십은 '타인을 위한 봉사에 초점을 두며 직원, 고객 및 커뮤니티를 우선으로 여기고 그들의 욕구를 만족시키기 위해 헌신하는 리더십'이다.

의료기관에서 서번트 리더십은 매우 유용하다. 구성원들은 돌봄의 원리, 서비스, 타인의 건강과 성장에 기초하고, 더없이 이타적으로 많은 지역주민에게 서비스를 제공하고 그 결과 개인과 체계, 조직의 변화를 이끌어내는 역할을 하기 때문이다. 서번트 리더십에서 관리자는 부하직원을 가장 중요한 자원으로 생각하고 그들에게 자신의 모든 경험과 전문 지식을 제공하면서 극진하게 섬기는 자세를 취한다. 관리자의 역할은 부하직원과의 '관계 관리'에 초점을 맞춘다. 캠벨과 루디실(Campbell & Rudisill, 2005)은 관리자들이 아래와 같은 기술을 가질 것을 제안한다.

• 경청(listening) - 가장 중요한 기술

- 인식(awareness) - 상황에 대한, 또는 개인적인 욕구에 대한 자각
- 설득(persuasion) - 납득시키는, 수행하게 하는, 확신시키는 설명
- 예지력(foresight) - 변화를 만들기 위한 선견지명
- 집사정신(stewardship) - 책임감을 가지고 믿음직한 집사와 같은 관리기술
- 몰입(commitment) - 개인의 성장을 위한 헌신

참고문헌

고영복, 사회학사전(사회문화연구소, 2000)

권기성·최진석, 리더십: 이론과 적용(형설출판사, 2000)

김인숙 외, 최신 간호관리학(현문사, 2008)

메러디스 벨빈 지음, 김태훈 옮김, 이상진 감수, 최고의 팀이 되기 위한 조건 팀이란 무엇인가(라이프 맵, 2012)

모힌더 팔 싱 지음, 최소영 옮김, 이승형 감수, 일체감을 끌어올리고 팀시너지 효과를 극대화하는 최강의 팀빌딩(새로운 제안, 2010)

백기복, 조직행동연구(법문사, 2000)

신유근, 경영학원론-시스템적 접근(다산출판사, 2006)

유동해·하동석, 이해하기 쉽게 쓴 행정학용어사전. 행정학용어표준화연구회(새정보미디어, 2010)

이종수, 행정학사전(대영문화사, 2009)

천대윤, 현장중심 액션러닝 변화혁신 리더십(북코리아, 2008)

최재율·김희승, 집단과 리더십(유풍출판사, 1994)

한성숙 외, 간호와 경영(군자출판사, 2008)

Campbell, P. T. & Rudisill, P. T., Servant Leadership: A critical component for nurse leader, 3(3)(2005), pp. 27~29.

Gary A. Yukl 원저, 김대운·이성연·박유진 공저, 조직과 리더십(형설출판사, 2003)

Greenleaf, R. K., Servant Leadersahip: A journey into the nature of legitimate power & greatness. Greenleaf center, Inc.(1991)

Lewin, K., Field Theory in Social Science(NY: Harper, 1951)

Sullivan, E. J. & Decker, P. J., Effective Leadership and Management in Nursing, 7th.(Pearson Prentice Hall, 2009)

Tuckman, B., Developmental Sequence in Small Groups. Psychological Bulletin, 63(1965), pp. 384~399.

Tuckman, B. & Jensen, M., Stages of Small Group Development. Group and Organizational Studies, 2(1977), pp.419~427.

Yukl, G. A., Leadership in Organizations(NJ: Prentice-Hall International, 1989)

http://www.mindtools.com/pages/article/newLDR_86.htm

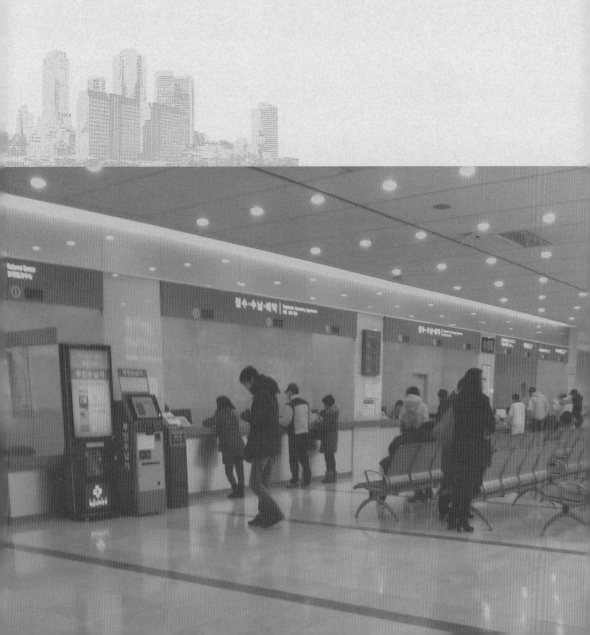

6장

서비스 브랜드 관리

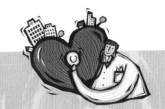

서비스 브랜드 관리

고객만족을 위한 의료서비스의 실천

01 브랜드의 기본 개념

1) 브랜드의 정의

만일 캔에 아무런 표시가 없는 맥주가 여러 캔 있을 때 우리의 기호에 맞는 맥주를 사려고 하는 경우 선택하기가 쉽지 않다. 왜냐하면 전문가가 아닌 이상 이들 캔맥주의 차이를 식별할 능력이 없기 때문이다. 이때 캔에 제조회사의 이름이 있다든지 고유한 브랜드(brand)가 표시되어 있으면 우리는 쉽게 선택할 수 있다. 이와 같이 제품과 제품 사이를 식별해 주기 위해 필요한 것이 브랜드이다.

브랜드란 라틴어로 '각인시키다'라는 어원에서 출발하였다. 우리는 서부 영화에서 목장 주인들이 자기들이 기르는 소와 말의 궁둥이에 다른 가축들과 구별하기 위하여 인두로 'H'자 등 어떤 시각적 표시를 하는 것을 보았는데 이 'H'가 바로 브랜드이다.

미국 마케팅협회(American Marketing Association)는 브랜드를 "제조업자 또는 판매업자가 자신들의 제품이나 서비스를 식별시키고 경쟁업자의 제품이나 서비스와 차별화할 목적으로 사용하는 이름(명칭), 용어, 기호, 상징, 디자인 혹은 이들 모두의 결합체"라고 정의하고 있다. 그러므로 이 정의에 따르면 특정 제품에 브랜드를 부여한다는 것은 그 제품에 정체성을 부여함으로써 식별하고 다른 제품과 구별하도록 이름, 용어, 캐릭터, 슬로건, 숫자, 로고, 심벌, 포장 디자인 또는 기타 속성을 선택하는 것을 의미한다. 이때 사용하는 여러 가지 구성요소를 브랜드 요소(brand elements)라고 한다. 이와 같이 브랜드는 단순히 특정 상품의 이름을 뜻하는 것이 아니라 다른 상품들과 차별화할 수 있는 그 상품과 관련된 모든 것을 총칭하는 말이다.

이상에서 정의한 브랜드의 개념을 그림으로 나타내면 〈그림 6-1〉과 같다. 브랜드와 관련해서는 일반 상품 및 상표와의 차이를 설명할 필요가 있다.

그림 6-1 브랜드의 정의

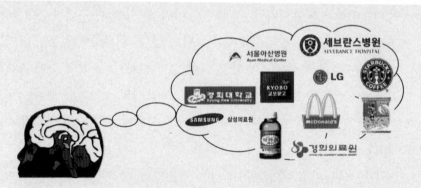

■ 브랜드는 판매자가 자신의 상품 혹은 서비스를 다른 경쟁자의 것들과 구별하기 위하여 사용하는 명칭, 용어, 상징, 디자인 혹은 그 결합체이다.

- American Marketing Association -

■ 브랜드는 단순한 상품의 이름이 아니라 다른 상품들과 차별될 수 있는 상품과 관련된 모든 것을 총칭함.

자료: 이훈영, 의료서비스 마케팅(2012), p.151.

우선 일반 상품과의 차이를 살펴보자.

특정 제품에 브랜드가 부여된 브랜드 제품(branded goods)은 브랜드가 없는 일반 상품(commodities)과 아래와 같이 많은 차이를 나타낸다. 예를 들면, Hite, Sonata, Nike 등은 브랜드 제품이지만 맥주, 자동차, 운동화 등은 일반 상품에 해당된다.

첫째, 브랜드 제품은 경쟁제품과 속성에서 차별성이 있고 고유하고 특별한 이미지가 형성된 제품인 반면 비브랜드 일반 상품은 경쟁상품과의 차별화가 거의 불가능하다.

둘째, 브랜드 제품은 소비자 개인과 직접적 개별적인 관계를 이룬다. 이러한 개별적 관계 때문에 소비자를 대상으로 브랜드 제품을 직접 마케팅하려는 것이다.

셋째, 소비자는 브랜드 제품의 광고·판촉을 통해 인지하고 이를 구매·사용함으로써 확고한 브랜드 이미지를 갖게 되고 나아가 브랜드 로열티(brand loyalty)를 보유하게 된다.

넷째, 소비자들로부터 브랜드 로열티를 획득하면 그 제품의 높은 가격에도 판매량이 증가하고 이익이 늘어난다. 이는 일반 상품이 가질 수 없는 브랜드 제품의 특징이다.

〈그림 6-2〉는 브랜드 제품과 일반 상품의 가격, 브랜드 이미지, 제품 차별화의 정도를 비교한 것이다.

다음에는 브랜드와 상표(trademarks)와의 차이를 살펴보자. 브랜드는 마케팅 용어임에 반하여 상표는 법률용어이다. 특허청에 출원·등록함으로써 독점 배타적으로 사용할 수 있고 법의 보호를 받을 수 있는 브랜드를 상표라고 한다. 따라서 모든 브랜드가 상표는 아니다. 어떤 브랜드는 상표로 등록되지 않아 법의 보호를 받지 못한다.

예를 들어 보자. 동양제과에서 생산하는 '초코파이'는 상표로 등록할 수

자료: 김성제, 현대 브랜드 경영전략(2006), p.32.

없는 브랜드이기 때문에 독점 배타권을 갖는 상표는 결코 될 수가 없다(김성제, 현대 브랜드 경영전략, 2006, p.34).

사례

브랜드 알리고 싶은가? 장점 1개만 강조하라

사람들이 어떤 제품이나 브랜드를 좋아하는 이유가 많으면 많을수록 그 브랜드에도 좋은 걸까? 아니면 단 한 가지 이유에 강하게 끌리는 것이 더 큰 소비로 이어질까? 상식적으로 장점이 많으면 소비자들의 사랑도 더 많이 받을 것 같다. 하지만 경우에 따라서 하나의 특징만 집중적으로 알리는 편이 좋을 수도 있다. 사람의 기억구조는 단순한 것을 더 잘 기억하기 때문이다. DBR 125호는 상식을 뒤엎는 브랜드 선호도의 비밀을 소개했다.

➥ 장점은 적을수록 좋다?
독일의 연구자들이 사람들에게 'BMW가 좋은 이유'에 대해 물었다. BMW는 비교적 좋은 평가를 받은 차다. 개인적으로 BMW를 그다지 좋아하지 않는 사람이라도 장점을 몇 개 생각해 내는 것은 그렇게 어렵지 않다. 그런데 연구자들은 피실험자들을 두 집단으로 나누었다. A집단에는 좋은 이유를 딱 1가지만 적어달라고 했고, B집단에는 좋은 이유 10가지를 적어달라고 했다. 그리고 나서 A, B 집단 모두에게 BMW가 얼마나 좋은 차인지 0에서 10까지 점수를 매겨달라고 말했다.

결과는 흥미로웠다. 장점을 하나만 써달라는 요청을 받은 A집단 사람들은 BMW 브랜드에 대해 평균 5.8점의 선호도를 보였다. 그런데 장점을 10가지 적어달라는 요청을 받은 B집단은 평균 선호도가 4.2점에 그쳤다. 다른 모든 조건은 같았고 오직 좋은 이유를 1가지 혹은 10가지 적으라고 한 것만 달랐을 뿐인데 브랜드 선호도에서 눈에 띄는 차이가 나타났다. 왜 이런 차이가 생겼을까?

BMW가 좋은 이유를 하나만 적으라고 하면 누구나 쉽게 생각해낼 수 있다. 예를 들어 '훌륭한 디자인' '강력한 파워' '고급스러운 이미지' 와 같은 답이 머릿속에 쉽게 떠오른다. 그러나 좋은 이유를 10가지 쓰라고 하면 얘기가 달라진다. BMW를 아무리 좋아해도 자동차 전문가가 아닌 일반인이 장점을 10가지나 적어 내기는 쉽지 않다. 실제로 B집단의 사람들은 보통 3, 4가지를 생각해내는 데 그쳤다.

장점을 1개만 적어내도록 요구받은 사람들은 자신들이 적은 이유를 근거로 BMW에 대한 선호도가 높아진다. 스스로 '그래, 바로 이 점 때문에 BMW가 좋은 거야' 라는 평가를 내리는 것이다. 반면 10개를 적어 내라는 지시를 받았지만 3, 4개 생각해 내는 데 그친 사람들은 'BMW가 좋은 이유가 그렇게 많지는 않구나' 라고 인식하게 된다. 그 결과 브랜드 선호도가 낮아진다.

➜ 내용보다 기억 용이성이 중요하다

부정적인 정보 역시 마찬가지다. 이번에도 집단을 둘로 나누어 A집단에는 BMW가 나쁜 이유를 1가지만, B집단에는 나쁜 이유를 10가지 적어 달라고 했다. 결과는 긍정적인 질문을 할 때와 같은 양상을 보였다. 나쁜 이유를 하나만 적어달라는 지시를 받은 사람들은 자신이 적은 바로 그 이유 때문에 평균 4.5점이라는 비교적 낮은 브랜드 선호도를 보였다. 반면 B집단은 5.7점의 비교적 높은 선호도를 보였다. 이번에도 나쁜 이유를 10개 다 적은 사람들은 많지 않았다. '비싼 가격' '낮은 연료소비효율' '고가의 수리비' 등 3, 4개의 단점을 적고난 후 더 생각이 나지 않으면 'BMW가 그렇게 나쁜 차는 아니구나' 라고 생각하게 되는 것이다. 연구자들은 BMW뿐 아니라 경쟁관계에 있는 메르세데스 벤츠에 대해서도 같은 실험을 했다. 결과는 마찬가지였다.

연구 결과에서 보듯이, 소비자에게 제품에 대해 많은 정보를 주는 것은 설령 그것이 장점이라도 오히려 해가 될 수 있다. 또 단점이 많다고 해서 너무 실망할 필요는 없다. 전달하는 방법에 따라 소비자들이 큰 신경을 쓰지 않게 할 수도 있다.

브랜드에 대해서 기억해 줬으면 하는 주요 메시지는 한두 개만 전달하는 것이 좋다. 과유불급(過猶不及)이다. 브랜드가 담고 있는 내용도 중요하지만 소비자들이 쉽게 연상할 수 있도록 '기억 용이성' 을 높이는 것이 필요하다.

기억 용이성을 높이기 위해서는 브랜드를 특정 카테고리의 대표주자로 인식시키는 전략이 좋다. 예를 들어 페덱스(FedEx)는 특송 화물 시장의 대표 브랜드다. 사람들은 해외로 빠르게 서류나 물품을 보내려고 할 때 자동적으로 페덱스를 떠올린다. 보습용품으로 알려진 바세린(Vaseline), 투명 접착테이프의 대표인 스카치(Scotch) 역시 대표성이 뛰어나 아예 해당 제품군을 뜻하는 일반명사로 쓰이는 브랜드들이다. 이런 브랜드를 갖고 있는 기업은 굳이 소비자들에게 많은 제품 정보를 주려 하지 않는다. 오히려 방해만 될 수 있다는 것을 잘 알고 있기 때문이다.　　　　　　　　　　　　　자료: 동아일보, 2013. 4.

2) 브랜드의 중요성

브랜드는 왜 중요한가? 우리는 브랜드가 제조, 유통, 마케팅하는 기업이나 업자인 브랜드 오너(brand owner)와 브랜드를 구매·소비하는 브랜드 소비자에게 어떤 역할과 기능을 수행하는지 살펴볼 필요가 있다.

(1) 브랜드 소비자

첫째, 소비자는 브랜드를 통해 제품의 제조자 또는 공급자 등 브랜드 오너를 확인할 수 있어 제품이나 서비스의 책임 소재가 분명하므로 소비자들은 마음 놓고 쉽고 빠르게 구매할 수 있다.

둘째, 소비자는 브랜드를 통해 오너가 누구인지 알 수 있음과 동시에 제품이 무엇인지 그의 본질을 규명할 수 있다. 우리는 약국에서 잇몸 치료제를 살 때 "이가탄을 주세요" 하는 경우 이가탄이라는 브랜드 자체를 잇몸 치료제라고 알고 있음을 의미한다.

셋째, 소비자는 확실한 브랜드 오너를 신뢰하는 경우 제품 탐색비용을 줄이고 구매에 따르는 심적 부담과 위험을 줄일 수 있게 된다.

넷째, 브랜드와 소비자는 일종의 계약관계를 맺고 있는 것이다. 소비자는 브랜드가 제품이나 서비스의 일관된 품질과 적절한 가격을 보증하리라고 기대하여 브랜드를 구매하는 것이다.

병원 선택의 경우에도 마찬가지이다. 환자들은 서울대 병원, 세브란스병원, 서울아산병원, 경희의료원 등 브랜드만 생각하고 그 병원들의 의료서비스의 품질을 예견하여 병원을 선택함으로써 위험과 비용을 줄일 수 있는 것이다.

다섯째, 소비자들은 특정 브랜드를 선호함으로써 타인에게 자신이 어떤 유형의 사람인지 자신의 의사를 간접적으로 전달하게 된다.

(2) 브랜드 오너

첫째, 브랜드는 제품과 서비스는 물론 기업에 브랜드의 정체성과 경쟁기업과의 차별성을 제공하는 본원적 기능을 수행한다. 이러한 기능으로 기업에서는 제품과 서비스의 생산관리, 재고관리, 마케팅관리, 소비자 조사 등을 실행할 수 있을 뿐만 아니라 회계 및 기타 기록을 정리하는 데 도움이 된다.

둘째, 브랜드는 오너와 소비자 사이에 맺어진 하나의 계약이고 이들 사이를 연결해 주는 직접적인 커뮤니케이션 도구이다. 소비자들은 브랜드를 통하여 브랜드 오너가 누구인지 잘 알게 된다.

셋째, 브랜드는 기업에 자산이요 이익창출의 원천이다. 소비자들은 브랜드 제품을 구매하고 소비한 후 기대에 만족하게 되면 브랜드 이미지에 호감을 갖게 되고 나아가 브랜드 로열티를 갖게 된다.

넷째, 브랜드는 그의 소유자에게 법적 권리를 보호하는 지적재산권을 부여하고 브랜드 네임은 등록상표를 통해 특허권, 저작권 및 의장권을 통해 보호된다.

3) 브랜드의 대상

브랜딩의 핵심은 소비자들로 하여금 동일한 제품 범주에 속한 브랜드들 간의 차별성을 부각시키려는 것이다. 따라서 브랜드를 어떻게 창조하는가 하는 것은 기업의 성공에 아주 중요한 문제이다.

미국 마케팅협회의 브랜드 정의에 의하면 브랜드의 대상은 제품과 서비스이다. 제품 또는 서비스에 이름이나 다른 요소를 부여하여 소비자들로 하여금 식별토록 하고 경쟁제품과의 차별성을 부각하는 것은 아주 중요하다. 즉 제품과 서비스가 주요 대상임에는 틀림 없으나 기업 그 자체도 브랜딩의 중요한 대상이 될 수 있다. 특히 기업 브랜드와 제품 브랜드가 동일한 경우에 그렇다.

기업(소매업체와 유통업체 포함)은 소비자들과의 커뮤니케이션에 있어서 일차적 접촉 대상이 되며 소비자들이 갖는 기업 브랜드에 대한 이미지는 그의 제품이나 서비스 브랜드에 직접적인 영향을 미치게 된다.

브랜드는 기업, 제품, 서비스의 범위를 넘어 사람과 조직을 대상으로 할 수 있다. 사람과 조직은 사람들이 이해하기 쉽고 호·불호의 확고한 이미지를

| 표 6-1 | 브랜드의 대상

기업 브랜드 corporate brands							
SAMSUNG	LG	Hyundai	SK	SONY	IBM	GE	Virgin
기관 브랜드 institute brands							
KOTRA	서울대학교	전경련	YMCA	UN	WHO	APEC	NATO
제품 브랜드 product brands							
Anycall	EQUUS	박카스	신라면	Ballentine	Nike	Budweiser	Motorola
서비스 브랜드 service brands							
호텔신라	성모병원	신한은행	Yahoo	Amazon			
장소 브랜드 place brands							
안흥찐빵	한산모시	경주법주	천안 호도과자				
사람 브랜드 person brands							
박정희	이승만	이순신	박세리	이미자	타이거 우즈	뉴튼	노벨

자료: 김성제, 전게서, p.30.

보유하기 때문에 브랜드의 네이밍 대상이 될 수 있다.

사람과 조직을 브랜드로서 마케팅하는 사례는 스포츠, 예술, 오락 산업에서 쉽게 찾을 수 있다.

지리적 위치도 브랜드의 대상이 될 수 있다. 예를 들면, 일산병원이나 분당 서울대병원의 경우 일산이나 분당은 특정 지역을 지칭한다. 심지어 국가, 마을 등 장소는 물론 공공기관까지도 브랜드의 대상이 될 수 있다.

〈표 6-1〉은 지금까지 설명한 브랜드 대상의 예를 보여주고 있다.

02 브랜드의 구조

1) 브랜드 구조의 정의

브랜드 구조(brand structure)는 브랜드 수직구조(brand hierarchy)와 브랜드 수평구조(brand width)를 포함한다. 수직구조란 〈그림 6-3〉에서 보는 바와 같이 네 개 브랜드의 상하 수직관계를 말하는데 이를 브랜드의 계층(hierarchy)이라고도 한다. 한편 수평구조란 소비자 세분화(segment)에 따른 브랜드 포트폴리오(portfolio)와 브랜드 확장(brand extension)을 의미한다.

브랜드 구조는 일정한 체제나 원칙이 없음에도 불구하고 브랜드 경영이론에서 중요한 주제가 되는 이유는 다음과 같다(김성제, 전게서, p. 131).

첫째, 목표고객들(target customers)에게 가장 효과적으로 브랜드를 알리

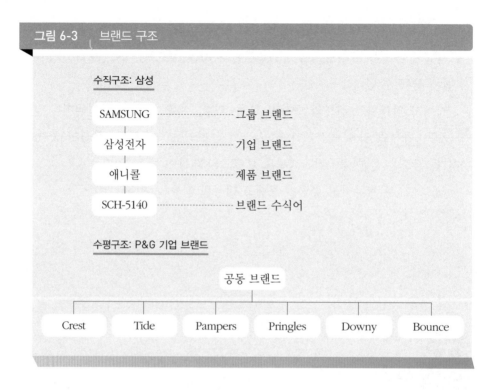

그림 6-3 브랜드 구조

수직구조: 삼성

SAMSUNG ················· 그룹 브랜드

삼성전자 ················· 기업 브랜드

애니콜 ················· 제품 브랜드

SCH-5140 ················· 브랜드 수식어

수평구조: P&G 기업 브랜드

공동 브랜드

| Crest | Tide | Pampers | Pringles | Downy | Bounce |

려는 브랜드 커뮤니케이션의 효율성을 근거로 브랜드 구조전략을 선택하여야 한다.

단일 제품만을 생산·판매하는 기업은 제품 브랜드보다는 기업 브랜드를 선택하지만 아주 이질적이고 다양한 제품들을 판매하는 기업의 경우에는 제품 브랜드를 선택하는 것이 효과적이다. 예를 들면, 〈그림 6-3〉에서 보는 바와 같이 P&G에서는 Crest, Tide 등 제품 브랜드를 사용한다.

둘째, 브랜드와 제품과의 관계를 어떻게 설정하느냐에 따라 서로 다른 브랜드 구조를 선택할 수 있다.

카페러(J.N. Kapferer) 교수는 브랜드-제품 관계를

• 제품 브랜드(product brand)

- 라인 브랜드(line brand)
- 레인지 브랜드(range brand)
- 우산 브랜드(umbrella brand)
- 모 브랜드(parent brand)

등 여섯 가지 형태로 구분하고 있다.

셋째, 브랜드 구조는 수직적 구조와 수평적 구조를 동시에 전략적으로 고려해야 한다.

2) 브랜드 분류

브랜드는 〈그림 6-4〉에서 보는 바와 같이 브랜드 소유자가 누구냐에 따라 제조업자 브랜드, 판매업자 브랜드, 유통채널 브랜드로 나누는 한편 브랜

그림 6-4 브랜드 분류

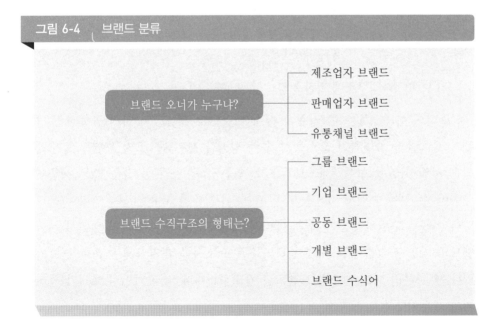

드 수직구조에 의해 그룹 브랜드, 기업 브랜드, 공동 브랜드, 개별 브랜드, 브랜드 수식어로 나눈다.

(1) 브랜드 소유자에 의한 분류

제조업자 브랜드(manufacturer brand)란 제품이나 서비스의 제조업자가 전국의 소비자들을 대상으로 자기 자신의 브랜드를 부착하고 생산·판매하는 경우를 말한다. 예를 들면, 삼성, 현대, LG, Nike, 서울대학병원, 서울아산병원 등이다.

판매업자 브랜드(private brand)는 도매상이나 소매상(백화점, 할인점, 수퍼마켓 포함) 같은 판매업자가 자신의 브랜드를 부착하여 판매하는 경우이다. 예를 들면, 하나로 농산물 클럽의 하나로 브랜드이다.

유통채널 브랜드(channel brands)는 소비자들이 원하는 제품의 브랜드를 만날 수 있는 곳으로서 예를 들면, 할인점, 수퍼마켓, 백화점 등이다. 소비자들은 유통채널에서 브랜드의 가격, 다양한 브랜드 비교, 브랜드 취급의 전문성 등 구매의사결정에 필요한 요인들을 현장에서 찾으려고 한다.

(2) 브랜드 수직구조에 의한 분류

브랜드 계층구조는 한 기업이 판매하는 여러 제품들 사이의 공통적인 브랜드 요소들과 차별적인 요소들의 수와 성격을 보여줌으로써 브랜드 요소들의 명시적 서열을 보여준다. 브랜드가 계층구조를 이루는 것은 많은 제품이 공유할 수 있는 브랜드 요소들도 있고 특정 제품에 고유한 브랜드 요소들도 있어 이들을 구별하기 위함이다. 따라서 브랜딩 전략을 수립하기 위해서는 브랜드의 계층구조에 대한 개념과 나타내는 요소들을 명확하게 이해할 필요가 있다. 왜냐하면 어느 계층의 브랜드를 강조하느냐에 따라 마케팅 효과가 달라지기 때문이다.

브랜드의 계층구조는 〈그림 6-4〉가 보여주는 바와 같이 그룹 브랜드, 기업 브랜드, 공동 브랜드, 개별 브랜드, 브랜드 수식어의 다섯 가지로 형성된다. 그러나 일반적으로는 그룹 브랜드를 제외한 네 가지로 분류하기도 한다.

그룹 브랜드(group brand)는 대기업인 삼성, 현대, LG, GE, Virgin 등과 같이 개별 기업 브랜드를 하나의 기업군으로 통칭할 때 사용한다. 일반적으로 그룹 브랜드는 기업 브랜드와 일치하는 경우가 많다. 〈그림 6-5〉는 삼성 브랜드의 계층구조를 보여주고 있다.

기업 브랜드(corporate brand)는 기업의 활동, 비전, 책임, 신뢰성, 품질, 가치, 정체성 등을 기업의 이름으로 커뮤니케이션하려는 브랜드이다. 예를 들면, 오뚜기, 풀무원, Kodak, Hite, 로만손 등은 기업의 상호가 브랜드의 역할을 한다. 기업 브랜드는 일단 확정되면 변경하기가 쉽지 않기 때문에 신중하게 정하도록 해야 한다.

기업 브랜드는 법적인 이유로 제품이나 포장의 어딘가에 명시되어야 한다. 대부분의 경우 기업 브랜드가 자사가 사용하는 유일한 브랜드 명이지만 대우 공기방울 세탁기와 현대 쏘나타 자동차와 같이 기업 브랜드에 공동 브랜드와 개별 브랜드를 혼합하여 사용하기도 한다.

공동 브랜드(family brand)란 한 기업이 생산하는 여러 가지 다양한 카테

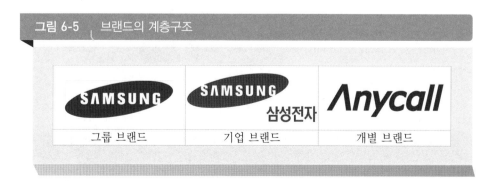

그림 6-5 브랜드의 계층구조

| 그룹 브랜드 | 기업 브랜드 | 개별 브랜드 |

고리(범주)의 상품에 공통적으로 부착하는 브랜드를 말한다. 공동 브랜드는 화장품(스킨, 로션, 에센스, 파운데이션), 식품(된장, 고추장, 식용유), 문구류(연필, 자, 노트) 등에서 많이 사용된다. 예를 들면, 청정원(대상), 백설(제일제당), 양반과 상쾌한 아침(동원) 등은 다양한 상품 카테고리를 포함하고 있는 공동 브랜드이다.

공동 브랜드는 끊임없이 신제품을 출시하는 제약업, 식품업, 가전업 등에서 효과적인데 왜냐하면 신제품을 내놓을 때마다 이름을 지을 필요가 없고 비교적 적은 마케팅 비용으로 신제품을 도입할 수 있기 때문이다.

〈그림 6-6〉은 GM과 현대자동차의 브랜드 구조를 보여주고 있다.

개별 브랜드(individual brand)란 쏘나타와 애니콜처럼 하나의 제품 카테고리에 국한하여 사용하는 브랜드를 말한다. 이와 같이 개별 브랜드는 한 기

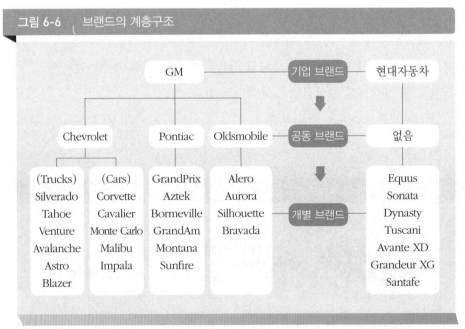

그림 6-6 브랜드의 계층구조

자료: 김성제, 전게서, p.151.

업이 생산하는 모든 다양한 제품마다 각각의 고유 브랜드를 부착하는 경우를
말한다.

　　브랜드 수식어(brand modifier)란 개별 브랜드를 추가적으로 설명하기 위
하여 붙여진 보조어로서 개별 브랜드에 대한 사양(specification), 모델의 차
별화, 색의 차별화, 맛이나 향의 차별화, 제품 기능의 차별화, 품질의 등급 등
기능적 차이를 과시하기 위하여 표시하는 일종의 브랜드 확장이다.

　　〈그림 6-7〉은 브랜드 수식어의 예를 보여주고 있다.

그림 6-7　브랜드 수식어

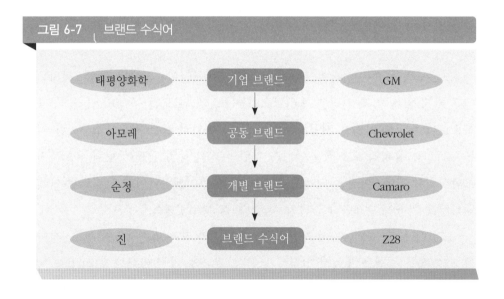

03 브랜드 아이덴티티

1) 브랜드 아이덴티티의 의미

아이덴티티(identity)란 동일한 것, 동일한 사람, 정체성, 신원 등으로 이해할 수 있다. 우리는 앞절에서 브랜드란 자신의 기업, 제품, 서비스에 정체성을 부여할 목적으로 사용하는 이름, 로고, 심벌, 디자인 등을 의미한다고 공부하였다.

브랜드의 목표는 시간이 경과하더라도 소비자들이 그 기업, 제품, 서비스에 변하지 않는 어떤 연상을 불러일으키는 브랜드의 모든 구성요소들을 구축함으로써 특정한 가치를 제공하려는 것이다. 여기서 모든 구성요소들이란 이름, 로고 등 유형적 요소뿐만 아니라 기업의 철학 등과 같은 무형적 요소까지 포함시켜야 한다. 이런 의미에서 브랜드는 곧 아이덴티티이고 브랜드는 아이덴티티를 위하여 존재한다고 말할 수 있다(김성제, 전게서, p.50).

그런데 브랜드 오너들이 제공하려는 아이덴티티는 소비자들이 보고, 접하고, 구매하는 경험을 통해서 인식하게 된다. 우리가 가끔 마시는 Ballantine 30년짜리 양주라면 경쟁제품과 비교할 수 없이 맛과 향기가 좋은 최고급양주라는 독특하고 강한 이미지를 마음 속에 뚜렷하게 갖고 있다.

좋은 브랜드 아이덴티티의 형성을 위해서는 제품과 서비스의 품질이 전제되어야 한다. 제품과 서비스의 품질은 고객의 독특한 브랜드 연상과 직접적인 관계가 있다. 이러한 브랜드 연상은 브랜드가 표출코자 하는 의미와 브랜드 오너가 소비자에게 제공하는 약속의 암시이기도 하다(David A. Aaker).

한편 Jean N. Kapferer 교수는 브랜드 아이덴티티가 갖추어야 할 특징을 다음과 같이 정리하고 있다.

첫째, 브랜드는 소비자의 머리에 두드러지게 와닿는 실체적 특징을 가져야 한다.

둘째, 브랜드는 제품이나 서비스를 설명해 주는 어떤 독특한 개성을 가져야 한다.

셋째, 브랜드는 광고, 판촉, 패키지 디지안 등 외부와의 커뮤니케이션을 통하여 타 브랜드와 차별화할 수 있는 고유한 문화를 가져야 한다.

넷째, 브랜드는 소비자와 제품 또는 서비스 간에 관계를 맺어주는 기능을 가져야 한다.

다섯째, 브랜드는 사용자나 구매자에게 어떤 특정한 반사(reflection)를 갖게 한다.

여섯째, 브랜드는 소비자로 하여금 제품이나 서비스를 구매함으로써 자아 이미지(self-image)를 갖게 만든다.

2) 브랜드 아이덴티티와 브랜드 이미지

브랜드 오너들은 소비자들에게 브랜드 아이덴티티를 제공함으로써 브랜드 이미지를 갖도록 원한다. 즉 경쟁기업과 확연하게 구분되는 기업의 브랜드 이미지를 소비자들 마음 속에 각인시킴으로써 브랜드 아이덴티티를 구축하려는 것이다. 브랜드 오너는 브랜드 아이덴티티를 통하여 소비자들에게 브랜드 정보를 전달하고자 하고 소비자들은 브랜드 정보를 수용하고 전달되는 아이덴티티의 연상작용으로 브랜드 이미지를 갖게 된다.

이때 브랜드 오너가 전달하고자 하는 아이덴티티가 제대로 소비자들에게 전달된다면 브랜드 아이덴티티는 브랜드 이미지와 같다고 할 수 있다. 그러나 현실적으로는 브랜드 오너가 원하는 대로 전달되지 않기 때문에 브랜드 아이

덴티티와 브랜드 이미지 사이에 갭이 발생하기 때문에 이러한 갭을 메꾸어야
하는 과제가 발생한다.

그런데 브랜드 정보 전달자인 오너가 브랜드 아이덴티티를 전달하는 과정
에서 여러 가지 장애요인이 발생할 수 있다. 예를 들면, 브랜드 아이덴티티의
요소를 잘못 선택하여 차별화에 실패할 수도 있고 경쟁 브랜드의 동시 광고·
판촉활동으로 브랜드 아이덴티티가 희석되어 소비자들로 하여금 브랜드 이미
지를 얻는 데 방해를 받을 수도 있다. 따라서 브랜드 오너는 브랜드 이미지 강
화보다 브랜드 아이덴티티 강화노력에 힘써야 한다.

〈그림 6-8〉은 브랜드 아이덴티티를 전달하여 브랜드 이미지를 형성하는
과정에서 있을 수 있는 장애요인들을 보여주고 있다.

그림 6-8 브랜드 아이덴티티와 브랜드 이미지

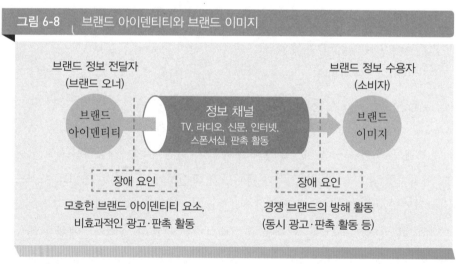

자료: 김성제, 전게서, p.52.

3) 브랜드 아이덴티티 요소

브랜드 오너는 소비자들에게 브랜드 아이덴티티를 전달하고 표현할 때 여러 가지 요소들을 사용하는데 이러한 요소들을 브랜드 아이덴티티 요소(brand identity-element)라고 말한다. 이는 브랜드를 식별하고 차별화하기 위하여 사용된다. 즉 브랜드 요소는 브랜드 인지도를 향상시키고 강력하고 호감을 주는 독특한 브랜드 연상의 형성을 촉진하기 위하여 사용될 수 있다.

브랜드 아이덴티티 요소에는 다음 항목들이 포함된다.

- 브랜드 네임
- 로고
- 캐릭터
- 슬로건
- 패키지
- 컬러
- 도메인

각 브랜드 요소는 특유의 강점과 약점을 가지기 때문에 브랜드 요소들을 적절히 결합시켜 마케팅 목적을 달성토록 할 필요가 있다. 브랜드 요소는 브랜드를 식별하고 차별화하는 커뮤니케이션 수단이다. 브랜드 요소는 브랜드 인지도를 제고함과 동시에 강력하고 호감을 주는 독특한 브랜드 연상의 형성을 촉진하기 위해 적절히 선택·배합할 수 있다.

(1) 브랜드 네임

우리가 브랜드라고 하면 보통 브랜드 네임(brand name)을 의미한다. 따라서 브랜드 네임 없는 브랜드는 있을 수 없다. 브랜드 네임은 브랜드 자산의

토대이며 브랜드 아이덴티티의 형성에 가장 큰 영향을 미치는 아이덴티티 구
성요소의 하나이다.

좋은 브랜드 네임이란 소비자들이 이를 접하였을 때 쉽게 그리고 호의적
으로 연상되는 브랜드 이미지를 인식하게 되는 경우로서 이러한 반응과 평가
는 브랜드 자산의 형성과 평가에도 긍정적 영향을 미치고 있다. 〈표 6-2〉는
기업 브랜드의 부정적인 연상의 예이다.

소비자들은 제품이나 서비스를 구매할 때 그의 브랜드를 보고 결정한다.
따라서 기업은 소비자들에게 브랜드 네임을 널리 알리기 위하여 광고와 판촉
활동에 막대한 비용을 지출하게 된다. 제품이나 서비스는 어디까지나 그의 브
랜드를 통해서 소비자들에게 소개된다.

| 표 6-2 | 기업 브랜드의 부정적 연상의 예

우리 기업 브랜드의 부정적인 연상의 예	
영창(Young Chang)	젊은 장씨가 만든 피아노(중국)
대영(Dae Young)	다이 영(Die young)으로 발음
님프(Nymph)	Nympho(색정에 눈먼 여성)
모닝가스(Morning Gas)	방귀
라푸타(Laputa)	창녀(스페인)
불스(Balls)	남성의 고환(미국 비어)
아모레(Amore)	거리의 여자(아모레미오, 이탈리아어)
삼성(Samsung)	샘승, 생숭, 산세이로 발음, 엉클샘은 미국의 상징
현대(Hyundai)	현다이, 훈다이, 다이(Die)
대우(Daewoo)	대부, 다에부(독일)
선경(Sunkyoung)	가라앉은 젊은이(Sunk young)
보루네오	인도네시아 산으로 오인
한국화약(Explosive)	테러단체로 오인
골드스타(Gold star)	전몰병사 묘비에 새겨진 별 표식(미국)

자료: 안광호 외(1996), 전략적 브랜드 관리, p.21.

좋은 브랜드 네임은 시장에 새롭게 진입하려는 경쟁자들에게는 진입장벽으로 역할을 함과 동시에 자사에게는 이익창출의 기회를 마련해 주기도 한다.

브랜드 네임은 기업, 제품, 서비스, 기관 외에도 사람이름, 장소이름까지도 사용할 수 있다. 이러한 브랜드 네임은 브랜드 네임의 범주에 대한 핵심주제, 성격, 특징 등을 알리는 가장 짧고 극단적인 소비자와의 커뮤니케이션 수단이다. 브랜드 정체성, 브랜드 차별성, 브랜드 연상성이 브랜드 네임을 통해서 형성되기 때문에 브랜드 네임은 브랜드 아이덴티티 중에서 가장 중요한 핵심요소이다(김성제, 전게서, p.58).

브랜드 네임은 한 번 결정되면 고치기가 무척 어렵다. 브랜드 네임은 그동안 소비자들의 마음 속 깊이 제품과 매우 밀접하게 연관되어 왔기 때문에 변경하기가 무척 어려운 게 사실이다. 디자인 요소나 브랜드 슬로건은 시장에서의 사업환경의 변화에 따라 가끔 바뀌는 경우는 있을 수 있다. 그러나 브랜드 네임의 변경은 Lucky Goldstar가 LG로, Sunkyoung이 SK로 바뀌는 과정에서 경험한 바와 같이 지출한 막대한 비용과 위험성을 고려할 때 상대적으로 유연성이 떨어진다고 볼 수 있다.

신제품의 브랜드 네임을 선택하기 위한 일반적인 기준은 다음과 같다.

첫째, 발음·기억·쓰기가 쉽고 단순해야 한다.

둘째, 친숙하고 의미가 와닿아야 한다.

셋째, 브랜드 인식을 높이기 위하여 특이하고, 차별적이고, 독특해야 한다.

넷째, 브랜드 인지도와 연상효과를 극대화할 수 있어야 한다.

신제품의 네이밍을 위한 절차를 〈그림 6-9〉는 보여주고 있다.

그림 6-9 브랜드 네이밍 절차

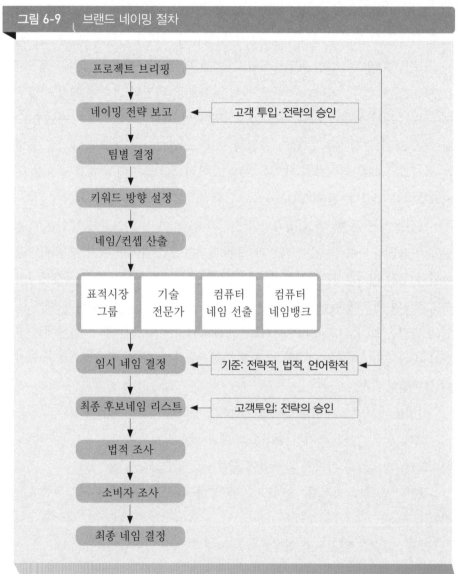

자료: 임채숙, 브랜드 경영이론(나남, 2009), p.131.

네이밍이 병원성공의 열쇠(?)

기억하기 쉽고 환자사랑 의미도 담겨져 있어

병원이름을 현대적 감각에 맞게 바꾸고 새롭게 탄생해 환자들의 사랑을 듬뿍 받는 병원들이 늘어나고 있어 관심을 끌고 있다.

우리가 잘 아는 연예인들 가운데는 소위 예명을 쓰고 있는 사람이 의외로 많다. 부르기 쉽고 기억하기 쉬워서 팬들에게 좀더 편안하게 다가서기 위한 전략으로 보인다. 유명 탤런트 가운데는 무명의 긴 터널을 빠져나오지 못하다가 이름을 바꾸고 나서 뒤늦게 스타로서 각광을 받는 사람도 적지 않다. 어떤 연예인은 본명이 너무 우습고 이상해서 바꾼 경우도 있다. 하지만 대부분은 팬들에게 좀더 어필할 수 있는 이름으로 바꾼 경우이다.

병원도 마찬가지다. 네이밍이 병원 성패의 열쇠를 지고 있다고 해도 과언이 아닐 것이다. 아직까지도 구태의연한 병원이름을 그대로 고집하는 병원이 있는가 하면 현대감각에 맞는 이름으로 개명해서 승승장구한 병원도 있다.

오래 전에는 대부분의 병원이름들에 공통점이 있었다. 출신학교에 따라서 병원이름이 결정된 경우가 많았으며 설립자의 이름이나 아호를 따서 지은 경우도 있다. 또 지역적인 특징을 반영한 지역구 병원이름이 많았다. 하지만 최근에는 병원이름에도 파격적이고 신선한 이름들이 등장해 환자들로부터 사랑을 받고 있다.

병원 네이밍의 혁신에 앞장선 병원은 미즈메디병원이라고 할 수 있다.

여성전문병원인 미즈메디병원은 초창기에 영동제일병원이라는 이름으로도 널리 사랑을 받았었다. 그러나 좀더 발전적이고 미래지향적인 이름으로 개명하기로 결정해서 현재의 미즈메디병원이란 이름으로 탄생해 더욱 많은 사랑을 받고 있다.

지난 2000년에 현재의 서울 강서구에 병원을 개원하면서 미즈메디병원으로 시작한 이래 많은 병원들이 네이밍에 있어서 이를 참고했다.

우먼메디(2000년 인천), 미즈맘(2002년 대구), 포미즈여성(2003년), 여성메디파크(2003년 대구), 메디파크산부인과(2002년 경기도 성남), 지노메디(2003년 대구), 봄여성(2003년 경기도 고양시) 등 여성전문병원들이 대부분이다.

1983년에 개원한 경기도 안양의 안양중앙병원은 2001년 4월에 메트로병원이란 현대적인 이름으로 새롭게 탄생했다.

척추 디스크수술 전문병원으로 널리 알려진 우리들병원은 1984년에 부산에서 시작했다. 80년대 초에 우리들이란 병원명을 과감하게 사용한 것도 오늘날의 성공을 뒷받침한 중요한 한 요인일 수도 있다는 평가다.

2000년 이후에는 병원이름들에 개성과 함께 환자를 사랑하는 마음을 듬뿍 담아서 등장했다.

고운손(2002년 대전), 참사랑(2002년 서울), 주사랑(2002년 서울), 조은(2003년 서울), 코리아(2003년 서울), 케이에스(2003년 서울), 굿모닝(2003년 대구, 평택), 밝은 미래(2003년 광주), 21세기(2003년 서울), 나누리(2003년 서울), 스마일(2003년 대전), 열린마음열린(2003년 대구), 현대e(2004년 대구), 세계로(2004년 부산) 병원 등이 대표적이다.

환자를 참사랑으로 맞이하겠다는 참사랑병원, 웃음으로 맞이하겠다는 스마일병원, 환자들의 좋은 아침을 기원하는 굿모닝병원, 밝은 미래를 약속하는 밝은 미래병원과 21세기병원 등 모두 좋은 의미를 갖고 있다. 이 가운데 관절 및 척추 전문병원인 나누리병원은 환자의 아픔을 나누고 이익을 사회에 환원하면서 함께 나눈다는 의미가 담겨 있다.

경기도 일산에 소재한 그레이스병원의 처음 이름은 자생당병원이었다. 한방병원 같은 느낌이 강하다고 해서 이름을 그레이스로 바꾸면서 더욱 성공한 병원이 되었다.

한마음병원(1989년 서울, 1999년 제주, 2000년 경남 사천, 2002년 서울)은 환자와 한마음이 되고 직원 모두가 한마음이 되어서 환자를 보살피겠다는 좋은 뜻이 담겨 있다. 그리고 한마음정신(1997년 대전)과 한마음효병원(2003년 충남 연기군)도 같은 의미를 내포하고 있다. 다사랑병원(2001년 광주)은 모두를 사랑하겠다는 의미를 가지고 있으며 힘찬병원(2002년 인천)은 힘차게 다가가 환자사랑에 앞장서겠다는 뜻을 가지고 있다. 혁거세병원(1998년 대구광역시)은 역사적 인물을 병원이름에 사용한 재미있는 사례의 하나다.

병원경영에 있어서 어려움을 겪고 있는 병원이라면 병원경영의 돌파구를 찾기 위해서 병원이름을 바꾸는 것을 신중히 검토해 볼 필요가 있을 것이다.

이름을 바꿨다고 해서 잘 되지 않던 병원이 하루아침에 잘 되지는 않을 것이다. 그리고 병원이름을 바꿈으로써 CI작업 등에 소요되는 비용도 만만치 않다.

하지만 병원이름을 바꿈으로 인해서 새로워진 병원이미지를 어필할 수 있을 것이다. 또 병원직원들이 각오를 새롭게 하고 새로운 마음으로 근무에 임하며 환자를 사랑하는 마음을 새롭게 다짐함으로써 발전을 위한 계기가 마련될 것이다.

자료: 병원신문, 2004. 9.

(2) 심벌과 로고

브랜드 네임이 문자 혹은 숫자를 사용하는 반면 심벌(symbol)은 기호화된 모양이나 색 등을 사용한다. 이러한 심벌은 소비자들에게 제품의 이미지를 형성시키는 수단이 된다.

로고(logo)는 브랜드의 원천, 소유, 연상을 나타내기 위한 수단으로 오랫동안 사용되어 왔다. 로고는 소비자들로 하여금 기업에 대한 지각과 연상을 변화시키는 힘을 갖는다.

　로고는 문자 마크(word mark)와 비문자 마크(non-word mark)로 대별할 수 있다. 문자 마크는 기업 이름이나 상표와 같은 문자 그 자체만을 시각 디자인한 형태를 말한다. 문자로 표시한 로고의 예를 들면, 다음과 같다.

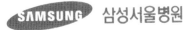

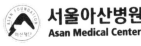

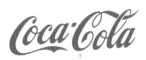 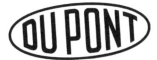 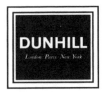

　단순한 문자 마크로 로고를 사용하는 이유는 소비자들과의 간결한 커뮤니케이션을 통해 제품이나 서비스에 대한 브랜드 연상효과를 높이기 위함이다.

　문자 마크와 달리 시각적 표현방법으로 추상적 상징물을 형상화한 비문자 마크는 심벌 마크라고도 한다. 경우에 따라서는 비문자 마크가 브랜드 네임 이상으로 강력한 브랜드 아이덴티티를 형성하는 경우가 있다. 예를 들면, 다음과 같다.

| 로렉스
시계의 왕관 | 벤츠의 별 | playboy의
토끼 | 나이키의 스우쉬 | 올림픽 오륜마크 |

브랜드 네임만으로 자사의 제품과 서비스를 경쟁제품과 차별화시키고 연상력을 높이는 것은 쉽지 않다. 따라서 오늘날에는 보완책으로 브랜드 로고나 심벌과 같은 시각적 요소를 활용한다. 브랜드 로고나 심벌은 브랜드를 시각적으로 보여 줄 뿐만 아니라 소비자들에게 그 브랜드의 인지도나 선호도를 높이는 데 큰 역할을 수행한다.

사례

"틀에 박힌 브랜드는 싫어" 제품서 로고가 사라진다

소비자들 실용성 · 개성 강조 업계도 로고 없애거나 작게

로고가 사라지고 있다. 엇비슷한 디자인에 가슴팍에 큼지막한 로고만으로 차별성을 강요하는 패션업계에 싫증난 소비자들의 반란이다. 브랜드를 따라 매장을 방문하는 충성도 높은 소비층 규모는 제자리 걸음을 하는 반면 실용성과 개성을 추구하며 새로운 브랜드나 디자이너를 찾는 수요는 점점 늘어나는 추세다.

15일 유통업계에 따르면 롯데백화점은 지난 해 명동 본점 2층에 위치한 영캐주얼 매장을 대대적으로 손질했다. 과거에는 고객들이 손쉽게 원하는 브랜드를 한눈에 찾아갈 수 있도록 커다란 브랜드 네임 패널에 칸칸이 벽

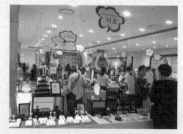

최근 롯데백화점에서 열린 신진디자이너 특별전에서 고객들이 로고 대신 스타일을 앞세워 백화점에 진출한 디자이너들의 옷을 살펴보고 있다.

을 세워 매장 간 구분을 확실히 했지만, 리뉴얼 작업을 하면서 매장 간 벽을 줄이고 브랜드 노출도 최소화했다. 브랜드나 로고에 구애받지 않고 자연스럽게 매장을 거닐다 원하는 스타일을 찾으면 구매하는 고객들이 늘어난 데 따른 변화로, 브랜드 간 구분이 뚜렷했을 때보다 고객들 반응이 훨씬 좋다고 롯데 측은 설명했다.

지난 해 유명 온라인 쇼핑몰인 '스타일난다'의 입점으로 화제가 됐던 영플라자 역시 '젊은 피' 수혈

에 따른 효과를 톡톡히 누리고 있다. 영플라자는 지난 해 스타일을 앞세워 10~20대 젊은이들 사이에서 유명세를 타고 있는 신사동 가로수길, 홍대, 명동거리의 브랜드들을 대거 영입했다. 이들 브랜드는 최근 대표적인 무(無)로고 시장의 강자인 '유니클로' 나 '무인양품', '자라' 등 글로벌 SPA(기획, 디자인, 생산, 유통, 판매까지 전 과정을 제조업체가 맡는 의류) 브랜드의 턱밑까지 치고 올라왔다. 실제로 24세 이하 구매 고객 수로 봤을 때 토종 브랜드인 '원더플레이스' 와 '스타일난다' 는 '이미 무인양품' 과 '자라' 를 앞질렀다.

유통업계는 신진 디자이너를 발굴해 팝업 매장(떴다 사라진다는 뜻의 임시매장)을 수시로 설치하며 이 같은 흐름에 발맞추고 있다. 롯데 본점에 설치돼 있는 '더 웨이브' 는 1~2주씩 새로운 브랜드들이 릴레이 형식으로 팝업 매장을 열 수 있는 공간이다. '더 웨이브' 에서 행사를 진행한 브랜드의 절반 이상이 기존 목표치보다 매출액을 초과달성하고 있으며 면적당 효율도 본점 2층 전체 효율보다 20%가량 높다. 신세계백화점이 지난 2월 강남점에 문을 연 '디자이너 슈즈편집샵' 은 아예 신진 디자이너 전용으로 마련된 공간이다. 홍대, 삼청동, 가로수길 등에서 로드숍으로 인지도를 높여온 '나무하나' '신' '왓아이원트' 등 7개 매장이 입점했다.

로고 실종 현상은 옷이나 신발에만 국한되지 않는다. 핸드백의 로고는 점점 작아지거나 아예 사라지는 추세다.

이처럼 로고가 사라지는 현상이 나타나는 것은 정형화된 디자인에 대한 소비자들의 싫증이 커지고 새로운 스타일을 추구하는 현상이 뚜렷해지고 있기 때문이다. 롯데백화점 문황식 선임상품기획자는 브랜드를 과시하기보다는 디자인 자체나 스타일링에 신경 쓰는 여성 고객들이 늘면서 로고를 최소화한 제품과 브랜드들이 지난 해부터 두각을 보이고 있다" 고 말했다.

패션업계 관계자는 "최근 들어 실용성이나 강한 개성을 찾는 트렌드가 확산되면서 가격은 비싸고 디자인은 정형화된 트래디셔널 브랜드에 소비자들이 싫증을 느끼고 있는 것 같다" 고 분석했다.

자료: 경향신문, 2013. 7. 16.

(3) 캐릭터

기업, 상품 또는 서비스의 특징을 강조하기 위하여 동물을 의인화하거나 사람을 직접 형성화한 일종의 브랜드 심벌을 브랜드 캐릭터(brand character)라고 한다. 이러한 캐릭터는 제품이나 서비스의 브랜드가 가지고 있는 개성을 강조하거나 브랜드에 대한 친숙한 이미지를 유도하기 위한 효과적인 커뮤니케이션 수단이 된다. 캐릭터는 보통 다양한 컬러와 풍부한 상상력과 스토리가 동원됨으로써 소비자들의 브랜드 호감도와 브랜드 인지도를 제고하는 수단이 된다.

브랜드 캐릭터는 전통적으로 광고나 패키지 디자인을 통해 소비자들의 관심을 이끌어 낸다. 브랜드 캐릭터는 실제 모델을 통한 광고나 판촉보다 비용이 적게 소요되고 영구적으로 사용할 수 있는 이점을 갖는다. 즉 다른 브랜드 요소들과 마찬가지로 브랜드 캐릭터는 여러 가지 형태를 취할 수 있다.

다음은 브랜드 캐릭터의 예이다.

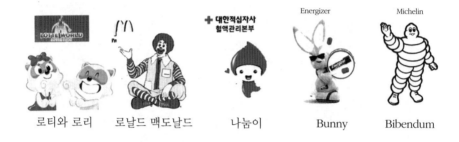

| 로티와 로리 | 로날드 맥도날드 | 나눔이 | Bunny | Bibendum |

사례

제일병원의 캐릭터 "신비와 친구들"

-여성의 신비롭고 숭고한 탄생의 이미지 형성화
-병원계 최초의 캐릭터로 고객 대화형 이미지 매체로 사용

국내 의학계를 선도하는 초일류 여성전문병원을 지향하는 저희 제일병원(병원장 목정은)은 개원 36주년을 기념하여 캐릭터 『신비와 친구들』을 개발하였습니다. 캐릭터 개발 전문업체인 제이툰(대표 장영돈)과 공동으로 1999년 6월부터 약 7개월 여에 걸쳐 고객 및 임직원을 대상으로 한 설문 조사와 색상, 형태, 상징성 등에 대한 다양한 조사를 통해 기본 컨셉을 설정한 후 기초시안 및 디자인 수정을 통해 여성전문병원으로서의 이미지를 고객과 대중으로부터 보다 친근하고 알기 쉽게 인식되도록 표현한 병원계 최초의 캐릭터를 개발, 발표한 것입니다.

새로 개발된 제일병원의 캐릭터 『신비』는 우주 삼라만상 탄생의 근간이라고도 할 수 있는 여성의 나팔관의 형태에서 착안하여 여성만이 지닌 신비롭고 숭고한 출산과 탄생의 기쁨을 신비롭고 아름답게 형상화한 것으로 여성전문병원인 제일병원의 이미지를 상징적으로 표현하였습니다.

아울러 『신비』의 보조 캐릭터인 '난지'와 '정지'는 생명의 융합체인 난자와 정자를 형상화하였으며 하나의 스토리를 중심으로 구성하였습니다.

이미 각 기업들은 오래 전부터 심벌을 통한 이미지 관리 즉, CI의 도입과 다양한 캐릭터 개발을 통한 이미지 함양에 총력을 기울이고 있으나 의료계에는 아직 캐릭터 도입이나 활용이 활성화되어 있지는 않은 형편입니다.

저희 제일병원은 이미 오래 전부터 이미지 동일화 작업 즉, CI관리를 해 오고 있었으나 심벌 마크와 로고의 경직되고, 고정된 이미지 특성으로 인해 독립된 비전과 이미지를 고객과 환자들에게 설득력있게 표현하기에는 부족하다고 판단하고, 심벌, 로고의 기능을 보조하면서 고객과 병원을 보다 가깝게 연결시키기 위한 연결고리로서의 역할을 수행할 매체로써 캐릭터를 개발하게 되었습니다.

새로 개발된 캐릭터는 각종 홍보 안내 및 출판물, 포스터에 활용될 것이며 심벌이나 로고의 사용이 부적합한 곳에 보조적으로 활용되고, 방향표지 등 안내 유도 Sign물에 활용될 예정이고, 또한 원내외 각종 행사 시 다양한 상징물로도 개발될 예정입니다.

‘신비’ 는 우주 삼라만상 탄생의 근간이라고도 할 수 있는 여성의 나팔관의 형태에서 착안하여 여성만이 지닌 신비롭고 숭고한 출산과 탄생의 기쁨을 신비롭고 아름답게 형상화한 것으로 여성전문병원을 상징적으로 표현하였습니다.

‘난지’ 는 여성의 난자 형태에서 착안하여 아름답게 형상화한 보조캐릭터로서 신비를 보조하도록 하였습니다.

‘정지’ 는 남성의 정자 형태에서 착안하여 아름답게 형상화한 보조캐릭터로서 신비를 보조하도록 하였습니다.

  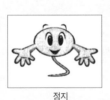

신비   난지   정지

자료: 제일병원 홈페이지

(4) 슬로건

브랜드 슬로건(brand slogan)이란 소비자들로 하여금 브랜드가 전달하고자 하는 의미와 연상을 가져 소비자들의 구매행동을 유도하기 위하여 사용하는 압축된 두 단어 이상의 문장을 의미한다. 기업은 광고, 패키지, 포스터, 간판 등 광고물을 통해 소비자들에게 브랜드에 관한 묘사적 정보 또는 브랜드가 표방하는 실체를 전달하기 위하여 사용한다. 슬로건은 소비자들이 브랜드의

| 표 6-3 | 브랜드 슬로건

브랜드 네임	브랜드 슬로건
서울대 병원	대한민국 의료를 세계로
삼성서울병원	Creating a New Standard
연세대 병원	THE FIRST AND THE BEST
고려대 병원	최고를 지향하는 인간중심의 참병원
중앙대 병원	참의료·참사람
인제대 백병원	인술제세, 인덕제세의 실현을 위하여
SK	당신을 만나 행복합니다. OK! SK
로또	즐거운 꿈, 즐거운 인생
진로	자연을 닮은 기업
서울시	Hi Seoul
Benz	위엄, 누구보다 특별한
Sony	It is Sony
Nike	Just Do It
Coca-cola	Always
HP	Invent
LG	Life's Good

정체성과 특이성의 관점에서 브랜드의 의미를 파악하는 데 효과적인 아이덴티티 요소의 하나이다.

브랜드 네임은 소비자들에게 브랜드 의미를 충분히 전달할 수 없고 브랜드 연상을 제고시키는 데 한계가 있다. 이러한 한계를 보완하기 위하여 기업은 짧은 문장이나 단어를 사용하여 브랜드의 의미와 브랜드의 정보를 전달하고 표현한다.

〈표 6-3〉은 브랜드 슬로건의 예를 보여주고 있다.

(5) 패키지

한국공업규격에서는 브랜드 패키지(brand package)를 유통과정에 있어서 물품의 가치 및 상태를 보호하기 위하여 적합한 재료 또는 용기 등으로 물품

을 싸는 방법 및 상태라고 정의한다. 패키지의 일차적 기능은 상품의 보호이
지만 브랜드의 속성·개성과 식별력을 소비자들에게 제공하는 방향으로 색상,
소재, 문자, 그림, 포장 크기, 포장 형태, 진열 위치 등 미적 고려사항을 결정
해야 한다.

(6) 브랜드 아이덴티티의 개발기준

우리는 지금까지 여러 가지 브랜드 아이덴티티 요소에 관하여 공부해왔
다. 그런데 이들 요소들은 각기 특징이 있어 선택하고 디자인하는 데 적용하
는 기준을 통일시키기는 쉽지 않다. 그러나 일반적으로 브랜드 요소를 선택하
는 기준으로 크게 여섯 가지를 들 수 있다.

- 기억용이성
- 유의미성
- 호감성
- 전이성
- 적응가능성
- 보호가능성

① 기억용이성(memorability)

브랜드 자산(brand equity)를 쌓아 올리기 위해서는 기본적으로 높은 수준
의 브랜드 인지도(brand awareness)를 획득해야 한다. 그런데 이러한 목적을
달성하기 위해서는 잘 기억할 수 있는 브랜드 요소가 선택되어야 한다. 이와
같이 기억하기 쉽고 독창적인 브랜드 네임, 로고, 심벌 등이 선택되면 제품이
나 서비스를 구매하거나 소비할 때 쉽게 눈에 띄거나, 인식되거나, 회상할 수
있는 것이다.

예를 들면, LG, 3M, IBM, SK, P&G, HP 등의 기업들은 축약된 브랜드 네

임을 사용하여 소비자들로 하여금 쉽게 기억토록 하였다.

병원의 경우에도 JeMo를 축약한 JM의원, 무릎(knee)과 척추(spine)를 전문으로 하는 KS병원, 비염 치료를 전문으로 하는 코비 한의원, 대장과 항문질환을 전문적으로 치료하는 치항병원, 어린이의 아토피를 전문적으로 치료하는 아토키즈 한의원 등은 환자들이 쉽게 기억해 낼 수 있는 이름들이다.

② 유의미성(meaningfulness)

브랜드 요소는 서술적이거나 설득력 있게 표현하든 그 의미에 있어서는 제한이 없다. 브랜드 네임은 앞절에서 사람, 장소, 동물, 기타 사물에 기초하여 지을 수 있음을 공부하였다.

브랜드 요소는 우선 제품 범주(category)의 성격에 관한 일반적 정보를 소비자들에게 전달할 수 있어야 한다(Kevin L. Keller, Strategic Brand Management, 2008, p.141). 브랜드 요소가 서술적 의미를 가지고 제품 범주에 관해 어떤 것을 시사하는가? 어떤 한 브랜드 요소로 만들어진 브랜드를 듣고 소비자가 그의 제품 범주를 정확하게 규명할 수 있는가? 그 브랜드 요소는 제품 범주에 있어서 신용할 수 있는가? 이러한 일반적 정보는 브랜드 인지도와 브랜드 현저성(brand salience)의 중요한 결정요인이다.

다음에 브랜드 요소는 그 브랜드의 특정 속성과 편익에 관한 특수한 정보를 전달할 수 있어야 한다. 브랜드 요소는 설득력있는 의미를 가지고 특정 제품 또는 브랜드의 속성이나 편익을 시사하는가? 브랜드 요소는 제품의 성분에 관해 어떤 것을 시사하는가?

③ 호감성(likability)

브랜드 요소는 미적으로 흥미를 끌어야 한다. 한편 브랜드 요소는 시각적으로나 언어상으로 호감이 가야 소비자들이 좋아한다. 브랜드 요소는 풍부한 상상력을 발휘할 수 있으며 제품과 직접 관련이 없더라도 재미있고 흥미있는 것이다.

브랜드 요소가 기억하기 쉽고, 의미있고, 호감이 가면 여러 가지 유리한 점을 제공하게 된다. 왜냐하면 소비자들은 구매결정을 할 때 많은 정보를 검토하지 않기 때문이다.

④ 전이성(transferability)

브랜드 요소는 다른 국가나 문화권으로 제품의 지리적 범위와 시장 세분화를 확대하거나 혹은 동일 제품군이나 다른 제품군으로 기존 브랜드를 확장하는 데 도움이 되어야 한다. 일반적으로 브랜드 네임이 덜 특수화하면 할수록 제품 범주를 넘어 쉽게 전이할 수 있다. 예를 들면, Amazon은 남미의 큰 강을 의미하기 때문에 브랜드로서 Amazon은 여러 가지 형태의 제품을 취급하는 데 적절한 이름이다.

⑤ 적응가능성(adaptability)

브랜드 요소는 시간의 경과에 따른 시장환경의 변화에 유연하게 적응해야 한다. 로고와 캐릭터의 브랜드 요소는 시간이 지남에 따라 항상 새롭고 현대적인 느낌을 주어야 한다. 소비자들의 가치도 변하고 견해도 변하기 때문에 이에 맞추어 브랜드 요소도 경신되어야 한다.

병원의 경우 강남성모병원은 강남이라는 지역주의를 탈피하고 전국적인 대학병원이라는 점을 알리기 위하여 2009년 서울성모병원으로 개칭하였다. 영동세브란스병원은 강남세브란스병원으로 이름을 바꾸었다.

병원도 브랜드 경쟁시대 "이름 좋아야 잘나가"

병원 이름, '강남-서울' 넣기가 대세?

의료계의 환자 유치 경쟁이 더욱 치열해지면서 이제 병원 이름 짓기 경쟁도 본격화되고 있다. 종전에는 이름보다는 의술을 알리는 데 더 치중했다면 요즘은 의술을 과시하면서 동시에 산뜻하고 상징성이 좋은 이름을 가지려 여러 병원들이 개명 작업에 적극 나서고 있다. 이러한 개명 열풍 속에서 특히 눈에 띄는 것은 부자, 고급 이미지를 갖는 '강남'을 넣거나, 한국의 중심이란 의미로 '서울'을 병원 이름에 넣으려는 흐름이다.

'강남'을 넣은 대표적인 경우는 최근 강남세브란스병원으로 이름을 바꾼 구 영동세브란스병원이다. '영등포의 동쪽'이란 의미의 영동을 빼고 '대한민국 의료 1번지'라는 의미를 살려 강남을 넣었다.

서울 논현동 안세병원도 을지의료재단이 인수해 5월께 강남을지병원으로 이름을 바꿀 예정이며, 경희대 동서신의학병원은 병원 이름에 역시 부촌 이미지를 갖는 강동이란 글자를 넣는 방향으로 개명을 논의 중인 것으로 알려졌다.

"우리는 강남 병원"에 "그러면 우리는 서울 병원"

강남의 터줏대감을 내세우던 강남성모병원은 강남을 버리고 더 넓은 서울을 택해 서울성모병원으로 새롭게 문을 열었다. 더 넓은 지역을 커버한다는 인상을 주려고 한 것은 서울시립서대문병원도 마찬가지로, 최근 서부병원으로 이름을 바꿨다. 서울 휘경동 소재 서울위생병원은 '위생'이란 단어가 주는 낡은 이미지를 벗기 위해 삼육의료원 서울병원으로 이름을 바꿨고, 청심병원은 청심국제병원으로 이름을 '국제화' 했다.

개원의는 의사가 졸업한 대학 이름으로 브랜드 가치를 높이려는 경우가 많다. 건강보험심사평가원 자료에 따르면 13일 현재 병원 이름에 '연세'를 넣은 곳은 전국에 2,000여 곳, '성모'를 넣은 곳은 780곳, '고려'는 313곳에 이른다.

'서울'을 넣은 병원은 2,056개로 가장 많지만, 지역적 의미로 쓰인 경우도 많기 때문에 정확하진 않지만 서울대 출신 개원의인 경우가 많을 것으로 추정된다.

이름을 보호하려는 움직임도 있다. 서울대 병원은 '서울대의원' '서울대약국' 등의 명칭, 또는 서울대 로고를 사용하려면 학교 당국의 허가를 받고 사용료를 지급하도록 하는 규정을 만들었다. 연세대 세브란스병원은 '연세'라는 명칭에는 규제를 하지 않고 '세브란스' 명칭에 대해서만 제재한다.

지역 주민 의견따라 이름 짓기도

병원 이름이 중요해지다 보니 같은 이름을 쓰는 병원 네트워크도 많다. 현재 전국에 400개 이상의 네트워크 병원이 있으며, 가입비와 월회비를 받는 경우도 있다. '예치과' 네트워크의 경우 2006년 지방의 한 소아과가 '예'라는 상표를 등록하자 소송을 걸어 치과뿐 아니라 일반 병원에서도 '예' 브랜드를 쓸 수 없도록 하는 판결을 얻어냈다. 우리들병원도 최근 일부 병원을 대상으로 상표권 침해에 따른 손해배상 소송을 준비하고 있는 것으로 알려졌다.

　　병원 이름을 짓기 전에 지역 주민에게 미리 묻는 경우도 늘고 있다. 주민들에 호감을 사는 방법임은 물론 설문조사 과정에서 병원의 존재를 알릴 수 있는 방법이기 때문이다. 서울 도심에 위치한 '맑은숲 이비인후과' 가 좋은 예이다. 이 병원은 주변 회사원들에게 맑은숲, 상쾌한, 맑은숨, 고운, 기분좋은 등 여러 이름 후보를 제시하면서 의견을 물었고, 가장 호응이 좋은 맑은숲을 선택했다.

자료: KorMedi, 2009. 4.

⑥ **보호가능성**(protectability)

　브랜드 요소는 국제적으로 법의 보호를 받을 수 있도록 국·내외의 특허청에 출원·등록하여 사용하여야 한다. 등록된 경우에만 브랜드 요소를 독점·배타적으로 사용할 수 있다.

　브랜드는 경쟁자들로부터 민·형사상 보호를 받아야 한다. 브랜드 네임, 패키지, 또는 다른 특성이 쉽게 모방할 수 있으면 브랜드의 독특함이 사라질 수 있다.

04 브랜드 자산

1) 브랜드 자산의 정의

　우리는 앞절에서 브랜드는 기본적으로 다른 제품과 구별하기 위하여 사용하기 시작하였지만 오늘날에는 이러한 브랜드의 식별기능보다 자산으로서의 가치가 중요시되고 있다. 브랜드를 자산이라고 여기는 이유는 브랜드가 현재는 물론 미래에도 꾸준히 기업에 이익흐름을 제공해 주기 때문이다.

브랜드 자산(Brand Equity)이란 브랜드 아이덴티티 요소가 있는 제품이나 서비스가 없는 제품이나 서비스보다 훨씬 더 많은 매출과 이익 같은 마케팅 효과를 유발하는 힘, 즉 기업이나 소비자에게 제공하는 브랜드의 부가가치라고 정의할 수 있다.

브랜드 요소들은 기업에 강력하고 지속적이며 차별화된 경쟁우위를 제공함으로써 막강한 마케팅 파워와 효과를 갖게 한다. 브랜드 인지도, 브랜드 이미지, 품질, 선호도, 로열티 등은 브랜드 부가가치(brand added value)이다. 브랜드에 대한 꾸준한 투자 역시 제품이나 서비스의 부가가치를 증가시킨다.

브랜드 부가가치에서 광고나 유통에 투입하는 브랜딩 비용이나 지속적인 투자비용을 차감하면 브랜드의 재무적 가치가 남는데 바로 이것이 브랜드 자산이다.

우리나라에서도 브랜드 자산가치에 대한 관심을 갖게 되었다. 삼성제약이 에프킬라의 살충제 사업부문 전체를 외국기업에 팔면서 90억 원의 유형자산 외에 297억 원을 더 받았는데 바로 이 금액이 에프킬라 브랜드의 자산가치이다.

브랜드 자산의 효과는 높은 상표애호도, 시장점유율, 수익의 증가로 나타나게 된다. 브랜드 자산의 효과는 우리의 일상생활에서 쉽게 찾아 볼 수 있다. 갈증이 심하면 코카콜라를 찾게 되고 감기에 걸리면 아스피린을 사게 된다.

이러한 브랜드 자산은 고객의 관점과 기업의 관점에서 설명할 수 있다. 고객의 관점에서 본 브랜드 자산은 브랜드를 부착함으로써 이것이 없을 때보다 고객의 선호도가 증가된 것을 의미한다. 한편 기업의 관점에서 본 브랜드 자산은 브랜드의 부착으로 인해 매출액과 이익이 증가됨을 의미한다.

2) 브랜드 자산의 원천

무엇이 브랜드 자산을 만들어 내는가? 브랜드 자산의 출발점은 고객이다. 따라서 고객의 마음 속에서 브랜드 자산이 어떻게 생성되는지 이해할 필요가 있다. 브랜드 자산은 소비자들이 그 브랜드를 어느 정도 알고, 느끼고, 보고, 듣고, 친숙하고, 구매하고 싶어 하느냐에 따라 그 크기가 결정된다. 즉 브랜드 자산은 시간의 경과에 따라 소비자들이 체험한다든지, 브랜드에 관한 마케팅 활동을 통한다든지, 또는 구전을 통한다든지 해서 얻는 브랜드에 관한 지식의 수준에 따라 결정된다. 이와 같이 기업의 마케팅 활동에 크게 영향을 받더라도 브랜드 자산은 소비자들의 마음 속에서 결정된다. 이렇게 볼 때 브랜드 자산이 형성되는 원천은 소비자들의 관점에서 파악해야 한다.

브랜드 지식(brand knowledge)은 브랜드 자산을 형성하는 열쇠이다. 그런데 브랜드 지식은 브랜드 인지도(brand awareness)와 브랜드 이미지(brand image)로 구성되어 있다. 브랜드 자산은 브랜드 인지도와 브랜드 이미지로부터 생성된다. 다시 말하면 소비자의 관점에서 볼 때 브랜드 자산은 소비자들이 어떤 상표에 대해 이미 잘 알고 있고 그 상표에 대해 호의적이고, 강력하고, 독특한 연상들을 기억 속에 갖고 있을 때 생성된다.

(1) 브랜드 인지도

일반적으로 소비자들은 들어 본 적이 없거나 본 적이 없는 브랜드를 구매하는 일은 하지 않는다. 그러므로 브랜드 자산 구축의 첫 단계는 소비자들에게 자사 브랜드를 인지시키는 일이다.

브랜드 인지도란 소비자가 한 제품 범주에 속한 브랜드를 알아보거나 그 브랜드 네임을 쉽게 기억할 수 있는 능력을 말한다. 우리가 병을 고치기 위하여 병원에 갈 때 서울대 병원이 머리 속에 떠오르게 되는 경우 브랜드 서울대

병원은 인지도가 있다고 말할 수 있다.

소비자들의 브랜드 인지도를 높이는 일은 마케터의 과제이다. 브랜드와 소비자들의 관계를 밀접하고 친숙하게 연결시켜야 한다. 즉 차별화된 커뮤니테이션 전략을 사용하여 꾸준히 브랜드를 소비자들에게 노출시켜야 한다. 이를 위해서는 소비자들에게 브랜드를 보고, 듣고, 친숙함을 느끼게 하고 호감을 갖도록 하는 브랜드 체험을 광고, 스폰서십, 판촉 같은 수단을 통해 지속적으로 반복, 노출시켜야 한다. 소비자들이 브랜드에 관해 체험과 지식을 쌓으면 그 브랜드에 대한 인지도는 상승한다. 이러한 과정에서 브랜드 네임, 로고, 심벌, 패키지, 색상, 캐릭터 등 브랜드 아이덴티티 요소들이 중요한 역할을 한다.

브랜드 인지도는 브랜드 재인과 브랜드 회상으로 세분할 수 있다. 브랜드 재인(brand recognition)이란 다양한 상황에서 특정 브랜드를 확인할 수 있는 능력과 관련이 있으며 이는 한 브랜드에 대한 제품정보가 기억 속에 있는지의 여부를 의미한다. 앞의 병원 예에서 서울대 병원 브랜드를 쉽게 알아보는 경우에 해당한다.

한편 브랜드 회상(brand recall)이란 소비자들이 자신의 기억 속에 저장되어 있는 특정 브랜드의 정보를 즉시 인출할 수 있는 능력을 말한다. 즉 어떤 특정 상황이나 제품 범주가 주어졌을 때 브랜드를 떠올릴 수 있는 경우에 쓰이는 용어이다. 기업은 광고나 판촉활동 등을 통해서 제품 범주와 자사 브랜드 간의 연관성을 높여서 브랜드 회상을 높이려고 한다.

브랜드 인지도의 중요성을 요약하면 다음과 같다(유필화 외, 현대마케팅론, 박영사(2012), p.220).

첫째, 브랜드 인지도는 소비자들의 브랜드 구매결정과정(인지-태도-구매)상의 첫 번째 단계로서 구매가 이루어지기 위한 필수조건이다. 특히 일반 의약품과 식료품의 경우에 그렇다.

둘째, 브랜드 인지도는 소비자들이 최종구매 결정을 위해 신중하게 고려하는 고려상품군에 브랜드가 들어가게 하는 역할을 한다.

셋째, 브랜드 인지도가 높은 브랜드가 한층 더 강력하고 호의적이며 독특한 브랜드 연상들을 더 많이 가질 수 있다.

(2) 브랜드 이미지

브랜드 이미지(brand image)란 브랜드 제품, 가격, 유통, 광고·판촉 등의 결합활동을 통하여 소비자의 브랜드 인지도와 이미지를 높이려는 브랜딩 믹스 전략(branding mix strategy) 등을 통해 소비자들이 특정 브랜드에 대해 갖는 전체적인 인상을 말하는데 이러한 브랜드 이미지는 브랜드와 관련된 여러 연상들이 결합되어 소비자들의 인식 속에 형성된다. 다시 말하면 브랜드 이미지란 소비자들이 특정 기업의 브랜드에 대해 가지고 있는 전체적인 인상으로 좋고 나쁜 느낌 혹은 제품 자체에 대한 좋고 나쁜 감정이 제품과 관련된 여러 정보와 결합되어 형성된 소비자의 심리적 구조체계이다(윤영수 외, 브랜드 마케팅, 법문사(2009), p.66).

한편 브랜드 연상(brand association)이란 브랜드를 들었을 때 그 브랜드와 관련된 모든 즉각적인 생각과 느낌과 영상 이미지를 총칭하는 용어이다. 즉 브랜드 연상이란 소비자들에게 인식된 브랜드의 이미지라고 할 수 있다. 따라서 연상과 이미지는 상호 혼용되어 있다.

Kotler는 브랜드 이미지 구성요소를 속성, 혜택, 기업가치, 개성, 사용자 등이라고 보고 있는데 브랜드가 소비자들의 마음 속에 긍정적인 제품의 속성과 혜택, 기업가치, 브랜드 개성, 제품 사용자의 연상 이미지를 떠올린다면 그 브랜드는 강력한 브랜드라고 할 수 있다.

파워 브랜드는 브랜드 확장(extension), 브랜드 라이선싱(licensing), 브랜드 프랜차이징(franchising) 등을 통해 브랜드 사업을 확장시킬 수 있다. 이러한 과정을 통해서 브랜드 가치, 나아가 기업 가치가 증대된다. 이러한 브랜드 자산 효과를 그림으로 나타내면 〈그림 6-10〉과 같다.

그림 6-10 브랜드 자산 효과

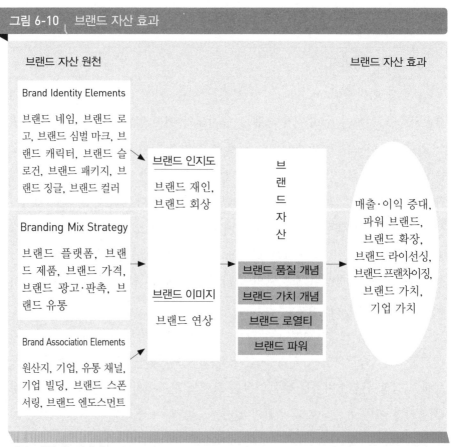

자료: 김성제, 전게서, p.90.

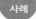

사례

'서울대 vs 삼성' 병원 최고 브랜드 혈전

SAMSUNG 삼성서울병원   **SNUH** 서울대학교병원
SEOUL NATIONAL UNIVERSITY HOSPITAL

"삼성 질주 폭발적이지만 최초 인지는 서울대 앞서"

삼성서울병원의 브랜드 가치는 다른 병원보다 단연 뛰어나다. '대한민국 브랜드 스타', '수퍼브랜드' 등의 브랜드가치 평가에서 2004~2007까지 4년 연속 1위의 영예를 이어갔고, 글로벌브랜드역량지수(GBCI), 국가브랜드경쟁지수(NBCI) 등에서도 1위를 차지하였다.

그러나 아직 서울대 병원의 위업을 깨트리지는 못하고 있다. 서울대 병원은 한국능률협회컨설팅이 주관하는 '브랜드파워(K-BPI) 조사'에서 2001~2007까지 7년 연속 1위를 차지했으며, 한국생산성본부의 국가브랜드경쟁력지수(NBCI) 조사와 산업정책연구원(IPS)의 브랜드 올림픽(Brand Olympic) 병원부문에서 역시 1위로 선정되었다.

이는 삼성서울병원이 호감도, 서비스부문, 구매의도 등에서 우위에 있지만, '최초 인지'의 경우, 아직까지는 삼성서울병원보다 서울대 병원을 먼저 인식하는 경향이 유지되고 있기 때문이다. 1885년 한국 최초의 국립병원인 광혜원(廣惠院)으로 출범한 서울대 병원은 1994년 개원한 삼성서울병원에 비해 약 100여 년이나 역사와 국내 최고의 대학이라는 서울대학교 이미지와 결합하여 현재의 브랜드 가치를 유지하고 있다. 즉 아직도 국민들의 인식 속에는 '종합병원 하면 가장 먼저 떠오르는 브랜드(Top of Mind)'로 서울대 병원을 꼽고 있는 것이다.

그러나 사람들은 점차 의료를 치료나 진료로 보는 기존 의식으로부터 벗어나 의료를 '서비스'로 인식하여 병원의 서비스 만족도 및 인지도를 평가하려는 경향이 높아지고 있다. 이는 '1위 브랜드'를 이루려는 삼성서울병원과 '국내최고병원'의 명예를 지키려는 서울대 병원의 경쟁을 더욱 가속화시켜, 결국 의료서비스의 질을 한층 더 높이는 계기가 되고 있다.

자료: 이훈영, 전게서, p.182.

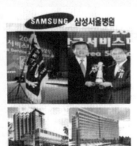

대한민국 브랜드 스타
'삼성서울병원'

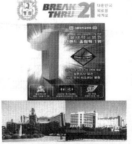

국내 최고병원 '서울대병원'

참고문헌

김성제, 현대 브랜드 경영전략(교보문고, 2006)

박종원·최동춘·강도원·최용길, 의료서비스 마케팅(보문각, 2009)

서용구·구인경, 브랜드 마케팅(학현사, 2012)

신철호·송동수·김형남·신현암, Brand Building(산업정책연구원, 2004)

안광호, 브랜드 경영(학현사, 2003)

안광호·한상만·전성률, 전략적 브랜드 관리(학현사, 1999)

유필화·김용준·한상만, 현대마케팅론(박영사, 2012)

윤영수·조계현·방용성·김수정, 브랜드 마케팅(법문사, 2009)

이훈영, 의료서비스 마케팅(청람, 2012)

임채숙, 브랜드 경영이론(나남, 2009)

Aaker, David A., Building Strong Brand(The Free Press, 1996)

Kapferer, Jean N., Strategic Brand Management, 2nd ed.(Kogan Page, 1998).

Keller, Kevin L., Strategic Brand Management, 3rd ed.(Prentice Hall, 2008)

Kotler, Philip & Keller, Kevin L., Marketing Management, 13th ed. (Prentice Hall, 2008)

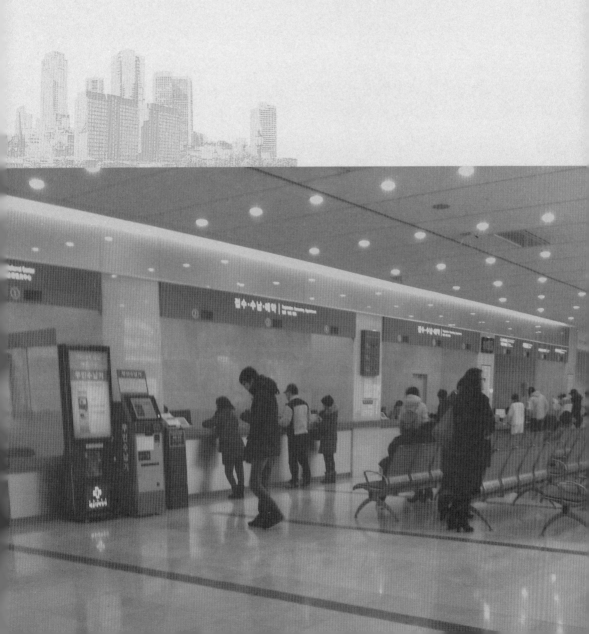

7장

의료서비스의 질 관리

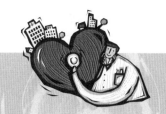

의료서비스의 질 관리

01 의료 질 관리의 역사

1) 고 대

　의료 질을 향상시키려는 노력은 고대에 시작되어 이집트, 중국, 그리스, 로마 시대에도 그 증거를 찾아볼 수 있다. B.C. 2000년경 바빌로니아 함무라비 법전에는 '의사가 의료사고를 냈을 때는 그 의사의 손을 자른다'라는 의료과실에 대한 형벌의 기록이 있다.

　B.C. 1100년경 중국 주 왕조 때는 의사의 자격시험이 있었으며, B.C. 500년경 그리스의 히포크라테스 선서에서는 의사의 윤리적인 의무를 강조하고, 환자의 이익과 생명의 보호를 위해 최선을 다할 것, 환자에게 위해를 입히지 말 것, 환자의 비밀을 지킬 것, 자신의 전문분야가 아닌 일은 하지 않을 것을 문서화하여 의료에서의 질적 관리를 중시하였다.

2) 근 대

근대에 이르러 의료 질 향상을 추구한 사례는 크리미아 전쟁 발발 후 불결한 병원 환경 개선으로 사망률을 100명당 42명에서 2.2명으로 감소시킨 바 있는 플로렌스 나이팅게일(Florence Nightingale, 1820~1910)을 들 수 있다. 흔히 나이팅게일 하면 고통받는 부상병들을 돌본 봉사자를 연상하지만 이 시기의 나이팅게일은 유능한 행정가요 협상가였다. 그는 관료주의에 물든 군의 관리들을 설득했고, 병원에서 쓰는 물건들을 세심하게 조사했으며 무질서한 병원에 규율을 세웠다.

환자의 사망률이 42퍼센트에서 2퍼센트로 뚝 떨어졌다는 사실은 나이팅게일이 뛰어난 행정가임을 말해준다. 나이팅게일은 1858년 출판한 "영국군의 건강, 효율, 병원 경영에 영향을 미치는 문제에 관한 보고서"에서 상병 및 사망에 관한 자료 수집을 통해 상병별 사망률을 산출하는 한편 이를 기초로 하여 병원 간 사망률의 차이를 비교하였다. 몇몇 학자들은 이러한 활동을 병원의 의료 질을 평가한 활동으로 규정하기도 한다.

3) 1900년대 이후

(1) 에이브러햄 플렉스너(Abraham Flexner, 1866~1959)

플렉스너는 1910년 "미국과 캐나다의 의학교육(medical education in the United State and Canada)"이라는 보고서를 통하여 미국 내 의과대학의 표준을 제안하는 한편 병원 표준화 프로그램을 개발, 의학 교육기관 질 평가 시행 등을 통한 부실 교육기관 정화와 질적 수준 향상을 주장하였다. 그의 평가보고서는 미국 의학교육계에 강한 충격을 주었다. 플렉스너가 실태조사를 할 당시 미국과 캐나다에는 155개 의과대학이 있었으나, 〈플렉스너 보고서〉이후 미국에는 1922년 81개 의과대학에서 1929년 76개로 감소했다. 즉 플렉스너는 자신의 보고서를 통해 적절한 수준에 이르지 못한 교육기관의 자격을 박탈함으로써 의과대학 인정평가의 목적을 명확히 달성했다.

(2) 코드만(Ernest Amory Codman, 1869~1940)

미국의 Massachusetts General Hospital의 외과 의사였던 코드만은 치료의 이익, 위험과 부작용을 언급하여 제공되는 진료의 질을 평가하고 의사의 능력만으로 의료의 질이 결정되지 않는다는 것을 주장하였다. 그리고 마취 도중 환자의 상태에 대한 기록(그래프 등)을 함으로써 최초로 마취 기록을 작성하였고, 환자에 대한 추적 관찰 및 환자 상태가 나쁘게 될 경우에 대한 원인분석을 하고, 결과의 공표와 비교를 함으로써, 그는 후에 의료 질 향상의 주요 과제인 결과 평가를 개척한 선구자로 인정받게 되었다.

(3) 미국 외과학회(American College of Surgeons)

미국 외과학회는 1913년에 창립되었으며 1918년 현장 감시프로그램을 실시하여 100병상 이상의 모든 병원을 대상으로 병원 표준화 사업을 시작하였다. 1919년에는 자발적인 의료기관 신임평가제도의 효시로 여겨지고 있는 병원 표준화 프로그램(Hospital Standardization Program)을 개발하였다. 1951년에 이르러서는 미국 의사협회(American Medical Association), 내과학회(American College of Physicians), 캐나다 의학협회(Canadian Medical Association) 등이 참여하여 JCAH(Joint Commission on Accreditation of Hospitals)로 발전하게 되었다.

(4) JCAHO(Joint Commission on Accreditation of Healthcare Organizations)

1952년에 미국 외과학회, 병원협회, 의사협회 등이 참여하여 보건의료기관의 신임 및 관련 서비스를 제공하여 의료의 질 향상을 지속적으로 지원하기 위하여 JCAH(Joint Commission on Accreditation of Hospitals)를 설립하였다. 1987년에는 병원 이외의 다른 보건의료기관까지 평가를 확대하기 위하여 JCAHO(Joint Commission on Accreditation of Healthcare Organizations)로 명칭을 변경하였다.

병원 및 보건의료조직에 대한 심의 프로그램으로서의 역할을 해 왔으며, 1960년대 후반부터 1980년대까지 장기요양기관, 알코올중독 프로그램, 지역사회 정신보건프로그램, 호스피스 간호를 위한 프로그램, 가정간호 프로그램까지도 추가되었다. JCAHO는 지속적으로 확대되면서 현재까지 미국 대부분의 의료기관을 대상으로 하여 체계적인 조사를 시행하고 있다.

(5) 도나베디안(Avedis Donabedian, 1919~2000)

도나베디안은 1966년 "의료의 질 평가"를 저술한 바 있으며, 의료의 질에 대한 개념을 정의하고, 의료의 질을 수용성/만족성, 접근성, 환자와 의사의 관계, 쾌적성, 진료의 효과에 대한 환자의 선호도, 그리고 의료비에 대한 환자의 선호도의 5속성으로 분류하였다. 또한 의료 질 평가의 주요 접근법을 제시하고 보건의료조직의 여러 분야에 대한 지식을 체계화하여 질 관리의 아버지라는 평가를 받고 있다.

(6) JCI (Joint Commission International)

국제적인 병원 평가를 수행하고 있는 JCI는 미국 내 병원 평가를 담당하는

JCAHO의 하부 조직으로서, 환자진료와 직접적으로 관련이 있는 부분에 대한 평가와 더불어 지원 체계를 포함하여 진료서비스를 제공하는 모든 과정을 평가한다. 또한 병원 신임평가뿐 아니라 특정 질병, 외래, 검사실 등 일부 서비스의 평가 프로그램도 운영한다. 의료기관 평가의 방향을 환자 안전 향상에 초점을 맞추고 있다. JCI 인증은 최근 들어서 국제사회의 인지도가 높아지고 있는데, 이는 세계적으로 의료시장이 개방되고 의료서비스의 국제화로 해외 환자를 유치하기 위하여 세계적인 기준을 충족하는 병원 경영에 대한 관심이 증대되고 있는 현실이 반영된 것이다.

4) 국내 의료 질 평가

(1) 병원 신임 평가

우리나라에서는 1981년 대한병원협회의 병원 표준화심사 사업을 시작으로 의료서비스의 질 향상을 위한 본격적인 노력이 이루어졌다. 병원 표준화심사는 전국의 수련병원을 대상으로 하여 적정진료환경 및 수련환경을 통한 양질의 수련교육 제공이 가능하도록 신임제도를 운영하는 것을 목적으로 하며 2003년부터 병원 신임평가로 명칭이 변경되었다. 병원개요 및 행정부서편, 진료부서편, 특별진료부서편, 지원부서편, 질 관리부분, 수련행정편의 6개편 52개 부분으로 이루어져 있으며 현지심사와 서면심사로 심사하게 된다. 매년 신임인증 신청된 기관에 대한 평가가 진행되며, 평가결과 일정 수준 이상인 기관을 인증하고 신임인증 결과는 전공의 수련 및 정원 책정 기준으로 활용되고 있다.

(2) 의료기관 평가제도

의료기관 평가는 2002년 의료법에 그 근거를 신설하고 2004년부터 평가를 진행하였다. 의료기관 평가는 정부가 주도하는 평가로서 의료기관의 질적 수준을 향상시키며, 아울러 각 기관의 의료수준을 공개함으로써 국민의 알권리를 보장한다는 데 그 의의가 있다.

평가 후 결과가 공개됨으로써 평가제도의 사각지대에 있던 일부 기관들에게는 자발적인 개선노력이 경주되는 등 긍정적인 면이 있었으나 의료기관 평가 도입 이후 그 당위성과 타당성, 방법론에 대한 논란이 적지 않았다. 평가문항의 상당한 부분에서 내부체계 개선을 요구하므로 비용을 유발하는 측면이 있으며 전담기구 및 전문평가요원의 부족 등이 문제점으로 지적되고 있어 중장기적인 정부의 지원과 의지가 필요하다.

02 의료의 질 개념과 용어

1) 의료의 질 개념

질(quality)이란 사물의 속성, 가치, 유용성, 등급 따위의 총체이며, 질 관리(quality control)는 보건의료를 개선하기 위하여 행하는 모든 활동을 포함하고 있다. 현대의 복잡한 의료 환경에서는 의료의 질을 어느 한 가지 개념으로 나타내기가 어려우며 복잡하고 다면적인 개념을 포함한다.

2) 용 어

(1) 질 관리(quality control, QC)

QC는 과학적 원리를 응용하여 제품품질의 유지·향상을 기하기 위한 관리로서 넓은 뜻으로는 가장 시장성이 높은 제품을 가장 경제적으로 생산하기 위한 일련의 체계적 조치를 가리킨다. 의료 질 관리의 개념은 이와 같은 산업 분야의 제조업의 품질관리의 영향을 받아 도입되었고 관심이 증대되었다.

(2) 질 평가(quality assurance, QA)

QA는 소비자가 요구하는 품질이 충분히 만족하는지를 보증하기 위하여 생산자가 실시하는 체계적인 활동, 즉 제품 또는 서비스가 제시된 품질 요건사항을 만족시키고 있다는 것을 적절히 신뢰감을 주기 위하여 실시하는 필요한 모든 계획적이고 체계적인 활동이며 업무나 업무환경, 업무결과 등을 체계적으로 살펴보는 일련의 과정으로서 향상된 업무결과를 지속적으로 유지하도록 하는 것을 말한다.

1992년 QA는 Joint Commission에 의하여 질 평가와 질 향상으로 명명되었으며, 이는 의료의 질 관리 활동이 질 평가를 바탕으로 하여 개선하는 활동인 질 향상(quality improvement) 활동을 내포하고 있음을 나타낸다. QA 활동의 결과에 대해서는 정기적인 피드백이 반드시 필요하다.

(3) 총체적 질 관리(total quality management, TQM)와 지속적 질 향상(continuous quality improvement, CQI)

QA가 설정된 기준에 부합하는 것만을 목표로 하고 있는 반면 TQM은 기준 달성만을 목표로 하지 않고 상위 목표를 계속하여 추구하는 기법으로서 지속적으로 표준을 개선한다는 특징을 가지고 있다.

CQI는 1980년대에 Berwick와 Bataldan이 TQM을 보건의료 영역에 적용한 것으로 목적을 이루기 위해 이용되는 과정에 초점을 둔다. 여기에는 치료과정의 분석, 이해, 향상 및 환자를 둘러싼 병원체계, 직원, 임상관리, 재정구조가 포함된다.

(4) 성과 향상(performance improvement, PI)

QA와 TQM은 성과향상을 유도하기 위한 과정으로 볼 수 있다. 1962년에 산업현장에서 생산성과 성과를 향상하기 위하여 국제성과향상학회(International Society for Performance Improvement)가 설립된 바 있으며, PI는 서비스 제공자와 다른 조직 구성원의 욕구를 만족시키는 데 초점을 두고 그들이 가장 좋은 상태가 되었을 때 의료서비스의 질이 향상된다고 보는 것이다. PI에서는 먼저 바라는 성과에 대한 정의, 실제 성과 기술, 바라는 성과와 실제 성과 간 차이 파악, 성과 차이의 근본 원인 파악, 근본 원인에 따른 전략 및 중재 선택, 전략 및 중재 수행, 성과 모니터 및 평가 등의 과정이 강조된다. 특히 수행 후의 평가는 결과에 대하여 효율과 효과를 측정하는 과정이며 비용과 이익을 비교함으로써 이루어진다.

사례

Performance improvement

수술 후 유치도뇨관 재삽입률 감소 활동

1. 문제 개요

수술 시 삽입했던 유치도뇨관 제거 후 배뇨장애가 나타나는 경우 도뇨관 재삽입으로 인한 통증과 불편감을 초래할 뿐 아니라 요로감염 발생이 증가하게 된다. 이에 배뇨장애 발생의 위험군을 선별하여 성공적인 자가 배뇨를 도울 치료 지침을 제시할 필요가 있다.

2. 핵심지표

1) 유치도뇨관 재삽입률(%)

2) 유치도뇨관 제거 후 자가 배뇨 성공률(%)

3. 활동 목적

유치도뇨관 제거 후 자가 배뇨에 영향을 미치는 요인을 파악하여 환자의 통증과 불편을 최소화하면서 성공적인 자가 배뇨를 도모할 수 있는 치료 및 간호 지침을 설정하고자 함이다.

4. 자료 수집

1) 사전 조사 : 2011년 5월 2일 ~ 2011년 5월 15일

2) 사후 조사 : 2011년 9월 1일 ~ 2011년 9월 20일

3) 조사 내용 : IPSS(International prostate symptom score), 수술명, BPH(Benign prostate hyperplasia) 과거력, BPH 투약력, 유치도뇨관 제거 후 자가 배뇨 성공 여부, 유치도뇨관 재삽입 여부

5. 자료 분석 및 해석(프로세스 분석, 근본원인 분석 포함)

1) 근본원인 분석 어골도

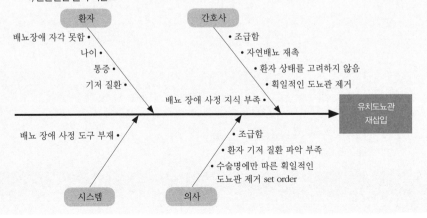

2) 원인 분석

외과 수술을 받은 환자 103명을 대상으로 한 조사 결과 수술 다음날 set order에 따라 유치도뇨관을 제거하고 있었으며, 수술 후 통증과 심리적 압박감은 배뇨장애의 위험 요인이므로 현재의 유치도뇨관 제거 시기를 개선할 필요가 있었다.

6. 개선 활동

1) 문헌고찰을 통한 위험 요인 및 배뇨 장애 사정 도구 선정

2) 간호사 교육

3) 비뇨기과 전문의의 자문

4) 알고리즘 작성

7. 활동 결과

	개선 활동 전	개선 활동 후
유치도뇨관 재삽입률	10.1%(10/103)	2.2%(4/200)
자가 배뇨 성공률	89.2%(92/103)	97.5%(195/200)

8. 향후 개선활동 지속 계획

외과의 4개 병동에서는 알고리즘 적용을 통해 고위험군을 선별하여 중재활동을 진행하고 있으며, 향후 외과의 전 병동에 확대 적용을 검토할 계획이다.

03 의료 질 향상 방법론

1) 질 향상의 과정

(1) 문제 발견

질 향상의 첫 번째 단계는 무엇이 문제인지 문제를 발견하고 규명하는 것에서 시작한다. 문제 규명에 있어서 구성원의 경험이 중요한 정보가 되고, 문헌고찰이나 통계작업이 수행되므로 팀 규모는 각 분야의 전문가 참여와 팀의 역동성을 고려하여 7~12명 정도가 적당하다.

(2) 우선순위 결정

다양한 문제 중 해결 가능성이 있으며 가장 중요한 문제가 무엇인지를 선정하는 과정이 필요하다. 이 과정에서는 의학적 중요성, 사회적 중요성, 실현 가능성, 효율성 등이 고려되어야 한다.

(3) 문제 분석

문제 분석 단계는 문제를 진단하고 정의하며 관련 요인을 파악하고, 이에 대한 인과 관계를 확인해 나가는 단계이다.

(4) 자료 수집

문제 분석을 한 후에는 실제 현황을 조사하기 위한 자료 수집을 한다. 기록조사, 면접조사, 설문조사, 직접 관찰 등의 조사방법을 적절하게 사용한다.

(5) 결과 분석 및 비교

자료 수집 후 다시 그 자료를 분석함으로써 실제 현황의 성격, 수행과정에 발생하는 문제, 자료의 인과 관계, 목표한 조직의 성과와 차이를 비교하여 조사 결과를 토대로 대안을 찾아간다.

(6) 표준 설정

표준 설정은 실현 가능한 적절한 목표치를 설정하는 것이 중요하다. 지나치게 높은 목표는 조직 구성원의 사기를 저하시키며, 너무 낮은 목표는 의미가 없어질 수 있다. 또한 표준은 측정이 가능하고 모든 조직원이 표준 설정에 대해 이해하고 있어야 한다.

(7) 질 개선 계획 수립

질 개선 계획을 수립하기 전에 프로세스를 진행함에 있어 발생할 수 있는 여러 가지 제약 및 가능성을 살펴야 한다. 그리고 직원의 교육 및 관리 감독이 강화되어야 하며 또한 인력, 시설, 물자, 예산이 고려되어야 한다.

(8) 개선 과제의 수행

계획 단계부터 조직 구성원이 참여하여 실행계획 전반을 토의하고 협의하는 단계를 거치며, 문제점을 미리 파악하여 적절한 대안을 마련하도록 하며 대안에 따른 개선과제를 수행한다.

(9) 모니터링 및 결과 평가

개선 진행 상황을 모니터링하고 문제를 분석한 후에는 성과 결과와 표준을 비교하여 평가한다. 성과가 표준에 미치지 못할 경우에는 재분석과 새로운 개선방안을 모색하고 다시 비교 분석하여 평가하며, 개선한 후 성과가 표준과 부합하면 수행과정 및 결과를 유지할 수 있도록 피드백한다.

2) 질 관리의 단계

(1) Deming의 PDCA cycle

PDCA cycle은 1920년 통계학자 Shewart가 계획(Plan), 실행(Do), 평가 (See) 3단계로 구성한 모델을 미국의 통계학자 Deming이 품질 개선을 위한 변화를 수행하는 4단계 모델로 다음과 같이 구성하여 대중화시켰다.

① Plan : 문제를 발견하고 문제의 해결 및 개선을 위해 계획을 세운다.

② Do : 소규모의 집단을 선정하여 계획된 내용을 시범 적용한다.

③ Check : 계획된 내용을 실행하고, 변화된 수행 및 결과를 관찰한다.

④ Act : 시범 적용의 결과가 성공적이었다면 확대 적용하고, 성공적이지 않았다면 시범 적용으로부터 나온 결과를 토대로 새로운 계획을 세우 고 cycle을 반복한다.

(2) FOCUS-PDCA

FOCUS-PDCA는 Deming의 PDCA cycle을 1989년 미국 병원법인(Hospital Corporation of America)에서 보완 적용한 것이다.

① Find: 개선이 필요한 과제를 찾아 우선순위에 따라 주제를 선정한다.

② Organize: 개선과제와 관련된 작업팀을 구성한다.

③ Clarify: 구성된 작업팀이 개선과제를 파악하고 분석한다

④ Understand: 개선과정 분석을 통하여 주된 문제의 원인이 무엇인지를 파악한다.

사례

PDCA cycle

주 제	수술 환자 안전을 위한 Surgical Safety Checklist(SSC) 제작 및 정착활동
활 동 팀	ㅁ 팀 리더 : 신경외과 수술실 수간호사 ㅁ 팀 원 : 외과 수술실 수간호사, 간호사 13명
참여대상	신경외과와 외과 의사, 마취의, 수술실과 회복실 간호사

Plan	1. 문제의 개요
	• 수술 전, 중, 후 환자안전 관련 업무 중 통합된 process가 없고 팀원간 원활하지 않은 의사
	  소통으로 적신호 사건과 같은 치명적인 결과가 야기될 수 있을 것으로 판단됨.
	2. 문제의 원인
	• 수술환자에게 마취 전과 피부 절개 직전 타임아웃(time-out)이 수행되고 있으나 환자 확
	  인, 수술명, 수술부위 확인에 국한됨.
	• 환자의 안전과 관련된 중요한 정보가 수술 팀원 간에 충분히 공유되지 못함.
	3. 개선활동 계획
	• 수술 환자 안전을 위한 Surgical Safety Checklist(SCC) 제작
	  : WHO에서 권고한 SSC를 본원 상황에 맞추어 수정, 보완(~5월)
	• 환자 안전 문화에 관한 간호사와 의사의 인식 수준 조사(5~6월)
	• SSC의 수행 지침을 위한 교육 및 홍보 활동(5~6월)
	  : 포스터, 시나리오, 동영상 제작

Do	• SSC를 신경외과와 외과에 시범 적용(7~8월) • 적용 과정 중 나타난 문제점을 보완하여 적용 가능한 부서로 확대(9~10월)

Check	• 개선 지표 : SSC 수행률
	              안전사고 보고 건수(사건/사고, 적신호 사건)
	              활동 전/후 환자 안전 인식도 변화

Act	• 각 집도과별 특성에 따라 SSC 수정, 보완 • 전체 집도과로 확대 시행

⑤ Select: 문제점의 우선순위를 정하고 설정될 가치가 있다고 판단되는
과제를 최종 설정하고 개선방안을 수립한다.

⑥ Plan: 설정된 사업대상 과정의 문제점과 원인에 대한 가설을 검증할 수
있도록 자료 수집과 분석과정을 거쳐 가설을 확정한 후 구체적인 해결
방안을 계획한다.

⑦ Do: 개선방안을 적용한다.

⑧ Check: 개선방안 적용 후 질적 수준을 실시 전의 수준과 비교분석하여
개선방안의 효과를 검증하고 문제가 있을 경우 보완하여 계획단계에서
부터 다시 반복한다.

⑨ Act: 장점과 이익을 유지하면서 개선을 계속한다.

3) 질 향상 방법론

(1) TQM(total quality management)/CQI(continuous quality improvement)

TQM/CQI는 과정 및 절차 개선을 위한 과학적인 방법론으로서, 목표를
설정하고 팀을 구성하여 과정/절차의 순서도를 적용하고 데이터를 사용하여
변이(variation)를 측정한다. TQM/CQI는 오류를 개인이 아닌 잘못 설계된 '시
스템'의 문제로 보고 이를 개선하기 위한 개선 방안을 계획하고, 실행, 분석,
결과의 시행 순으로 시스템의 개선을 진행한다.

(2) 식스 시그마

① 개 요

식스 시그마(six sigma)는 사전적 의미는 기업에서 전략적으로 완벽에 가
까운 제품이나 서비스를 개발하고 제공하려는 목적으로 정립된 품질경영 기
법 또는 철학으로서, 기업 또는 조직 내의 다양한 문제를 구체적으로 정의하
고 현재 수준을 계량화하고 평가한 다음 개선하고 이를 유지 관리하는 경영
기법이다.

② 식스 시그마 경영의 특징

• 데이터에 근거한 통계적 방법을 기반으로 측정하며, 정량적 접근방식을 도입하고 교육한다.

• 식스 시그마 경영은 고객만족에 초점을 두고 고객이 중시하는 주요 품질특성을 식별하고 겉으로 드러난 문제뿐 아니라 잠재적 문제까지 개선과제에 포함시킨다.

• 통계분석을 기반으로 한 프로세스 중심으로, 재작업과 폐기, 오류 발생을 감소시키기 위한 품질공학을 적용하고 원인을 수정함으로써, 새로운 투자를 막고 생산성을 향상시킨다.

• 전문 인력이 주도하며 추진요원은 역량과 역할에 따라 〈표 7-1〉에서 보는 바와 같이 챔피언, 마스터 블랙벨트(MBB), 블랙벨트(BB), 그린벨트(GB), 팀원 등으로 구분하고 CEO가 챔피언들의 상위에 위치하며 식스

| 표 7-1 | 식스 시그마 추진요원 구분

구 분	요 건	세부역할
Champion (챔피언)	최고책임자	프로젝트 선정 프로젝트 tracking 프로젝트 장벽 제거
MBB (마스터 블랙밸트)	전문 추진 지도자	Black Belt Coach 6σ 교육훈련 개발/전달 프로젝트 선정 Coach 수행과정의 문제점 처리
BB (블랙밸트)	추진 책임자	프로젝트리더 Green Belt의 코칭과 교육 문제해결을 위한 컨설팅
GB (그린벨트)	현업 담당자	BB 프로젝트 지원 개선프로젝트와 고유 업무 병행

시그마 활동에 직접 관여한다. 추진과정에 있어 가장 핵심적인 요원은 블랙벨트(BB)이며 BB프로젝트 팀의 구성, 구성원에 대한 교육, 문제해결을 위한 컨설팅 등의 역할을 수행한다. 훌륭한 전문가들을 양성하는 것이 식스 시그마 경영이 성공에 이를 수 있는 전략이다.

• 탑다운식으로 전개한다. 식스 시그마는 경영층 및 관리자 계층이 중심이 되는 탑다운식(top-down) 활동이다. 경영방침과 전략을 구체적인 활동단위로 분해하여 개선을 추진하고, 종래의 품질경영은 경영자가 추진자에게 일임하는 형태로 진행되어 현장 종업원들의 분임조 활동과 제안에 치중한다.

4) 질 향상 도구

(1) 친화도(affinity diagrams)

① 개 요

아이디어, 의견 등 대량의 언어 데이터 또는 질적 데이터(qualitative data)를 수집하여 분류·정리하는 방법이다. 친화도는 고객의 요구사항 조사나 브레인스토밍(brainstorming) 등 팀의 구성원들이 많은 아이디어를 제시했을 때 주로 이용된다.

② 적용절차

• 1단계 : 아이디어를 메모지, 포스트 잇 또는 카드에 하나씩 각각 기록한다.
• 2단계 : 유사한 아이디어들끼리 그룹으로 묶는다.
• 3단계 : 분류된 각 그룹에 제목을 붙인다.

• 4단계 : 몇 개의 그룹을 묶어 새로운 더 큰 그룹을 만든다.

(2) 브레인스토밍(brainstorming)

① 개 요

브레인스토밍은 1940년대 미국의 광고업자 알렉스 오스본이 아이디어를 내기 위한 일종의 회의방법으로 고안해 낸 것이다.

아이디어 창출과 아이디어 평가를 분리한 방법으로, 자유분방하게 사고할 수 있는 분위기에서 스스로 아이디어를 만들거나 여러 사람이 모여 창의적인 아이디어를 생산하기 위한 회의 기법이다. 세 사람 이상이 모여서, 하나의 주제에 대해 자유롭게 의견을 제시하며 토의한다.

② 브레인스토밍의 4대 원칙

• 제시된 아이디어를 비난하거나 평가해서는 안 된다.
• 모든 아이디어를 자유롭게 말하며 별난 아이디어도 모두 수용해야 한다.
• 아이디어는 많을수록 좋다.
• 이미 제안된 아이디어로부터 다른 아이디어를 이끌어 낼 수 있도록 한다.

③ 적용 절차

일반적으로 브레인스토밍은 위의 세 가지 방법을 적절히 혼합하여 진행한다.

• 1단계 : 리더를 선정하여 주제나 문제를 설명한다.
• 2단계 : 의견이나 아이디어를 메모한다.
• 3단계 : 의견/아이디어를 순차적으로 발표/기재한다.
• 4단계 : 의견/아이디어를 자유분방하게 발표/기재한다.
• 5단계 : 의견/아이디어를 평가한다.

(3) 인과관계도/ 어골도(cause-effect, fishbone diagram)

① 개　요

인과관계도/어골도(cause-effect, fishbone diagram)는 문제의 근본원인을 찾아 나가는 과정을 그림으로 표시한 것으로, 그림이 마치 아래 사례에서 보는 바와 같은 물고기의 뼈 같은 모양을 하고 있어 '피쉬 본 다이어그램'이라고도 한다. 이 기법은 문제의 잠재적 원인을 순서대로 범주화하고 그 범주에 속하는 프로세스상의 문제들(잠재적 원인들)을 모두 기술한 뒤에 그 중에서 근본적 주요 원인을 찾아 나가는 방식으로 진행된다.

② 적용절차

- 도표의 가장 오른쪽에 있는 원이나 상자 안에 실제 문제를 적는다. 그리고 실제 문제가 있는 곳부터 시작해서 왼쪽으로 수평선 (물고기의 등뼈부분)을 긋는다.
- 문제 해결을 위한 잠재적인 해결책을 브레인스토밍한다.

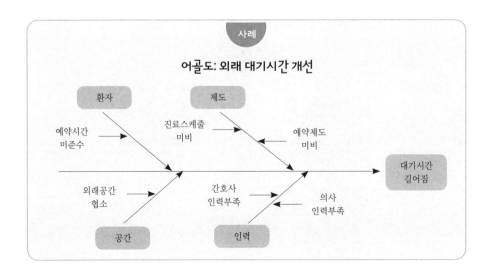

- 잠재적 해결책들은 몇 개의 주요범주로 분류하고 그것들을 표의 아래나 위에 정렬한다.
- 주요 범주에서 등뼈부분까지 대각선을 긋는다. 이러한 선들이 어골도의 기본적 뼈대가 된 각각의 주요 범주와 관계가 있는 해결책을 도표에서 적절한 선(물고기의 가시뼈)을 따라서 배열한다.

(4) 흐름도(flow chart)

흐름도(flow chart)란 업무과정을 단계적으로 보여주는 기법으로 업무과정의 개선을 시도할 때 주로 작성한다. 흐름도를 작성한 후 현황 프로세스의 문제점을 파악하여 이를 기반으로 프로세스를 개선하고자 할 때에 사용하기 적합한 기법이다. 다음 사례는 환자 발생 시 진행하는 흐름도의 예이다.

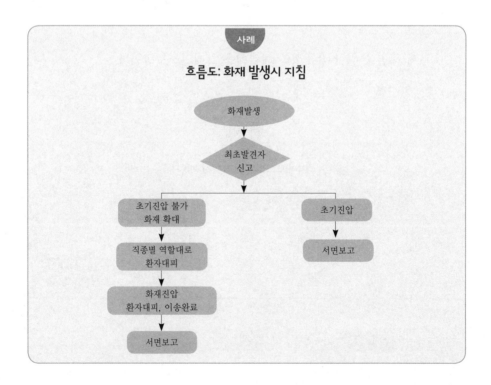

(5) 간트 차트(Gantt chart)

간트 차트(Gantt chart)는 프로젝트 일정관리를 위한 바(bar) 형태의 도구로서, 각 업무별로 일정의 시작과 끝을 그래픽으로 표시하여 전체 일정을 한눈에 볼 수 있다. 일반적으로 세로 축에는 시간에 따른 업무의 순서를 나열하고 가로 축에는 일정을 배열한다. 〈그림 7-1〉은 간트 차트의 한 예이다.

그림 7-1 활동 계획 간트 차트

내 용	2월	3월	4월	5월	6월	7월	8월	9월	10월
위원회 구성		■	■						
계획서 제출				■					
문제분석 및 개선활동					■	■	■	■	
활동 결과 및 보고서 제출									■

(6) 히스토그램(histogram)

히스토그램(histogram)이란 표로 되어 있는 도수 분포를 정보 그림으로 나타낸 것이다. 보통 히스토그램에서는 가로 축이 계급, 세로 축이 도수를 뜻하는데, 때때로 반대로 그리기도 한다. 보통 시간에 따른 자료의 변화나 추세 파악에 적절하다. 〈그림 7-2〉는 히스토그램의 한 예이다.

(7) 파레토 차트

① 개 요

파레토 차트 또는 파레토도(Pareto diagram)는 데이터를 항목별로 분류해서 크기 순서대로 각 범주에 대한 빈도를 막대의 높이로 나타낸 그림이다(〈그

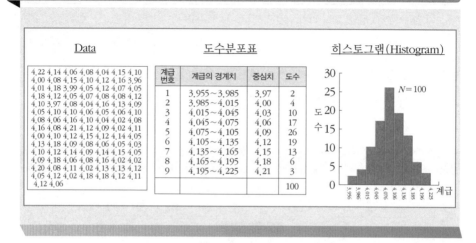

그림 7-2　히스토그램의 예

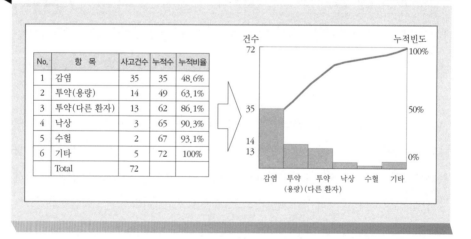

그림 7-3　파레토 차트의 예

림 7-3〉). 파레토 그림은 과정에서 불량의 주된 원인을 찾는 중요한 도구로 많이 사용되고 있다. 예를 들어 불량품이나 결점, 클레임, 사고 등을 그 현상이나 원인별로 분류하여 불량개수나 손실금액이 많은 차례로 늘어놓아 그 크기를 막대그래프로 나타내어 무엇이 가장 문제인지를 찾는다.

(8) 산점도

산점도(scatter diagram)는 두 변수 간의 연관관계를 파악하여 함수 관계를 표현하므로 두 변수 간의 관계가 직선인지 혹은 다른 형태를 갖는지 알 수 있다. 자료의 분포를 개괄적으로 파악하고 이상치를 발견하는 데 유용하다. 주로 문제해결을 위한 사전 원인조사 단계에서 쓰인다. 〈그림 7-4〉는 산점도의 한 예이다.

그림 7-4 산점도의 예

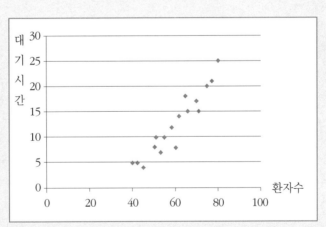

환자수	대기시간
40	5
42	5
45	4
50	8
51	10
53	7
55	10
58	12
60	8
62	14
65	18
66	15
70	17
71	15
75	20
77	21
80	25

(9) 통계적 공정관리(statistical process control, SPC)

품질규격에 합격할 수 있는 제품을 안정적으로 만들어 내기 위하여 추측이나 느낌이 아닌 과학적인 데이터를 근거로 통계적 방법에 의하여 공정을 관리해 나가는 관리방법을 의미한다. 이를 기반으로 보건의료분야에서는 프로세스 개선 추구와, 고객의 만족을 높은 생산성으로 창출할 수 있도록 현장 관리기법에 적용할 수 있다. 즉 'Never ending improvement program'으로서 개선을 위하여 연속적으로 적용해 가야 할 관리기법이다.

결국 SPC를 통해서 생산성을 향상시키며 궁극적으로 원가절감을 이루게 되며, 고객의 만족을 높임으로써 원만한 유대관계를 유지할 수 있는 것이다.

04 환자안전을 위한 위해 분석방법론

1) 성과개선(performance improvement, PI)

성과개선은 서비스의 기능 및 프로세스를 측정하여 성과를 강화할 수 있는 변화를 확인하는 방법으로, 시스템의 오류 및 불충분한 설계, 절차, 과오 등에 의해 발생될 수 있는 예상치 못한 위해 사건 혹은 결과에 기인하는 요인들을 효과적으로 감소시키는 것이다. 이에 발생하는 사건과 문제에 관련하여 가장 근접하고 직접적인 원인을 찾고 그 사건이 발생하기까지 관련 과정 안에서 근본 원인을 찾고 분석하여 프로세스를 개선하고 보완 수정해 나가는 작업이 필요하다.

Joint Commission에서는 환자를 사망 또는 심리적, 물리적, 정신적으로 상해를 입히거나 기능을 상실하게 하는 경우를 '적신호 사건(sentinel event)'으로 정의하고, 환자에게 해를 입히지 않았으나 절차상의 오류가 발생하였을 경우를 '근접오류(near miss)'로 정의한다. 각 의료기관은 이러한 문제들의 데이터를 수집 통합 관리하여 요인을 효과적으로 감소시키는 활동을 하며, 근본 원인분석을 통하여 이러한 적신호 사건의 관리에 대한 Joint Commission의 권장사항을 충족시키는 노력을 지속해야 할 것이다.

2) 근접 원인과 근본 원인

(1) 근접 원인 규명

근접 원인은 사건의 가장 가까운 원인으로 투약오류의 예를 들면, 잘못된 약물 투약, 라벨링 오류, 잘못된 경로로 투여, 부적절한 투여 기술 등을 들 수 있으며, 간헐적이며 예측할 수 없는 변이이다. 예를 들면, 기계 고장, 직원의 부주의로 인한 실수, 자연 재해 등으로 기계를 바꾸거나 직원을 해고한다고 해결되는 일이 아니다. 의료기관의 장비 관리의 예방적 유지, 보수 활동을 강화하고 인적자원 관리에서 인력의 배치, 자격과 교육 등을 강화하는 과정이 검토되어야 할 것이다.

(2) 근본 원인 분석

근본 원인의 규명은 겉으로 드러나는 근접 원인(proximate cause)을 찾는 것이 아니라, 원인의 밑에 내재하고 있는 시스템상의 결함(근본 원인)에 초점을 맞춘다. 〈그림 7-5〉는 적신호 사건과 원인 사이의 관계를 나타내고 있다. 모든 문제는 눈에 보이는 현상 외에 찾기 어려운 절차상의 문제가 있으며, 뿌리가 되는 원인까지 해결하지 않으면 문제 발생이 반복될 수 있다.

그림 7-5 적신호 사건과 원인 사이의 관계

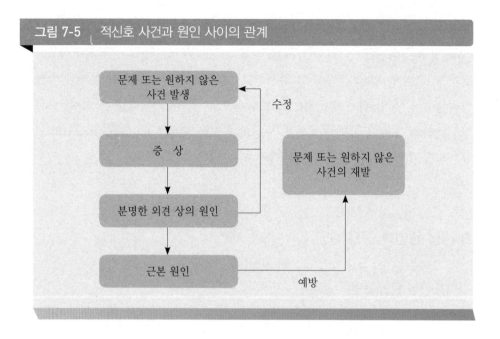

근본 원인 분석은 주로 시스템과 과정에 초점을 두며, 개인의 성과에 초점을 두거나 책임을 묻지 않는 것을 원칙으로 한다. 팀을 이루어 과정과 잠재적 원인, 미래에 문제가 발생할 수 있는 가능성을 발견하고 줄일 수 있는 방법을 찾고 노력해야 한다.

(3) 근본 원인 분석의 주요 단계 및 과정

근본 원인 분석 단계는 크게 분석의 준비, 근접 원인의 탐색, 근본 원인의 규명, 개선계획의 설계 및 실행의 4단계로 나누어 볼 수 있다. JCACHO는 근본 원인 분석의 4단계 과정을 다시 팀 구성, 문제의 정의, 문제의 조사 및 연구, 발생한 사건의 규명, 절차의 기여 요인 규명, 다른 기여 요인의 규명, 측정-근접 원인 및 근원적 원인에 대한 자료 수집 및 평가, 임시적인 변화의 설계 및 실행, 근본 원인들의 규명, 근본 원인들의 목록 추리기, 근본 원인의 확인 및 상호관계에 대한 고려, 위험 감소 전략의 탐색 및 확인, 개선 방안의 도출, 제안된 개선 방안의 평가, 개선 활동의 계획, 실행 계획의 수용성 확보, 개선 계획의 실행, 효과 측정 방법의 개발 및 측정의 성공 가능성 확보, 개선 활동에 대한 평가, 추가 조치의 시행, 결과의 소통 등 21단계로 상세 구분하였다.

(4) 개선 활동의 설계 및 도입

① FMEA(failure modes and effects analysis)의 적용

오류형태 영향과 심각성 분석으로 알려져 있는 FMEA의 의료분야에서의 목표는 환자에게 위해한 결과를 초래하는 것을 예방하고 잠재적 문제를 발생시킬 수 있는 절차를 재설계하는 데 초점을 둔다. 이 활동은 지속적으로 개선과 개정이 필요한 활동이므로 완성이라는 개념은 없으며 다음과 같은 절차를 따른다.

② FMEA의 절차

FMEA는 주제 선정, 팀 구성, 과정의 시각화, 위해 분석, 실행 및 결과 측정의 5단계로 이루어진다. 이 중 실행 및 결과 측정 단계에서는 각 문제에 대한 심각도(severity), 발생도(occurrence), 검출도(detection)에 대한 적절한 등급을 배정한다(팀원 모두의 의견이 일치해야 한다). 1등급은 '가능성이 거의 없는', 5등급은 '가능성이 있는', 10등급은 '거의 확실한 발생 가능성'을 의미한다. 환자에게 적용하면 1등급은 '환자에게 해를 끼치지 않음', 5등급은 '환자에게 불리하게 적용 가능함', 10등급은 '상해나 사망이 초래 될 수 있음'으로 오류 심각성의 순위를 추정할 수 있다.

05 QI 활동의 조직 및 기획

1) QI 활동의 조직

(1) QI 조직의 운영

QI 조직은 장기적 비전과 목표에 맞추어 전략적으로 운영되어야 하며 조직과 부서원의 참여 유도와 직원 자체의 변화 및 촉진, 각 부서의 연계를 통한 시너지 효과의 극대화를 이끌어 내야 하므로 최고경영층과 각 부서의 최고관리자들의 역할이 매우 중요하다.

(2) QI 활동 조직

QI가 의료계에 발전 및 확산되면서 병원 전반의 질 향상 활동을 기획, 통합, 조정, 지원하는 QI 조직체계를 갖추는 것이 의료의 질 향상과 병원경영에 필수적이라는 인식이 고조되고 있다.

① 질 관리팀(QI-Team)

• QI 팀으로 구성된 조직형태

병원 최고경영진의 직속으로 둔다. 팀원 구성은 진료내용의 분석이 가능한 간호사와 일반 업무분석, 자료수집과 통계를 위해서 의무기록사로 하고 업무량에 따라 그 수를 정하고 팀장은 간호사가 한다(〈그림 7-8〉).

• 질 관련 부서를 통합한 조직형태

독립되어 있는 병원 내의 질 관련 기구들, 즉 보험심사, QI, 감염관리팀은 같은 질 관리실 내에서 고유의 업무를 같이해 가면서 필요시에 서로 도와서

그림 7-8 QI 팀으로 구성된 조직형태

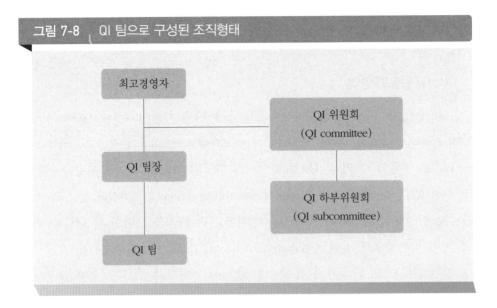

하는 것이 인원수, 기구 축소 효과, 공간 절감효과를 가져올 수 있다.

② QI 위원회(QI committee)

병원 내의 모든 부서가 질 관리 업무와 연결되어야 하기 때문에 부서의 업무를 알고 그 부서에서 지시가 가능한 직위를 가진 직원들로 위원회를 구성한다. 이 위원회는 월 1회의 회의를 정기적으로 가진다.

③ QI 하부위원회(QI subcommittee)

질 관리의 기본 단위는 기능이 동일한 업무를 수행하는 조직(예: 소화기내과 QI 팀/약제팀 QI 팀, 수술간호팀 QI 팀/ 의공학팀 QI 팀)으로 구성되어야 한다. 업무가 동일한 범주 내의 직원들로 조직되어야 효과적인 QI를 할 수 있다. 형식적이고 기능이 다른 직원들로 구성된 QI subcommittee로는 QI가 실패할 가능성이 높다.

2) 기획 및 예산

(1) QI 활동의 영역

QI 활동은 기관이 집중하는 중요도에 따라 QA(quality assurance), UM(utilization management), RM(risk management : 위험요소 관리), IC(infection control)로 분류할 수 있다. QA로 대변되던 미국의 의료서비스 질 향상을 위한 노력은 CQI를 거쳐 현재는 PI(performance improvement : 업무성과 향상)의 개념으로 발전되어 RM(risk management : 위험 관리)까지를 포함한다. 대다수 미국 병원들은 지속적 질 향상(continuous quality improvement, CQI)을 시행하고 있고 현재는 더 나아가 진료 외적인 부분에 있어서나, 혹은 병원을 방문한 모든 내외 고객들이 접할 수 있는 위험요소를 제거하자는 위험 관리의 개념까지 발전하였다. 병원에서의 위험 관리란 병원 내에서 발생하거나 발생가능성이 있는 위험을 줄이거나 제거하고 예방하는 체계적인 활동을 말한다. 진료와 관련되어 환자에게 나타날 수 있는 손상가능성을 조기에 발견하며 안전을 위협하는 요인을 제거하여 의료사고의 발생을 예방하여 의료소송으로 이어지는 사고의 발생빈도를 감소시키는 것을 목적으로 한다.

(2) QI 사업의 기획

QI 활동의 기획은 매해 교육과 연구 및 학회 활동을 포함한다. 그리고 병원 신문이나 QI 소식지 발간을 통하여 홍보와 내용을 공유하고, 회의를 통해 연계위원회 자료검토, 환자만족도 향상, 입퇴원 과정개선, 재원일수 관리, CP(critical pathway) 등을 논의하며 외부 내부 고객 만족도, 질 지표조사, 이용도 조사를 거쳐 서비스평가와 표준화 심사 및 운영 평가를 하게 된다.

(3) QI부서의 예산

QI전담부서의 예산은 수립되어진 질 향상 계획에 의거하여 편성하게 된다.

① 예산 편성

예산은 전년도 집행 실적 평가 후 위원회 의결을 거쳐 요구안이 작성된다. 금액단위는 천원으로 하며 산출근거자료를 첨부하여 예산 주관 부서에 제출한다.

② 예산의 배정

각 병원의 회계규정에 따라 분기별, 연단위로 계산되며, 사업시행계획 변경 등의 사유로 추가 비용이 발생할 경우, 필요성, 타당성을 검토하여 병원장 결재하에 추가예산을 수시 배정할 수 있다. 이에 QI 부서에서는 예비비를 책정해 두는 것이 바람직하다.

06 임상진료지침의 개발 및 적용

1) 임상진료지침

임상진료지침(critical pathway, CP)은 건설과 공학 분야에서 사용하던 용어로 사업의 공정을 효율적으로 운영하기 위하여 사용한 방법을 의료에 도입한 것이며, 최초로 의료기관에 도입한 것은 1985년 보스톤의 New England Medical Center로 알려져 있다. 정부의 국민의료비 저수가 정책 및 의료기관 경쟁, 설비투자의 고액화로 경영난을 겪으며 비용절감과 환자 만족을 동시에 이끌어 낼 수 있는 방편이었다.

　　임상진료지침의 초기 개념은 DRG에 따라 정해진 입원 기간 내 표준적인 결과를 얻기 위해 의사 및 간호사가 환자에게 제공해야 하는 의료행위의 순서와 리스트였다. 그러나 후기에는 그 개념이 점차 의료의 질과 의료수익 향상의 방법으로 인식되기 시작하여 현재는 공동의료팀이 환자에게 제공하는 최선의 관리지침으로 알려졌다.

　　Johns Hopkins Hospital(1994)은 '특정 질환이나 상태 또는 집단에 대한 다학제간 환자관리 계획으로 정해진 재원 기간 내에 비용을 최소화하면서 효율을 극대화하기 위하여 의사, 간호사, 기타 의료 요원의 중재를 시간의 진행에 따라 적절히 배열해 놓은 것'이라고 정의하고 있다. 국내에서는 임상진료지침을 주로 표준진료지침, 핵심진료경로, 주 경로, 주 진료경로, 주 임상경로 등으로 쓰고 있으며, 진료계획서 또는 입원계획서로 사용하기도 한다. 최근에는 환자 중심의 의료가 강조되면서 환자에게 제공되는 임상진료지침에 대하여 'patient pathway'라는 용어를 사용하기도 한다.

2) 개발과정 및 적용

- 개발 책임 진료과를 선정한다. 두 개 이상의 진료과의 참여가 필요하다면 개발팀을 구성한다.
- 개발팀에서는 해당 분야의 과학적 근거 및 임상 동향을 반영하여 개발을 진행한다. 임상진료지침은 정보수집이 가능하고 충분하며 적절한 과학적 근거가 있고 현실적으로 적용이 가능해야 한다.

- 임상진료지침이 완성되면 지침 관련 위원회, 질 관리 전담부서, 병원장의 승인을 받는다.
- 질 관리 부서에서는 최종 승인된 임상진료지침을 공지하고 임상에 적용할 것을 권고한다.

사례

임상진료지침: 복강경 하 담낭 절제술 치료 계획표

구분	입원일 (수술 전일)	수술 당일		수술 후 1일	퇴원일
		수술 전	수술 후		
관찰 및 측정	• 활력징후 측정 (혈압, 맥박, 호흡, 체온) • 체중 측정	• 활력징후 측정 (혈압, 맥박, 호흡, 체온)	• 활력징후 측정 (혈압, 맥박, 호흡, 체온) • 섭취량/배설량 측정 • 심호흡, 기침 격려	• 활력징후 측정 (혈압, 맥박, 호흡, 체온)	• 활력징후 측정 (혈압, 맥박, 호흡, 체온)
활동 정도	• 침상 안정	• 침상 안정	• 침상 안정 (침상 머리 45°상승 유지)	• 일상 생활	• 일상 생활
식사	• 석식 밥 이후 금식 (물도 금지)	• 금식	• 금식 → 수술 6시간 후 물 섭취	• 죽	• 밥(환자가 원할 경우)
검사 및 처치	• 흉부 x-ray • EKG • 수술부위 피부 준비 (제모 크림 이용)			• 혈액검사 • 수술 부위 소독	• 혈액 검사(오전 5시)
약물 치료		• 주사: 수액, 위 보호제 • 수술 전 안정제(마취과 처방)	• 주사: 수액, 거담제, 위 보호제 • 필요시 진통제	• 주사: 수액 • 경구약: 담석증 및 간질환 치료제, 소화제 • 필요시 진통제	• 경구약: 담석증 및 간질환 치료제, 소화제 • 필요시 진통제
교육 및 설명	• 입원 생활 안내 • 수술 전/후 교육 • 환자, 보호자 병실 상주 • 동의서 구득	• 속옷, 장신구 제거 • 수술 전 교육 • 수술 후 주의사항 교육			• 혈액검사 결과 확인 후 퇴원 결정 • 퇴원 시 주의사항, 퇴원약 설명 • 1주일 후 외래 예약

3) 적용 후 효과 평가 및 개정

- 임상진료지침을 전체에 적용하기 전 일정기간 동안 예비적용 기간을 거쳐 적용한다.
- 적용 후에는 효과를 평가할 수 있는 지표를 선정하여 모니터링하고 분석하여야 하며, 기간을 정하여 주기적으로 재검토하고 필요시 개정하여야 한다.

07 임상 질 지표

1) 정의 및 특성

　　임상 질 지표는 환자 건강에 영향을 줄 수 있는 관리, 진료 및 진료지원 기능의 질을 모니터링하고 평가하고 개선하기 위한 지침으로 사용되는 평가 방법이다. 즉 환자진료의 결과나 과정을 측정하는 신뢰성 있고, 정량적으로 나타낸 객관적인 측정 도구이며, 최근에 의료 행위의 질 평가와 질 향상 사업의 성공 여부를 판단하기 위한 여러 측면 중에서, 임상지표를 이용한 결과의 만족도 또는 성취도를 알아보는 일이 질 향상 사업의 핵심이 되고 있다.

2) 임상지표의 종류

임상지표는 진료 또는 환자관리를 위하여 수행되고 있는 평가항목 (측정항목)에 대하여 만족하는 환자들의 숫자 혹은 비율로 표시되는데, 적신호 사건 지표(sentinel event indicator)와 집합적 자료 지표(aggregate data indicator)의 두 가지 종류로 크게 나누어 볼 수 있다(〈표 7-2〉). 적신호 사건은 환자안전을 보장하는 데 유효하여 위험 관리(risk management)에 주로 이용되며, 집합적 자료 지표는 많은 사례와 관련된 과정이나 결과를 정량화한 것으로 의료기관의 전반적인 성과를 측정하는 데 유용하다.

이외 구조, 과정, 결과에 따른 지표로 구분할 수 있는데 구조적 지표는 감염관리실이 있는가의 여부, 낙상 발생률의 경우 과정적 지표로, 수술 후 감염 발생률은 결과적 지표로 구분할 수 있겠다. 과정 지표는 질적 수준을 직접적으로 나타내는 지표이며 질 개선이 목적이다. 단기간 측정 틀이 필요할 때 사용되며, 장기간 측정 틀이 필요할 때는 결과 지표를 사용한다. 결과 지표는 전체 시스템의 퍼포먼스를 측정할 때, 시술량이 많은 경우 유용하며 측정의 용이성이 있으나 발생 빈도가 낮을 때는 곤란하다. 결과지표는 위험도 보정(risk adjustment)과 정확한 코딩(coding)이 필요하다.

| 표 7-2 | 임상지표의 예

지표의 종류	임상지표
적신호 지표	투약 오류로 인한 사망환자 수
집합적 자료 지표 (비율기반 지표/연속변수 지표)	병원감염 분자: 감염자 수 분모: 연구기간 동안 병원 입원 환자 수

3) 임상지표의 수립 및 모니터링

임상지표를 세우기 위해서는 임상지표에 대한 진료행위를 합리적으로 측정할 수 있고, 이들의 분석에 따라 성취 가능한 수준의 진료와 의료진이 받아들일 수 있는 진료의 수준을 정할 수 있어야 한다.

(1) 임상지표의 수립 기준

임상지표를 수립할 때 기준은 기존의 연구나 알려진 지식을 기초로 하여야 하며, 기관의 현재 여건에 맞는 목표가 수립되어야 하고 각 기관에서 적용이 가능하여야 한다. 그리고 다음과 같은 조건을 만족시켜야 한다.

- 명확하게 정의될 수 있어야 한다.
- 중요한 진료 서비스 요소가 모두 포함되어야 한다.
- 산출에 수반되는 자료 수집이 정확하고 용이하여야 한다.
- 임상적으로 타당하며, 진료 서비스 결과와 관련이 있어야 한다.
- 중복되지 않으면서 가치 있는 정보를 제공하여야 한다.
- 전문가 및 최근 문헌 또는 병원의 실정에 기초를 두어야 한다.
- 지표를 통하여 측정한 결과는 진료 서비스 개선에 적용 가능하여야 한다.

(2) 임상지표의 모니터링

임상지표의 모니터링은 진료의 과정 및 결과 혹은 성과를 정량화하여 측정하는 것이다(〈표 7-3〉 참조). 질 관리학회의 자료나 다른 병원의 자료와 해당병원의 평균치를 참고하여 기준점을 선정하고 각 지표에 대하여 적절한 기간 동안 모아서 통계적인 분석을 한다. 자료 분석 후 표준 이하의 결과에 대하여 원인 분석을 하고, 발견된 원인 등에 근거하여 질 향상 활동을 위한 개선

| 표 7-3 | 존스홉킨스 병원의 임상지표의 예

지 표	역치 혹은 표준
사망률	0 ~ 6.3%
1,800그램 이상 신생아의 사망률	0 ~ 6.8%
퇴원 30일 이내 재입원율	0 ~ 9.2%
체류 6시간 이상의 응급실 환자 비율	0 ~ 8.2%
수술 후 창상 감염률	0 ~ 2.6%
1,000환자당 발생하는 bacteremia	0%
외래 수술 취소율	0 ~ 11.9%
내시경 취소율	0 ~ 18.9%
동일 입원 내 계획에 없던 재수술률	1.50%
중환자실 재입실률	0 ~ 9.4%
투약오류	0%
혈액 반납 및 폐기율	<2%

활동의 방법을 계획한다. 개선활동 후 기준점과 비교하여 평가하여 문제점을 파악하고 해결점을 제시하여 질적 수준의 유지를 위해 결과에 대한 지속적인 홍보와 모니터링을 계속 유지하여야 한다.

4) 국내 임상 질 지표

(1) 2011년 인증제의 임상 질 지표

폐렴부문 지표를 모니터링하고 관리한다.

• 병원 도착 후 24시간 이내 혈중 산소포화도 검사 시행 비율
  병원 도착 후 24시간 이내 혈중 산소포화도 검사 를 받은 폐렴 환자 수/만 18세 이상 입원 폐렴환자 수
• 혈액배양검사 시행 환자 중 첫 항생제 투여 전 혈액배양검사 시행 비율
  혈액배양검사 시행 환자 중 첫 항생제 투여 전 혈액배양검사 한 환자 수/만 18세 이상의 환자 중 입원 기간 동안 혈액배양 검사를 시행한 기록이 있는 폐렴 환자 수
• 병원 도착 후 8시간 이내에 첫 항생제 투여받은 폐렴환자 비율
  병원 도착 후 8시간 이내에 첫 항생제 투여받은 폐렴환자 수/만 18세 이상 환자 중 입원 기간 동안 항생제를 투여받은 기록이 있는 폐렴 환자 수
• 입원 전 1개월 이내 흡연력이 있는 환자 대상 금연상담 시행 비율
  입원 전 1개월 이내 한 번이라도 흡연력이 있는 폐렴환자 중 입원기간 동안 의사나 간호사로부터 금연에 대한 상담이나 교육을 받은 환자 수/만 18세 이상 환자 중 1개월 이내 한번이라도 흡연한 적이 있는 폐렴환자 수

예방적 항생제 부문 지표를 모니터링하고 관리한다.

• 피부 절개 전 1시간 이내 최초 예방적 항생제 투여율
  피부 절개 전 1시간 이내 비경구로 최초 예방적 항생제를 최초 투여받은 환자의 수/예방적 항생제를 투여받은 환자의 비율
• Umbilical cord clamping 후 예방적 항생제 투여율
  Umbilical cord clamping 후부터 수술 종료 전까지 비경구로 예방적 항생제를 처음 투여받은 환자 수/제왕절개술 예방적 항생제를 투여받은 전체 환자 수
• Proximal tourniquet inflation 이전 예방적 항생제 투여율
  Proximal tourniquet inflation 이전에 예방적 항생제를 비경구로 최초 투여받은 환자 수/예방적 항생제를 투여받은 전체 환자 수
• 3세대 이상 Cephalosporine 계열 투여율
  3세대 이상 Cephalosporine 계열 항생제를 투여받은 환자 수/예방적 항생제를 투여받은 전체 환자 수
• Aminoglycoside 계열 투여율
  Aminoglycoside 계열 항생제를 투여받은 환자 수/예방적 항생제를 투여받은 전체 환자 수

- 예방적 항생제 병용 투여율

  2개 이상의 항생제를 투여 받은 환자의 수/예방적 항생제를 투여 받은 전체 환자 수
- 퇴원 시 항생제 처방율

  퇴원 시 항생제를 처방 받은 환자 수/평가 대상 수술을 받은 환자 수
- 예방적 항생제 평균 투여일 수

중환자부문 지표를 모니터링하고 관리한다.

- 기계호흡환자의 상체 거상 체위 시행 비율

  중환자실에 입실해서 기계호흡 치료를 받으면서 하루 세 번 관찰 시, 세 번 모두 30도 이상의 상체 거상 체위를 유지하고 있는 것으로 기록된 환자들의 총 일수/만 18세 이상 환자 중 중환자실에 입실해서 기계호흡 치료를 받고 있는 환자의 총 일수
- 기계호흡환자의 스트레스성 궤양 예방 치료 비율

  중환자실에 입실해서 기계호흡치료를 받으면서 스트레스성 궤양 치료를 받고 있는 환자들의 총 일수/만 18세 이상 환자 중 중환자실에 입실해서 기계호흡 치료를 받고 있는 환자의 총 일수
- 기계호흡환자의 심부정맥혈전(DVT: deep vein thrombosis) 예방 치료 비율

  중환자실에 입실해서 기계호흡치료를 받는 환자 중 DVT 예방치료를 받고 있는 환자들의 총 일수/만 18세 이상 환자 중 중환자실에 입실해서 기계호흡 치료를 받고 있는 환자 중 DVT 호발군에 해당되는 환자들의 총 일수
- 환자의 통증상태 점검

  중환자실에 입실한 환자들 중 하루 세 번 통증상태가 기록된 환자들의 총 일수/만 18세 이상 환자 중 중환자실에 입실한 환자들의 총 일수
- 환자의 진정상태 점검

  중환자실에 입실한 환자들 중 하루 세 번 진정상태가 기록된 환자들의 총 일수/만 18세 이상 환자 중 중환자실에 입실한 환자들의 총 일수

급성 심근경색증 지표를 모니터링하고 관리한다.

- 병원 도착 30분 이내 혈전 용해제 투여율

  병원 도착 30분 이내 혈전 용해제 투여 환자 수/재관류 대상자(ECG상 ST절 상승 또는 new onset LBBB가 있는 환자)로 병원 도착으로부터 6시간 이내 혈전 용해제 투여 환자 수
- 병원 도착 90분 이내 primary PCI 실시율

  병원 도착 90분 이내 primary PCI 시술 환자 수/재관류 대상자로 병원 도착부터 12시간 이내 primary PCI 시술 환자 수
- 병원 도착 시 아스피린 처방률

  병원 도착 후 24시간 이내에 아스피린을 처방받은 AMI 환자 수/응급실을 경유하여 입원한 AMI 환자 수

- 퇴원 시 아스피린 처방률

  퇴원 시 아스피린을 처방받은 AMI 환자 수/응급실을 경유하여 입원한 AMI 환자 수
- 퇴원 시 베타차단제 처방률

  퇴원 시 베타차단제를 처방받은 AMI 환자 수/응급실을 경유하여 입원한 AMI 환자 수
- 사망률(원내 사망/ 입원 30일 이내 사망환자 수)

  입원 기간 내 또는 입원 30일 내 사망환자 수/응급실을 경유하여 입원한 AMI 환자 수

뇌졸중 부문 지표를 모니터링하고 관리한다.

- 흡연력 조사율
- 신경학적 검사 실시율
- 연하장애 선별 고려율(2일 이내)
- 뇌영상 검사 실시율(24시간 이내)
- 조기재활치료 고려율(3일 이내)

사망률 부문 지표를 모니터링하고 관리한다.
경영진에게 모니터링 결과 및 개선활동 시행결과를 보고한다.

5) 외국 임상 질 지표

(1) 국제 인증기준의 임상 질 지표 영역

1970년대 이후 공적, 사적 의료기관평가 시스템을 통해 public reporting of health care quality 활동을 하고 있는 나라들이 많다. 미국의 JCAHO는 평가를 받은 병원별 임상 질 지표를 모두 인터넷으로 공개 하여 'quality check'라는 로고가 첫 화면에 보이고 각 주별, 병원별 질 평가 받은 해, 수준을 모두 알 수 있도록 정보를 제공한다. 'Online Quality Report' 화면에서는 연방정부와 주정부가 정한 기준에 맞는지 상세한 평가 내용을 공개하고 있다. 〈표 7-5〉는 국제 인증기준의 임상 질 지표 영역을 보여주고 있다.

| 표 7-5 | 국제 인증기준의 임상 질 지표 영역

임 상	병원관리자
환자 평가	법규로 요구되는 보고 활동
진단검사 서비스	위험관리
방사선 및 진단영상 서비스	활용도 관리
외과적 시술	환자와 가족의 기대 만족도
항생제 및 기타 약물 사용	직원의 기대 및 만족도
약물 오류 및 근접 사고	환자집단의 특성 및 임상 진단
마취제 및 진정제 사용	재무관리
혈액 및 혈액제제 사용	환자, 가족, 직원의 안전을 해치는 사건 사고의 예방과 관리
환자 의무기록의 가용도, 내용, 사용	
감염 예방 관리, 감시, 보고	
임상연구	

(2) Joint Commission 의 질 향상 핵심 지표

Joint Commission의 권고에 따라 미국 Cedars-Sinai medical center에서는 다음과 같이 질 지표 관리를 시행하고 홈페이지에 게시하고 있다.

① 심근경색 치료

심근경색 환자 질 향상 지표	Cedars-Sinai (2012.4~6월)	전국 모든 병원 (2011.1~12)	
		상위 10 %	평균
좌심실 수축 기능 장애에 대한 안지오텐신 전환 효소 (ACE) 억제제 또는 안지오텐신 수용체 차단(ARB) 처방 비율	100%	100%	97%
도착 시 아스피린 처방 비율(병원에 도착 후 24시간 이내에 아스피린을 처방받은 심근경색 환자의 비율)	100%	100%	99%
퇴원 시 아스피린을 처방받은 심근경색 환자의 비율	100%	100%	99%
퇴원 시 베타 차단제 처방 비율	100%	100%	99%
도착 90분 이내 관상동맥 중재(PCI) 치료 비율	100%	100%	94%

② 심부전 치료

심부전 환자 질 향상 지표	Cedars-Sinai (2012.4~6월)	전국 모든 병원 (2011.1~12)	
		상위 10 %	평균
좌심실 수축 부전에 대한 안지오텐신 전환 효소 (ACE) 억제제 또는 안지오텐신 수용체 차단(ARB) 에 대한 심부전 환자 처방 비율	100%	100%	97%
퇴원 후 자신의 다이어트, 체중과 약품을 관리하는 방법에 대한 지침을 제공 심장마비 환자 비율	99%	100%	93%
입원기간 중 좌심실 기능을 평가하여 좌심실의 기능을 가지고 있는 심부전 환자 비율	100%	100%	99%

③ 폐렴 관리

폐렴 환자 질 향상 지표	Cedars-Sinai (2012.4~6월)	전국 모든 병원 (2011.1~12)	
		상위 10 %	평균
응급실에서 항생제 사용 전 혈액검사 시행 비율	98%	100%	97%
중환자실에서 항생제 사용 전 혈액검사 시행 비율	100%	100%	98%
폐렴 진단 후 병원 도착 24시간 이내에 중환자실에서 적절한 항생제를 처방받은 환자의 비율	100%	100%	99%
폐렴 진단 후 병원 도착 24시간 이내에 중환자실이 아닌 곳에서 적절한 항생제를 처방받은 환자의 비율	100%	100%	96%

④ 입원환자 수술 관리

• 예방적 항생제

입원환자 수술 치료 질 향상 지표 (예방적 항생제 사용)	Cedars-Sinai (2012.4~6월)	전국 모든 병원 (2011.1~12)	
		상위 10 %	평균
첫 수술절개 한 시간 이내 항생제 투여 비율	98%	100%	98%
올바른 예방적 항생제 선택 비율	99%	100%	98%
수술 후 24시간 이내에 항생제 중단 비율	97%	100%	97%

• 혈액 응고 예방

입원환자 수술 치료 질 향상 지표 (혈액 응고 예방)	Cedars-Sinai (2012.4~6월)	전국 모든 병원 (2011.1~12)	
		상위 10 %	평균
수술 유형에 따른 혈액 응고 예방 치료 비율(약물치료, 압박스타킹, 다리운동을 위한 기계 처방)	97%	100%	98%
혈액응고 예방을 위해 적절한 치료를 받은 환자의 비율	97%	100%	97%

• 수술환자 추가 관리

입원환자 수술 치료 질 향상 지표	Cedars-Sinai (2012.4~6월)	전국 모든 병원 (2011.1~12)	
		상위 10 %	평균
심장 질환 환자의 첫 수술 후 이틀 동안 오전 6시 혈당검사 비율	99%	99%	95%
적절한 방법의 제모 비율	99%	100%	100%
수술 후 2일 이내에 요도 카테터 제거	97%	100%	94%

• 외래환자 관리

외래환자 질 향상 지표	Cedars-Sinai (2012.4~6월)	전국 모든 병원 (2011.1~12)	
		상위 10 %	평균
첫 수술절개 한 시간 이내 항생제 투여 비율	98%	100%	98%
올바른 예방적 항생제 선택 비율	99%	100%	98%

• 응급실 환자 관리

심근경색 환자 질 향상 지표	Cedars-Sinai (2012.4~6월)	전국 모든 병원 (2011.1~12)	
		상위 10 %	평균
도착 시 아스피린 처방 비율(병원에 도착 후 24시간 이내에 아스피린을 처방받은 심근경색 환자의 비율)	100%	100%	99%
도착 90분 이내 관상 동맥 중재(PCI) 치료 비율	100%	100%	94%

참고문헌

국제병원 인증지원센터, 글로벌 헬스케어 시대의 의료의 질 향상(고려의학, 2010)

김금순 외, 욕창, 낙상예방 및 통증간호의 간호과정 적용 평가도구 개발(임상간호연구, 2009)

김선, 플렉스너 보고서(한길사, 2005)

김정은·김석화·이선영, 의료는 안전한가? 근본원인분석의 도구와 기법(이퍼블릭 코리아, 2007)

김정은 외, 환자안전의 게이트 키퍼 간호사(이퍼블릭 코리아, 2008)

한국산업안전보건공단, 사고의 근본적인 원인 분석 기법에 관한 기술 지침(2007)

한국 QI간호사회, QI실무자에게 배우는 질 향상 활동 지침서(이노맥스, 2010)

Best practices in patient safety education module handbook(University of Washington Center for Health Sciences, 2005)

Joint Commission Resources, Root Cause Analysis: Tools and Techniques, third ed.(Oakbrook Terracem 2005)

Wachter, R. M., Understanding Patient Safety(McGraw-Hill Companies Inc., 2008)

http://www.cedars-sinai.edu/patients/Quality-Measures

8장

환자 안전관리
– 병원의 안전문화 –

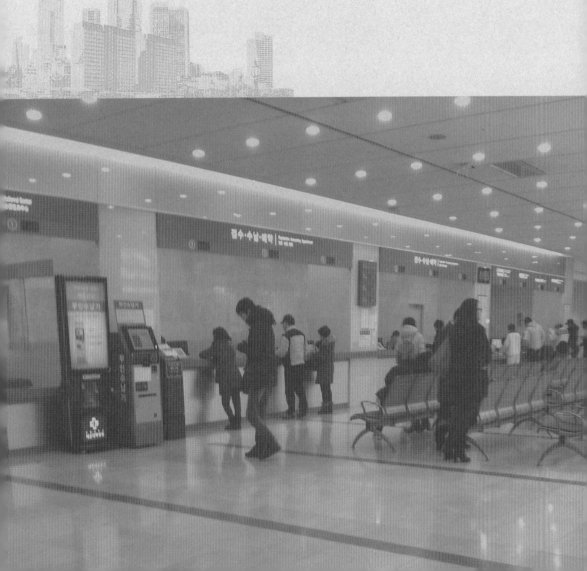

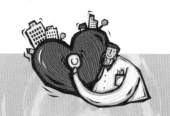

환자 안전관리
-병원의 안전문화-

01 병원의 안전문화 구축을 위한 조건

1) 리더십

리더는 조직 구성원의 역할모델이며, 업무관리의 효율성과 도덕적 책임감 등을 고취시키는 역할을 한다. 효과적인 리더십은 조직 구성원을 올바른 길로 인도하며 권한을 부여하고 비전을 제시하여 조직에 대한 기대와 분위기를 적극적으로 조성한다.

안전과 프로세스 개선을 추구하는 지도자일수록 업무에 대한 책임도 커진다. 이러한 리더는 부정적인 결과를 예방하고 직원 성과에 긍정적인 영향을 미치며, 안전을 위한 적절한 인력과 재정적 자원을 효과적으로 분배한다. 또한 어떤 행동의 책임에 대해 명확한 근거를 제시한다. 리더의 이러한 의도와 행동이 작업환경과 구성원의 행동에 반영된다면 안전은 가장 중요한 것으로 인식될 수 있을 것이다.

2) 병원의 안전문화

조직문화는 조직 구성원의 사고와 행동, 업무방식에 영향을 미치고 조직을 안정화하고 기반을 강화하는 데 매우 중요하다. 최근 조직문화에 관심이 모아지는 이유는 의료기관들이 조직의 최대목표를 안정성에 두고 업무과정을 재구성하기 위해 구체적인 실행방안을 필요로 하고 있다. 그러나 성공적이고 뛰어난 조직문화가 없이는 목표달성을 위한 지속적인 변화를 이끌기가 쉽지 않다. 따라서 많은 의료기관들이 환자안전 활동을 수행하고 있으며, 조직문화는 이러한 활동에 주요한 역할을 할 것이다.

안전문화를 정착시키기 위해서는 조직 구성원, 시스템 그리고 업무활동을 포함하는 안전목표를 달성하기 위한 상호협동적인 노력이 필요하다.

안전문화는 의료기관을 포함한 모든 조직에서 강조되어야 할 중요한 요소이다. 의료기관은 단순히 안전을 소개하는 차원이 아니라 문화적 차원으로의 변화를 시도해야 한다. 안전은 수행 가능한 것이어야 하고 병원의 핵심지표가 되어야 한다. 그리고 조직운영 전반에 걸쳐 실행되어야 한다. 안전활동의 실천은 강제적 차원으로 수행되기보다는 조직의 사명과 비전에 포함되어 전체 구성원이 받아들일 수 있도록 해야 한다. 그러므로 조직은 안전에 대한 목적과 목표를 수립할 때 조직 전체에 적용할 수 있도록 해야만 한다. 즉 환자 안전문제는 조직 전체 수준에서 지속적인 우선순위를 갖도록 정규적인 주제로 선정되어 실행과 토론을 반복해야 한다.

3) 책임의 공유

관리자는 발생된 문제를 대할 때 처벌을 내포한 표현을 해서는 안되며 책임을 공유한다는 의미를 전달할 수 있어야 한다. 이것은 모든 조직 구성원이 조직의 안전에 대한 적극적인 책임을 가지게 하는 첫 걸음일 수도 있다. 즉 서로를 비난하는 데 시간을 낭비하지 않고 모든 구성원이 적극적으로 책임을 인식할 수 있도록 분위기를 만들어 가야만 한다. 의료의 질과 안전을 중요시하는 조직문화는 비전을 공유하는 강력하고도 폭넓은 협력관계가 경영진과 의료진을 포함한 모든 구성원 간에 이루어져야 한다. 연대의식과 조직 간 주인의식이 커질수록 안전한 병원환경을 만들어 가기 위한 책임과 의무는 더욱더 커지게 된다.

4) 개방적 비처벌적 환경

처벌은 근원적인 원인을 발견하고 수정하기 위한 시스템 문제를 파악하지 않고 개개인의 잘못만을 규명하는 것이다. 사건을 분석하는 주요 목적은 인간의 실수를 처벌하는 것이 아니라 시스템의 취약점을 이해하는 중요한 학습의 기회가 될 수 있다. 이처럼 경험을 통한 학습의 기회는 사람들이 서로의 경험을 자유롭게 생각하고 토론하는 데 기초를 두며, 같은 경험을 수행한 사람들은 토론을 통하여 문제를 해결해 가는 방법을 배우게 된다. 토론의 경험이 거의 없었던 사람은 학습의 기회가 있을 때에도 좋은 결과를 보여주지 못했다는 것이 연구로 증명되었다.

또한 학습 환경은 조직의 복잡한 시스템 문제를 이해하는 데 중요한 조건이 된다. 시스템은 개인들이 독립적으로 달성할 수 없는 결과들을 가능하게 하는 상승작용을 하는 반면, 불완전한 시스템들은 개인이 업무를 수행해 가는 데 있어서 바람직하지 못한 결과를 초래하게 될 수도 있는 것으로 알려져 있다. 조직이 구성원들에게만 문제가 있다고 생각한다면, 그 관점은 결코 개선될 수가 없다.

5) 학습문화

학습은 단순한 과정이 아니고, 지식과 지혜를 얻기 위한 의식 있는 노력을 요구한다. 이 과정은 조직의 목표를 달성하기 위한 행동과 정보를 반영하는 등 지속적인 순환을 수반한다.

학습 수용능력이 큰 조직은 항상 불확실하고, 복잡하고, 유동적인 환경 속에서도 무엇인가를 받아들이는 열린 마음을 보여준다. 오류를 범하기 쉬운 환경을 만드는 요소들은 지속적으로 그 형태를 바꾸어야 하기 때문에 유연한 사고가 무엇보다도 필요하고, 문제를 해결하기 위한 각 연관부서들의 인과관계를 이해하는 데 아주 중요하다고 할 수 있다.

조직은 문제를 해결하는 데 적합한 접근방법과 연구책임자를 선정하는 등 그들이 직면할지도 모르는 문제들을 예측할 수 있어야 한다.

조직은 안전에 대한 더 많은 지식을 얻을수록, 오류의 신속한 해결을 위한 설계 과정과 단순한 과정을 포함해 안전설계 원칙에 대한 기본적 개념을 확정하는 데 개방적이어야 한다. 유연한 사고는 본인의 현재 수준 이상으로 생각하고 또한 이미 알고 있는 것을 보다 더 활용하여 조직이 학습할 수 있도록 해준다.

6) 근거 중심의 문제해결

의료기관의 교육목표 중 하나는 과학적인 지식과 임상의 연관성을 높여야 한다는 것이다. 의료과실은 근거 중심의 문제해결 분위기를 조성하도록 노력함에도 불구하고 여전히 발생하고 있다. 근거중심에 기초한 의학의 기술은 의료적 판단에 부정적 영향을 미치거나 기술혁신을 가로막는 것이 아니라 환자 치료과정에서 긍정적인 결과를 나타내는 특정 업무를 표준화시키는 것이라 할 수 있다. 의료현장의 다양성 때문에 복잡한 구조로 인한 의료과실이 계속 초래되고 있지만 의료진들은 여전히 다양한 이유들을 주장하면서 습관적인 업무수행 행태와 전통을 고수하려는 고집스러운 태도, 그리고 오랜 이론적 틀에서 벗어나지 않으려고 한다.

전문가들은 의사들의 행동 변화보다는 바람직한 의료기술을 지원할 수 있는 시스템을 만드는 것이 더 효과적이라고 주장한다. 그러나 의료기관으로 하여금 지침서대로 적용하도록 강제할 의사가 있다고 하더라도 수행하는 데 있어서 몇 가지 현실적인 요구가 필요하다고 생각된다. 즉 지역적 상황에 맞추기 위해 수정이 필요하며, 지침서를 지키게 하기 위한 여러 가지 노력 중의 하나로 의료기관의 자원, 내부 능력, 환자의 선호도, 실행 기반, 그리고 적응성과 같은 요소들도 고려해야 된다.

근거 중심 의료기술 수행의 또 다른 부작용은 지침서들을 수행하기 위해 사용된 전략들이 때로는 효율적이지 않아 실행하기가 매우 어려운 때도 있다는 것이다. 일부 수행 전략들은 다른 전략들보다 더 효과적이라고 알려져 있고, 단독 접근법보다 다학제적인 통합전략들을 사용하는 것이 복잡한 시스템을 변화시킬 수 있고 더 큰 성공을 낳는다고 잘 알려져 있다. 지침서는 이미 알려진 장애물들을 해결하기 위해 설계되었을 때 더 효과적이다. 이러한 장애물에는 의사의 경쟁력, 태도, 기술 부족, 환자의 저항 그리고 진료의 전달 구조와 과정에서의 문제들이 포함된다.

또 다른 장애물은 근거 중심의 의술과 학습과정에서 발생하는 근본적인 차이로부터 생긴다. 특히 교육 중심 병원에서는 과학적 호기심과 발견을 저해하지 않으면서 어느 정도는 근거 중심으로의 통합 필요성에 대해 생각해야만 한다. 조직은 혁신을 지속적으로 해야 함과 동시에 과학적 기반을 둔 업무수행을 이행함으로써 근거 중심 지식의 몇몇 기준을 받아들이고 통합해야 한다. 근거 중심의 의료행위는 과정에 따라 수행되어진 결과들을 체계적으로 재평가해야 한다.

7) 부서 간 협동과 의사소통

　의료행위는 다양하고 복잡하며 불확실하기까지 하다. 의료인들은 개인적 한계, 인간 생리와 질병의 복합성, 개별 환자의 특성, 다양한 치료방법 그리고 과학적 지침의 방대함과 한계로부터 생기는 불안감과 직면하게 된다. 이러한 상황에서 의료인들이 피할 수 있는 실수와 피할 수 없는 실수 사이의 경계를 정의하는 것은 쉽지 않은 일이다.

　따라서 효과적인 안전전략을 개발하기 위해서 의료인들이 오류에 대해 어떻게 생각하고 있는가를 파악하는 것이 중요하다. 몇몇 연구에 따르면, 의학과 학생들이 진료행위를 수행함에 있어서 현실과의 차이로 인하여 적응하는 데 많은 어려움을 겪는다고 한다. 이런 차이가 있음에 대해 학생시절 초기에는 배우는데, 막상 현실에 던져지면 어려운 의학지식, 자신의 의학적 한계로 인해 정확한 근거 없이 추측에 근거한 업무수행을 하거나 이론과 실제 사이에서 명확한 구분을 하기도 어렵다고 느낀다. 이러한 불안감을 초기에 어떻게 다루느냐가 추후 전문인으로서 행동하고 생각하는 데 영향을 주게 된다.

　다른 사회학적 연구에 의하면 이러한 불확실성은 자신의 취약성을 인식하지 못하게 함으로써 의료인들이 비슷한 실수를 반복하게 된다는 것이다. 결국 의료인들은 서로의 실수에 대해 동료들과 의사소통하는 과정에서 자신의 실수를 깨닫고 정확한 판단을 할 수 있는 훈련을 하게 된다고 할 수 있다.

사례

간호업무의 위임

1. 환자의 성별, 나이

   남자, 50세

2. 진단명, 수술명

   CRC(colorectal cancer) with multiple metastasis

3. 현재의 상태

   2009년 4월 abdominal pain으로 개인병원에서 CFS(Colonofiberscope) 시행 후 CRC진단 받고 multiple metastasis로 6월 2일 palliative Ileostomy 시행하였으며, 일반외과에서 종양내과로 전과 온 후 T.bililubin 18~20mg/dl로 더 이상 항암치료 어렵고 여명이 얼마 남지 않아 DNR이 결정되어진 상태인 환자였다.

4. 환자에 대한 치료

   Ileostomy site 관리 및 supportive care중임

5. 돌봄 제공자

   부인

6. 발생사례의 특이성

   신규간호사 Ileostomy bag 교환 및 대변 비우는 과정 중 간호행위가 서툴다며 보호자가 신규간호사에게 불만을 표현하면서 본인이 직접 대변 비우고 bag 교환을 하겠다고 막무가내로 요청하였고, 간호사는 어쩔 수 없이 보호자의 의견을 수렴하고 보호자가 원하는 대로 Ileostomy bag을 교환하도록 하였다.

7. 사례에 관련되는 환자, 가족의 바람, 혹은 주장, 반응

   환자의 말기 상태를 받아들이기도 힘든 상황이어서 모든 치료과정이 원활하게 진행되기를 바라는데, 신규간호사가 간호에 참여하면서 믿음도 생기지 않고 서툴게 간호행위를 하는 것이 못마땅하므로 되도록이면 기술이 좋은 경력이 있는 간호사들이 환자를 간호해 주었으면 한다.

8. 사례에 관련되는 의료인들의 주장 혹은 반응

   말기환자를 곁에서 보살피고 있는 보호자들은 여러 가지 상황이 강한 스트레스로 다가올 것이다. 때문에 환자가 되도록 편안하게 병원생활을 할 수 있기를 바라는데 신규간호사의 어설픈 모습은 스트레스 수준을 올릴 수밖에 없다. 하지만 그렇다고 해서 보호자가 원하는 대로 간호사가 해야 할 간호행위를 보호자에게 위임해서는 안되며 오히려 보호자를 지지하여 주고 수간호사나 경력간호사들이 적극적으로 신규간호사를 도와 간호를 수행할 수 있도록 해야 할 것이다.

02 안전문화의 장애요소

1) 문화적 다양성

일반적으로 한 조직에는 대부분의 구성원들이 공유하는 핵심가치와 목표로 나타나는 지배적 문화와 더불어 많은 하위문화들이 존재한다. 하위문화는 부서 혹은 단위조직의 고유한 문화적 특성을 말하며 조직의 운영부서와 기능적, 구조적으로 구분되는 업무단위나 권한으로 구분되는 집단의 문화에 해당한다.

조직은 한 사회적 문화의 구성원인 동시에 다양한 인종, 종교, 전문직을 가진 사람들의 결합체이다. 구성원들은 고유한 문화적 속성을 가지고 다양하고 경쟁적인 가치체계로 문화적 실체를 형성하며 보다 큰 조직문화 속에서 공존한다. 의료인·비의료인, 관리자·일선직원을 포함한 조직의 광범위한 집단들 속에 직업적 윤리와 정체성의 다양성이 존재할 수 있다. 이러한 다양한 문화적 기반은 조직의 지배적 문화와 다양한 다른 하위문화의 특성과 혼합되며, 이를 통해 공식적·비공식적 규칙이 공존하는 역동적이고 유동적인 문화적 환경을 만들어낸다. 혹자는 조직의 공식적 규칙보다는 문화의 진정한 동인인 개인들 간의 비공식적 규칙과 거래가 문화를 만들어 내는 것으로 믿고 있다.

따라서 리더들은 다양한 관점을 다루는 데 숙련되어야 한다. 문화적 응집력을 위해 조직의 목표, 전문적 실무, 구성원들의 개인적 목표를 포함한 문화적 요소 간에 중립적인 입장에서의 지속적인 노력이 필요하다. 또한 조직이 안전문화를 확산시키고자 할 때에는 그 조직 내에 존재하는 문화의 다양성을 인식하여야 한다.

2) 병원의 이중 권한구조

병원조직 내 이중 권한구조는 병원행정과 의료진 간에 존재하는 문화적 관점의 차이에 기인하는데 이는 또 다른 긴장 요인이 되고 있다. 병원에서 행정부서는 관료적 구조를 토대로 하여 보다 경직되어 있으며, 표준화된 규칙과 통제를 통해 순응과 효율을 장려한다. 반면에 의료전문직은 평등한 권한을 기반으로 한 신속한 결과산출을 선호하므로 보다 반응 중심적이고, 독립적인 문제해결 방식을 이용한 임상적 자율성과 자기통제를 추구한다. 의료진은 환자와 자신의 직업에 강한 충성심을 갖고 있으며, 자연과학에 근간을 두고 있어 보다 기술적인 성향을 가진다. 그 결과, 의료문화는 역사적으로 행정적 제약에 저항하는 경향이 있어 왔다.

성공적인 환자안전 활동수행을 위해 의료진의 참여와 리더십이 필요한 병원행정가로서는 이러한 차이점이 중대한 도전이 되고 있다. 모든 환자의 치료과정을 결정하는 것은 의사의 고유권한이므로 그들의 협력이 매우 중요하다. 이러한 협력을 도모할 수 있는 방법 중 하나는 의료진의 지지를 받고 있고 환자안전을 향상시키는 것으로 알려진 과학적으로 완벽하며 근거에 입각한 실무를 채택하는 것이다.

3) 의사-간호사의 관계

의사와 간호사 간 협력관계는 환자진료의 질과 결과에 영향을 미칠 수 있다. 전문직 역할인식에 대한 상호 불일치, 실무범위의 한계, 팀워크에 대한 행정직과 의사직의 지지부족은 과거로부터 있어 왔다. 의사는 전통적으로 임상실무에서 사회화 과정 또는 지식과 훈련에 기인한 자율성을 추구해 왔다. 의사는 마지못해 간호사를 환자진료과정 중에서 하나의 동료로 인식해 왔지만, 자신의 직종 내 동료로부터의 정보와 의사결정에 대한 지지를 강력히 추구한다. 비록 간호전문직의 사회적 지위가 상승되고 실무의 협력과 연결을 촉진하는 데 중점을 두었다고 해도 아직도 의사와의 생산적인 상호작용이 부족한 상황이다.

4) 오류에 대한 불확실성

의료현장에서 오류를 구성하는 것이 무엇이고, 오류와 그 원인을 어떻게 알 수 있으며, 오류를 어떻게 예방할 수 있는가에 대한 의문이 존재하고 있다. 이는 의학적 실무 자체가 불확실한 특성을 갖고 있으며, 오류나 합병증, 예기치 않은 합병증에 대한 다양한 인식차이가 있기 때문이다.

오류가 발생했다고 해서 행동이 옳거나 그른지 판단하는 것은 불분명하다. 반드시 그릇된 것으로 인식할 필요는 없으며, 다른 사실이 밝혀지면서 오류로 인식될 수도 있다. 사건을 분석할 때 보이지 않는 편견이 상황에 대한 인식을 방해할 수도 있다. 오류에 대한 인식은 편견에 의해 애매해질 수도 있으며 반대로 예상한 결과를 볼 수도 있다. 불확실성은 오류의 근본 원인에 대한 피드백과 학습된 교훈을 공유하지 않음으로써 발생할 수 있다. 오류에 대한 지식이 많으면 많을수록 자신의 오류와 잠재적으로 안전하지 못한 상황을 보다 잘 인식하게 되며, 오류를 더 빨리 인식하게 된다는 연구들이 있다.

5) 업무능력의 과대평가

의사들이 업무상 스트레스, 피로, 시간적 압박감을 과소평가하는 것으로 나타났다. 업무상 이러한 영향을 인정하지 않는 사람은 오류감소 전략을 이용하지 않으려는 경향이 있다. 복잡한 기술의 실행능력에 대해 자신감을 갖는 것은 중요하나 자신의 신체적 한계를 완전히 인정하지 못한다는 데에 위험이 존재한다. 증가된 스트레스 수준은 사고과정과 주의집중을 저해하는 것으로 나타났다.

더욱이 피로와 스트레스는 인지기능을 저해하여 오류의 가능성을 증가시킬 수 있다. 조직 및 전문직 일부에서는 자신의 영역이나 구성원들 사이에 만연된 의학적 오류를 부인하고 "자신이 있는 곳에서는 오류가 발생할 수 없다"고 맹신하는 경향이 있으며, 오류를 자신이 속하지 않은 다른 영역의 일로 치부하고, 개인의 수준 이하의 능력 탓으로 돌리는 경향이 있다.

6) 오류에 대한 탈감각화

오류에 대한 탈감각화는 오류가 더 많이 발생하는 환경에서 일어난다는 주장이 지배적이다. 이는 환경과 작업과정 내에 존재하는 오류가 많을수록 오류를 발견할 가능성은 더 적어지는 경향이 있다는 것이다. 사건보고와 같은 표준화된 방법을 통해 발견된 모든 오류에는 발견되지 못한 50개의 오류가 더 존재한다는 연구결과가 있다. 이러한 이유 중 하나로 의료 실무에서는 높은 수준의 변이를 전통적으로 용인해 왔다는 것이다.

보건의료에서는 의료전달체계의 복잡성으로 인해 위험이 불가피한 결과라는 인식에서 기인한 자기만족감이 존재한다는 사실이 밝혀졌다. 최근에는 간호인력 부족과 환자의 중증도 증가로 인해 해야 할 일은 많아지는 반면, 가용인력은 점점 더 부족해짐으로써 오류를 발견할 기회는 점점 더 적어질 수밖에 없다.

7) 질책과 훈련의 전통

전통적으로 병원에서의 오류는 일차적으로 의사들이 표준을 지키지 않고 업무 수행을 한 것으로 인한 과실로 여겨져 왔다. 임상의들은 고도의 훈련을 받으며 높은 수준의 표준을 지켜야 하고 실수를 범하지 말아야 할 것으로 기대되었다. 오류가 발생했다면 개인적으로 책임을 져야 했고, 개선을 위해 선택할 수 있는 접근법은 의료진를 질책하고 훈련시키는 것이었다. 이것에 전제가 된 개념은 임상의의 기술과 지식수준이 적정하다면 오류가 발생하지 않았을 것이라는 것이다.

이러한 신념과는 반대로 오류의 인과관계에 대한 최근의 이해는 조직에서 오류의 근원을 심층적으로 찾으려 한다는 것이다. 오류의 발생현장에서 나타나는 잠재적인 오류의 원인과 발생하기 쉬운 상황파악이 조직의 정책과 절차에 매우 중요하다. 이러한 개념은 만연화된 질책과 훈련의 사고방식에서 탈피하기 위해 조직 내에 널리 공지되어야 한다.

8) 오류에 대한 수치심

수치심이 오류의 인정을 강력히 부인하게 하는 것으로 나타났다. 처벌에 대한 두려움 외에 더욱더 사람들이 우려하는 것은 동료들 앞에서 오류를 인정할 때 느끼는 수치심이다. 수치심에 민감한 사람은 오류를 말할 수 없고 동료와 이 문제를 논의하지 못할 가능성이 높다. 오류에 대한 정보의 접근을 제한하는 이유 중 하나는 조직 구성원이 오류를 범한 당사자가 바로 자신이라고 가정할 때 느끼는 고립감 때문이다. 오류가 발생했을 때 공개적으로 오류를 말할 수 있는 환경이 아니라면 다른 사람들 역시 오류를 범했다는 사실조차 인식하지 못할 수도 있다.

9) 명령계통의 장애

오류가 발견되거나 오류의 발생가능성이 인식될 때 이를 보고하는 것에 대해 두려움이 있거나 특히 이러한 과정에서 상급자의 권한에 도전을 해야 한다면 오류의 공개가 매우 어려울 것이다. 직위 장벽이 암묵적인 문화적 규범에 의해 강요된 불가피한 장애물이라면 관리자는 직위 장벽의 존재가능성을 인식해야 한다. 책임의 인식은 위계적 권력구조를 균등하게 함으로써 안전을 거리낌없이 시인할 수 있는 정책을 결정하는 리더십에 달려 있다. 이는 또한 환자진료 활동에 있어 부적절하거나 변칙이라고 지각하는 환자와 가족에게도 적용된다. 문화 속에 권력 장벽이 존재하는 한 환자안전을 보장하기 위해 설계된 기전은 효과가 감소될 수밖에 없다.

사례

주치의의 부적절한 처방 사례

1. 환자의 성별, 나이

   남자, 65세

2. 진단명, 수술명

   Vasculitis of small bowel, PMC, ESRD

3. 현재의 상태

   증상 호전되어 퇴원함

4. 환자에 대한 치료

   최중환 환자는 Pneumonia로 입원치료 받았으며, 그 후 전신에 multiple petechiae 및 Hematochezia 발생하여 응급실을 경유 병동으로 입원하였다. W/U 상 small bowel vasculitis 발견되어 Emboliazation 시행하였고, 이후 Bleeding 소견은 없었으나 전신 Petechiae 지속되어 Steroid를 투약하였다. 피부상태 호전되고 더 이상의 출혈소견 없어 일주일 후 퇴원하였다. 퇴원하는 날, 전에 치료 받았던 병원으로 전원되어 AVF 재시술 받고 투석을 받던 환자는 Abdominal pain 및 Hematochezia가 다시 시작되어 3일 후 재입원을 하였다.

5. 돌봄 제공자

　간병인

6. 발생사례의 특이성

　처음 발생한 Lt. thigh IV site(crust가 형성되었다가 떨어짐)에서 pus discharge(E. Coli, MRSA)가 나와 I&D 후 상처는 Healing된 상태로 재입원을 한 상태이나 입원 후 Nasal swab에서 MRSA가 동정되어 ARO 관리 대상자로 관리를 하고 있었다. Bleeding control & Antibiotics 사용 후 환자의 증상은 호전되었으나 Nasal swab 상 MRSA는 동정되어 지속적인 관리가 필요한 상태였으나 담당 주치의는 Nasal swab 상의 MRSA는 큰 의미가 없는데, 관리하는 것이 번거롭지 않느냐며 환자의 Nasal swab culture 시에 코를 묻히지 말고 검사를 보내라고 하였다.

7. 사례에 관련되는 환자, 가족의 바람, 혹은 주장, 반응

　대부분의 환자는 균이 나오므로 접촉격리를 해야 함을 충분히 설명을 하면 받아들이고 잘 따라준다. 시간이 걸리더라도 환자뿐 아니라 보호자에게 정확한 상태를 설명하여 따르도록 인도해 주는 것이 무엇보다도 중요하다.

8. 사례에 관련되는 의료인들의 주장 혹은 반응

　MRSA환자를 6인실에서 접촉격리하는 데에는 많은 한계점이 있다고 생각은 하지만, 허위로 검체를 내보내서 결과를 Negative로 만든다는 사실은 행해서는 안되는 행위라고 생각된다. 의사의 지시가 잘못된 것이라면 반드시 수정하여 정확하게 검체를 내보냈고 검사결과 지속적으로 동정하여 환자뿐 아니라 주변의 환자들도 보호받아야 한다.

03 병원에서의 안전체계 구축

1) 안전체계의 종류

　의료기관들은 오래 전부터 지속적인 환자 안전체계(safety system) 구축을 위해 노력해 왔다. 일부 안전체계들은 매우 효과적이었으나 오류를 완전히 없

애지는 못하였다. 또한 병원 간 협조의 부족, 사업성의 낮은 우선순위 등의 이유로 국가 차원에서의 안전시스템을 구축하지 못하였다. 안전은 교육과 훈련, 정책에 의존하는 경향이 있다.

반면, 안전에 대한 인식부족, 안전체계 하부구조의 부족, 오류발생의 인식부족, 자료구축체계의 부족, 신기술의 급속한 도입과 빠른 변화에만 의존하는 병원의 문화 등이 방해물이 되고 있다.

*** 의료조직의 안전시스템 구축 원칙 ***

1. 리더십 제공
2. 인간능력의 한계 인정
3. 효과적인 기능팀 구성
4. 전 직원의 참여
5. 배우는 환경 조성

04 안전문화 구축을 위한 전략

조직이 적응을 위해서 변화하는 것은 단순히 기호나 일상적인 행동이 아닌 구성원들의 마음과 정신의 변화가 요구된다. 문화적 응집력은 구성원이 목적의식을 공유하고 공통된 비전을 향해 협동할 때 강화된다. 이러한 것은 조직의 핵심 가치, 미션, 비전을 반영하는 철학과 실무를 자발적으로 받아들일 때 달성될 수 있다. 실제로 이러한 달성은 쉬운 목표가 아니며 다양한 문화들

간의 적합성과 시너지를 성취할 수 있는 다양한 전략들이 요구된다.

다음은 문화적 차이의 통합을 촉진시키기 위한 다양한 전략들이다.

1) 리더십과 신뢰감 구축

성공적 안전의식의 확립은 대개 관계 구축에 달려 있다. 조직이 안전문화를 수용하도록 동기를 부여하는 데 성공한 리더들은 구성원들과 신뢰감을 형성하고 이러한 신뢰감은 조직의 비전에 몰입하도록 유도한다. 리더가 순간순간 벌어지는 중요한 이슈들을 다루고 조직과 구성원들에게 헌신적임을 보여주는 것은 신뢰감과 신뢰 정도에 영향을 준다. 일단 신뢰가 형성되면 리더는 조직 내 핵심역량을 개발시키는 단계를 밟기 위한 행동을 수행하게 된다.

2) 안전문화의 목표수립

문화적 응집력을 달성하기 위한 전략은 다음과 같은 안전문화를 가진 조건에서 볼 수 있는 바람직한 속성들을 정의하는 것이다.
- 과정이 통계수치만큼 중요하다.
- 부정적 경향에 대해서는 즉각 문제해결에 나선다.
- 각 직원은 안전에 대한 책임이 있다.

다음 단계는 다음과 같은 가치와 신념을 규명하는 것이다.
- 옳은 것은 반드시 수행해야 한다.
- 지속적인 향상이 끊임없는 순화의 일부이다.
- 개인행동을 전체로 연결해야 한다.

다음 단계로 조직은 이러한 가치를 바람직한 속성으로 양성한다.

예를 들어 안전문화의 주요 구성요소로 팀워크를 촉진하려는 노력을 기울일 때, 리더는 지속적 학습을 문화적으로 수용 가능한 가치로 육성하기 위해 팀 성과를 향상시키는 방법을 지원할 수 있다. 이러한 가치를 입증할 수 있는 조직의 노력을 통해 바람직하고 점진적인 변화를 도모할 수 있다.

3) 상호관계 고려

시스템의 핵심요소는 성과가 독립적으로 작용하는 것만큼 부분적으로 얼마나 많이 상호작용을 하는가에 달려 있다. 안전문화를 구축하기 위한 변화는 안전의 맥락에서 개인, 업무, 조직 요인들 간의 상호관계를 고려해야 한다. 단지 타인을 배제하는 것은 긍정적 결과를 가져오지 못하고 예상치 않은 위험을 초래할 수 있다. 이러한 예는 업무나 조직 특성을 고려하지 않고 구성원의 태도 변화만을 꾀하려 하거나 사람들의 태도나 작업과정에 영향을 주는 요인을 고려하지 않고 시스템만을 바꾸려는 것이다. 예를 들어 의료인 특히 의사를 참여시키지 않거나 환자에게 미칠 영향을 고려하지 않는 임상적 과정 또는 임상적 업무영역의 재설계는 바람직하지 않다. 안전문화 구축을 위한 통합된 접근법은 구성원의 인식과 태도, 안전에 대한 노력을 지원하는 전체시스템과 하위시스템의 존재유무와 질에 영향을 미치는 요인들에 대한 상호작용을 확인하는 것이다.

4) 집단역학에 미치는 영향 고려

조직 내 문화적 역학은 구성원들의 학습능력 및 오류 보고에 긍정적 또는 부정적 영향을 미친다. 조직은 오류를 발견하고 그것을 학습하는 데 효과적이고 자율적인 개선과 수준 높은 성과단위가 될 수 있다. 그러나 이를 위해서는 보복의 두려움없이 오류에 대해 숨김없이 논의할 수 있는 조직 분위기가 필요하다.

관리자의 행동은 그러한 조직 분위기를 만들어낼 수 있는 가장 강력한 촉매제 역할을 할 수 있다. 관리자가 오류를 공개하여 무비판적인 검토를 격려하고 전문직 영역을 초월한 팀 구성원 간의 상호존중을 격려한다면 오류 발견율은 더 높아지고, 조직문화가 안전을 최우선으로 생각할 때 오류보고는 증가될 것이다. 억압적인 관리자가 있는 조직은 오류를 은폐하기 때문에 오류 보고율이 낮을 수밖에 없다.

조직의 분위기나 리더의 성향은 환자진료의 질을 향상시키기 위한 동기부여에 영향을 준다. 주요 변수는 집단에 기여하는 개인의 헌신에 대한 다른 구성원의 인식 정도이며, 개인의 노력이 가시적으로 인식되면 개인적 이익을 추구하는 것보다 집단의 목적을 위해 보다 더 헌신할 것이다.

5) 최상의 목표달성

목표설정의 패러다임을 통해 안전에 영향을 미치는 특정 조직기능에 전략적인 목표지향 노력을 기울임으로써 안전문화를 생성할 수 있다. 이것은 안전에 대한 구성원의 인식과 행동을 지시하는 많은 하위 목표를 설정함으로써 실천될 수 있다. 하위목표의 예로는 팀워크 증진 훈련, 위험평가의 수행, 오류의 인과관계에 대한 직원교육이다.

다른 산업에서의 성공을 모델링하여 선택한 하위목표들은 실질적 변화를 자극하기 위해 상당히 의욕적인 것이어야 하며, 상위목표로 확장되어 목표 한계를 뛰어넘어 조직의 이상을 성취해야 한다. 안전한 업무 습관의 지속적인 실행과 특정 목표지향적 활동의 수행을 통해 사고방식의 변화가 일어날 수 있다. 이러한 하위목표들이 점차적으로 달성된다면 최상의 목표인 안전문화가 성공적으로 확립될 수 있다.

6) 안전관리위원회 활용

환자 안전관리위원회는 병원 내 사망률과 유병률을 줄이고 환자진료의 질을 향상시키기 위한 목적으로 위험에 대한 정보를 공유하고 환자안전의 위험요소를 분석하기 위해 다학제 간 포럼을 제공할 수 있다. 환자에게 큰 해는 없었지만, 자주 발생하거나 '거의 실수할 뻔한 아차사고'와 심각한 해가 발생하여 소송까지 갈 수 있는 '치명적인 사건'까지 모든 보고서를 검토해야 한다. 수집된 정보는 분석하여 경영진과 질 향상팀, 임상진료과장, 해당 병동과 행정 관리자들에게 제공되어야 한다. 안전과 관련된 권장사항을 공지하고, 해당 부서 및 구성원에게 개선활동을 위한 계획을 요청하고 수행을 승인하여 시행된 개선활동을 평가한다.

위원장은 위원회를 이끌고, 안전계획의 모든 측면을 관리하는 책임이 있다. 위원장은 매년 경영진과 임상위원회, 진료교수, 임상진료과장, 질 향상팀에게 의료과오의 발생과 환자안전을 위해 취해진 조치와 관련된 정보를 제공해야 한다. 또한 위원장은 규정 및 시술 과정, 오리엔테이션, 보수교육, 혹은 자원 분배 등 변화를 필요로 하는 임상적인 주제에 관해 해당 부서에 조언을 해 주어야 한다. 그리고 환자 안전에 위험요소를 수집하도록 하고 임상교수와 행정부서장들의 조언자로 참여하여 철저한 조사를 수행하도록 하는 책임이 있다.

위원들은 위원장의 임명에 의해서 행정관리, 임상서비스, 환경과 지원 서비스의 대표가 선발된다.

05 의료분쟁

1) 의료분쟁의 개념 및 유형

의료분쟁은 의료행위로 인하여 발생되는 분쟁으로 우리나라 의료분쟁 건수는 지속적으로 증가하고 있다. 의료사고를 의료분쟁화하는 환자들의 이유는 경제적 보상의 문제라기보다는 이런 일이 다시는 일어나지 말아야 한다는 측면이 더 강하다고 할 수 있다. 이와 같은 의료분쟁은 소송비용, 의사 배상책임보험, 방어진료, 응급진료 기피 등의 여러 가지 사회문제를 발생시키고 있어 이를 해결하기 위한 사회적 제도화가 시급한 상황이다.

의료분쟁 중 간호와 관련된 분쟁은 공식적인 통계는 없으나 주 내용을 살펴보면 투약, 수혈, 낙상, 감염, 기록, 환자 관리, 사생활보호, 설명 및 동의서 구득 건 등 다양한 문제들이 제기되고 있다.

2) 의료분쟁의 해결방안

의료사고 시 의료분쟁은 주로 환자측이 제기하며, 그 유형은 환자측과 병원 간의 합의, 화해, 조정신청, 민사소송에 의한 조정신청, 민사소송에 의한 손해배상청구, 형사고소 또는 고발을 통한 처벌 요구, 정부의 민원이나 진정, 소비자원이나 소비자단체에 피해구제 신청, 언론기관 등의 호소 등이다. 〈표 8-1〉은 분쟁제기 사유를 나열한 표이다.

| 표 8-1 | 분쟁제기 사유

요 인	분쟁 제기 이유
태도 불만	- 사고원인에 대한 불충분한 해명 - 병원 측의 무성의한 태도 - 의사의 태도 불순 - 용서를 빌지 않아서
사고 방지	- 사고의 원인 규명을 위해 - 또 다른 피해자 발생 방지 - 구제 받을 수 있는 제도 확립 - 사고 원인에 대한 주장을 받아들일 수 없어서
책임추궁	- 진료를 제대로 하지 못하기 때문 - 진료기록지에 대한 기록을 제대로 주지 않아서 - 주변의 권고와 전문가의 조언에 따라 - 의사를 처벌 받게 하기 위하여
보상	- 치료비 외에 위자료 등의 보상 - 치료비 보상

손명세·이인영(2001), 산부인과 판례로 본 의료소송의 이해.

3) 의료분쟁의 예방방안

항상 환자의 곁에서 환자의 상태를 예민하게 관찰하는 의료진들은 진료과정에서 발생할 수 있는 각종 의료소송을 예방하기 위하여 표준진료지침을 준수하려는 노력이 필요하다. 그래야만 환자의 안전을 지킬 수 있을뿐만 아니라 문제가 발생하였을 때에도 표준준수 여부로 인하여 여러 가지 결과가 달라질 수 있기 때문이다.

수많은 과실을 들여다보면 지켜져야 할 과정들이 잘 지켜지지 않아 생기는 문제들이 많다.

환자를 담당하고 있는 의료진들은 환자를 사정할 때 단순히 환자의 데이터만을 알고 있는 것이 아니라 그 수치가 환자의 상태를 어떻게 반영하는지를 알아야 하며 포함되어 있는 의미를 파악하여야 한다. 그리고 그 결과에 따른 표준화된 치료를 제공하여야 한다. 진료표준이라는 것은 최소한의 방법만을 의미하는 것으로 충분하다거나 만족할 만한 수준은 아니라고 할 수 있다. 예를 들어 환자의 활력징후를 측정하였는데 비정상적인 수치를 기록했다면 다시 한 번 측정하여 정확성을 확인하고 필요에 따라 다른 의료진들의 도움을 요청할 수 있어야 한다.

06 환자 권리보호를 위한 장치

환자의 권리는 의료기관에서 가장 먼저 보호되어야 하는 중요한 부분이다.

환자는 질환을 치료받기 위하여 병원을 방문하기 때문에 육체적, 심리적으로 매우 약한 상태라고 할 수 있으며, 병원에서 요구하는 것은 무조건 복종하게 되는 일도 생길 수 있어 환자의 권익을 보호하기 위한 장치가 무엇보다도 필요하다고 할 수 있다.

1) 진료받을 권리

환자는 자신의 건강보호를 위해 적절한 보건의료서비스를 받고, 성별·나이·종교·신분·경제적 사정 등을 이유로 이를 침해받지 아니하며, 의료인은 정당한 사유없이 진료를 거부하지 못한다.

2) 알 권리 및 자기결정권

환자는 담당 의사·간호사 등으로부터 질병상태, 치료방법·예상결과(부작용 등), 진료비용에 대해 충분한 설명을 듣고 또 자세히 물어 볼 수 있으며, 치료방법에 대해 동의 여부를 결정할 권리를 가진다.

3) 비밀을 보호받을 권리

환자는 진료와 관련된 신체상·건강상 비밀을 보호받으며, 의료인과 의료기관은 환자의 동의를 받지 않거나 범죄수사 등 법률이 정한 경우 외에는 비밀을 누설·발표하지 못한다.

4) 피해를 구제받을 권리

환자는 권리를 침해받아 생명·신체적·금전적 피해가 발생한 경우, 한국의료분쟁조정중재위원회에 의뢰할 수 있도록 하고 있다.

그리고 환자의 권리뿐만 아니라 의무도 분명하게 명시되어야 한다. 왜냐하면 환자가 지켜야 할 의무를 지키는 것이 질적인 진료를 받을 수 있기 위한 필수조건이기 때문이다.

의료인에 대한 신뢰·존중 의무와 관련하여 환자는 자신의 건강관련 정보를 의료인에게 정확히 알리고, 의료인의 치료계획에 대해 신뢰하고 존중하여야 한다.

환자는 진료 전에 본인의 신분을 밝혀야 하고, 타인의 명의로 진료를 받는 등 거짓이나 속임수를 쓰는 등의 부정한 방법으로 진료를 받지 않을 의무가 있다.

*** 취약환자의 권리보호 | 환자권리 존중 및 보호 ***

1. 취약환자의 권리를 보호하기 위한 규정에는 다음과 같은 내용을 포함할 수 있다.

  1) 취약환자의 정의

    학대(아동, 노인학대 등) 및 폭력(성폭력, 가정폭력 등)피해자, 유괴가능성이 있는 신생아와 소
    아(영유아)환자, 의사소통이 어려운 환자(외국인, 청각장애 등) 및 장애환자 등

  2) 학대 및 폭력피해자를 위한 보고 및 지원체계

    학대 및 폭력피해자를 발견한 직원은 즉시 담당부서에 보고하며 담당직원은 치료가 필요한
    경우 인근 협력병원에 의뢰하거나 유관기관에 연계한다.

  3) 신생아와 소아환자의 유괴예방 절차

    유괴 사고의 예방을 위해 소아의 경우에도 환의를 착용하며 소아환자 이동시 보호자와 동반
    하도록 한다.

  4) 의사소통이 어려운 환자를 위한 지원체계

    - 외국인 환자와 동시통역이 필요한 경우 외부 기관에 의뢰한다.

    - 청각장애인의 경우는 필담을 통해 의사소통하거나 수화자가 필요한 경우 농아인협회로 연
      락하여 수화지원을 요청한다.

  5) 장애환자의 편의를 위한 지원체계

    - 장애환자 편의 지원을 위해 장애인 전용 주차구역을 설정하거나 주차대행 서비스를 제공한다.

    - 이동 보조를 위해 휠체어를 제공한다.

    - 장애인을 위한 화장실이나 안전바를 설치해야 한다.

  6) 직원, 환자 및 보호자 교육

    - 교육담당 부서에서 집체단위 교육이나 교육자료 배포를 통해 직원 교육을 실시한다.

    - 게시판 포스터나 입원 생활 안내문을 통해 환자를 교육한다.

환자와 가족의 권리는 의료기관, 직원, 환자, 가족 간의 모든 관계의 근본적인 요소이다. 따라서 의료기관의 전 직원이 환자와의 접촉, 진료과정에서 환자와 가족의 권리를 인식하고 대응할 수 있어야 한다 (JCI 병원인증기준집, PFR.1).

의료기관에 입원하거나 외래환자로 접수하는 일은 환자에게 불안과 혼란을 일으킬 수 있으며 자신의 권리를 이해하거나 행사하기 어려울 수 있다. 따라서 의료기관은 환자의 입원 또는 외래수속 때 환자의 권리에 대한 서면안내서를 제공하며 내원할 때마다 또는 입원기간 동안 비치해야 한다. 해당 안내서는 환자의 연령, 이해력, 언어에 적합하게 작성되어야 하며 서면 의사소통이 효과적이지 않거나 적절하지 않을 경우 환자와 가족이 이해할 수 있는 방법으로 설명해야 한다(JCI 병원인증기준집, PFR.5, MCI.3).

ㅇㅇㅇㅇ병원은 환자와 가족의 권리에 대해 내규와 절차에서 명시, 지원하고 있다

1. 환자권리장전 (ㅇㅇㅇㅇ병원)

모든 환자는 인간으로서 존엄과 가치를 지니고, 건강한 삶을 영위하기 위해 다음과 같은 권리를 가지며 이에 따른 책임과 의무를 진다.

■ 환자의 권리
1. 환자의 생명은 존중되며, 최선의 치료를 받을 권리가 있다.
2. 환자는 가난하다거나 그 밖의 이유로 차별 받지 아니할 권리가 있다.
3. 환자는 자신의 질병에 관한 충분한 설명을 듣고 치료를 결정할 권리가 있다.
4. 환자는 진료상의 비밀을 보호 받을 권리가 있다.
5. 환자는 병원 내의 각종 위험으로부터 신체적 안전을 보호 받을 권리가 있다.

■ 환자의 책임과 의무
1. 환자는 의료진에게 정확하고 완전한 의료정보를 제공해야 한다.
2. 환자는 의료진에 의해 제시된 치료계획을 존중하여야 한다.
3. 환자는 병원 내 공공질서를 지키고 다른 환자의 편의도 고려해야 한다.

07 환자 의료정보 보호

"나는 직업상 또는 개인적으로 내가 보거나 들은 환자의 비밀을 유지하며 누구에게도 이야기하지 않을 것이다"라는 히포크라테스 선서의 문구는 의사-환자 관계에 있어서 환자 의료기밀 보호(medical confidentiality)라는 오랜 윤리적 전통을 반영한다. 1997년 제정된 대한의사협회의 의사윤리강령 14조는 "의사는 직무를 통하여 알게 된 환자의 비밀을 철저히 지킨다. 학술적인 논의

나 질병의 파급을 방지하기 위한 경우 등에도 환자의 신상에 관한 사항은 공개하지 않는다"라고 밝히고 있다.

환자 의료기밀 보호는 윤리뿐만 아니라 법에서도 요구되는 사항이다. 의료법에 따르면 비밀누설이 금지되어 있는데, 의료인은 법 또는 다른 법령에서 특히 규정된 경우를 제외하고는 그 의료에 있어서 취득한 타인의 비밀을 누설하거나 발표해서는 안되고(의료법 제19조) 의무기록도 공개해서는 안되며(의료법 제20조) 이를 어기는 경우 처벌받도록 되어있다.

환자정보보호 서약서

나 _____ 는 근무 중에 알게 된 환자 개인의 진료 정보와 업무와 관련된 정보에 대하여 본원 근무 중이나 퇴직 후에도 비밀을 지킬 것을 서약합니다.

환자의 진료정보보호에 관한 법적, 관리적 사항과 본원의 의무기록 관리 규정에 대하여 교육을 받고, 내용을 충분히 숙지하였으며, 진료정보는 본원에서 정하는 의무기록관리 규정에 따라 열람, 복사할 것이며, 적정한 절차없이 의무기록(또는 전자 의무기록)에 저장된 정보를 무단으로 열람, 복사, 누출하지 않을 것을 서약합니다.

관련법과 본원 규정에서 정하는 환자정보보호에 관한 내용을 준수할 것을 서약하며, 이를 위반 시에는 서울아산병원의 규정 및 민·형상상의 법적 규제조항에 의거하여 어떠한 책임도 감수할 것을 서약합니다.

〈별첨 : 환자정보보호 관련 법률〉

년   월   일

소 속	○○○○병원	과 (팀)	직 위	
이 름	(서명)		사 번	
주민번호	-			
직 종	의사 · 간호사 · 의료기사 · 기타 ( )			
면허번호			전문의번호	
입사일	년 월 일			

○○○○ 병원장 귀하

> 의료진은 환자에게 자신의 정보에 대한 기밀유지 방법과 환자정보 공개 그리고 기밀유지를 규정하는 법규에 대해 설명을 해야 하며, 법규에 명시되지 않은 정보의 공개에 대해서도 동의를 받아야 한다 (JCI 병원인증기준집, PFR.1.6).
>
> 또한, 환자의 사생활 보호, 특히 임상면담, 검진, 시술/치료, 이송 중의 보호는 중요하다. 환자는 직원, 다른 환자, 심지어 가족으로부터 사생활을 보호받기 원할 수 있다. 모든 환자에 공통적으로 적용되는 사생활 보호방법이 있지만, 상황에 따라 환자마다 사생활 보호에 대해 다른 또는 보다 높은 기대 수준이나 요구가 있을 수 있고 시간이 지남에 따라 이러한 기대 수준이나 요구가 변할 수 있다. 따라서 환자들을 진료하고 돌보는 중에도 직원들은 환자의 사생활 보호 기대나 요구를 확인해야 한다. 직원과 환자의 이러한 의사소통은 신뢰와 열린 대화를 증진시키게 한다(JCI 병원인증기준집, PFR.1.2).

1) 환자 의료정보 보호 이유

그렇다면 왜 의사는 환자의 개인 의료기밀을 보호해야 하는가?

첫째, 만약 환자 의료기밀이 제대로 보호되지 않는다면 의사와 환자 사이에 신뢰가 무너질 것이기 때문이다. 신뢰가 무너진 가운데 적절한 의사-환자 관계를 기대하는 것은 도저히 불가능하다. 일단 금이 간 신뢰를 회복하기 위해서는 매우 긴 시간이 필요하다.

둘째, 비록 환자가 의사를 신뢰하지 못한다고 해도 병이 심하면 환자는 어쩔 수 없이 의사를 찾아가게 될 것이다. 그러나 의사를 찾아간다 해도 의사를 신뢰하지 않는 환자는 의사가 진단을 내리는 데 필요한 병력을 의사에게 공개하기를 꺼릴 것이며 따라서 의사는 이 환자를 제대로 진료하기 어렵게 된다. 또한 의사가 무슨 얘기를 하던지 그대로 믿으려 하지 않을 것이다. 이런 결과를 피하려면 의사가 먼저 환자의 개인 의료기밀을 잘 지켜야 한다. 환자는 의사에게 시술에 필요한 모든 정보를 제공해야 할 의무가 있다. 이에 상응해서 의사 또한 환자의 개인 의료기밀을 보호해야 할 의무를 지는 것이다.

셋째, 한 개인이 자율성(autonomy)을 적절하게 행사하기 위해서는 자기 자신에 관한 정보를 통제(control)할 수 있어야 한다. 개인은 자신에 관한 정보를 자발적 의사에 의해 외부에 노출시킬 수 있지만 그것을 외부에 알리지 않기를 선택할 수 있는 권리 또한 개인에게 있어야 한다. 따라서 만약 의사가 환자의 개인 의료기밀 보호를 게을리 한다면 이는 환자의 자율성을 침해하는 (violate) 결과를 야기할 것이다. 그러므로 만약 의사가 환자 개인의 자율성을 존중하기를 원한다면 의사는 환자의 개인의료기밀 또한 보호해야만 한다.

의사가 환자의 병을 진단하고 치료하다보면 환자의 사생활의 비밀을 알게 되는 경우가 종종 생긴다. 이럴 경우 의사는 의료시술을 통해 알게 된 환자의 개인 의료기밀을 가능한 한 최대로 지키도록 노력해야 한다.

환자의 의료 기밀보호와 관련하여 환자의 의무기록 관리에 각별한 주의가 요망된다. 여기에는 재래식 환자용 차트뿐만 아니라 데이터베이스로 전산화된 의무 기록도 포함된다. 최근에는 전자차트가 보급되기 시작하면서 컴퓨터 디스켓 한 장에 수많은 환자의 신상정보를 담을 수 있게 되었다.

2) 환자 비밀보호 예외사항

비록 의사가 환자의 개인 의료기밀을 지켜야 한다는 요구가 엄격한 것이기는 하지만, 예외가 없는 것은 아니다. 첫째, 환자가 법을 어긴 범죄자일 경우 개인 의료기밀을 보호받을 환자의 권리는 정지(override)된다. 따라서 의사는 그 범죄자가 환자로서 현재 진료를 받고 있거나 또는 과거에 진료를 받았다는 사실을 공개할 수 있다. 그러나 이때 의사가 범죄자의 질병의 내용까지 공개할 필요는 없다.

둘째, 의사가 불법적인 폭력으로 총에 맞거나 칼에 찔린 환자의 치료를 요청 받았을 경우에도 예외가 인정될 수 있다. 상처가 범죄에 의한 것이 틀림없는 경우 조사가 이루어지도록 경찰에 신고할 수 있다. 그러나 이 때에도 의사는 그 범죄를 조사하는 경찰 이외의 사람들에게는 환자의 개인 의료기밀을 지켜야 한다는 점에 주의해야 한다.

　셋째, 환자가 다른 개인 또는 사회 전반에 심각한 해악을 끼칠 명백한 위험이 있는 경우 의사는 당국에 알리는 등 적절한 예방조치를 취해야 하고, 이 과정에서 의사에 의한 환자의 개인 의료기밀 누설은 정당화될 수 있다. 타인을 살해하겠다고 협박하는 정신병자, 법정 전염병에 걸린 환자가 여기에 해당한다.

　넷째, 환자가 우울증이 심하거나 자살할 위험이 있을 때 제3자가 환자의 상태를 감시할 필요가 있는데 이때 의사가 이 제3의 협력자에게 환자의 의료기밀 가운데 일부를 알려주는 것은 정당화될 수 있다.

　다섯째, 환자가 자기의 의료 기밀보호에 대한 권리를 유보(waive)하는 경우 예외가 될 수 있다. 권리의 유보란 권리의 상실을 의미하는 것이 아니고 단지 가지고 있는 권리를 어떤 이유에서 행사하지 않는다는 뜻이다. 예를 들어 에이즈 환자가 폐렴 치료에 대한 의료 기밀보호 권리를 유보한다고 해서 에이즈에 감염되었다는 사실에 대한 의료 기밀보호 권리마저 유보함을 의미하지는 않는다.

　여섯째, 의료보험이나 고용주에게는 의사가 환자의 의료 기밀을 공개하는 것이 예외적으로 허용될 수 있다. 왜냐하면 의료보험에 가입한다는 것은 어떤 질병을 갖고 있고 어떤 치료를 받는다는 사실을 공개하겠다는 것을 사전에 합의한 것으로 간주해야 되기 때문이다. 예를 들어 항공사가 조종사를 채용할 때 그 사람의 건강 상태가 어떤지 알기 원하는 경우가 여기에 해당한다.

　끝으로 소아 환자의 치료에 있어서 예외가 인정되는 경우가 있을 수 있다. 그러나 이 경우는 논란의 여지가 있다. 예를 들어 정신적으로 상당히 성숙한 15세의 소아환자가 부모에게 자신의 개인 의료기밀(성병)을 부모에게 알리지 말아달라고 의사에게 요구해 올 경우 그 의사가 어떻게 행위해야 윤리적으로 올바른 것인지 별로 명확해 보이지 않는다. 적어도 소아환자의 경우 환자의 개인 의료기밀은 그 부모나 보호자를 제외한 다른 모든 사람들에 대하여는 반드시 지켜져야 한다.

사례

환자의 의료정보보호를 하지 못한 상황

약혼녀가 있었던 홍길동 환자는 교통사고를 당하여 얼굴에 큰 상처를 입고 병원에 입원하게 되었고 진료진행 과정에서 성병이 있음을 알게 되었다. 의사는 치료를 위해 부적절한 성관계에 대해 물었고, 환자는 외국에 출장을 나갔을 때 매춘을 한 것에 대해 솔직히 얘기하게 되었다. 그런데 환자 case study에 활용하려고 이 의무기록을 그대로 개인 블로그에 올렸고, 우연히 약혼자의 이름으로 여러 가지 정보를 찾던 중 이 블로그에 접근하게 되었고 이름과 모든 상황이 똑같은 약혼자의 상황을 알게 된 약혼녀는 파혼을 요구해 왔다.

---

08 진실 말하기

만약 어떤 사람이 부분적인 진실이나 허위와 혼합된 진실을 말한다면 그것은 그 의도와 결과에 있어서 거짓말을 하는 것과 사실상 구분되지 않을 것이기 때문에 오직 진실만 말해야 한다.

만약 의료진과 환자 사이에 거짓말이 횡행한다면 진단, 치료, 예방, 재활 등 그 어느 것 하나도 제대로 이루어질 수 없을 것이다.

1) 거짓말하지 말라는 규칙에 예외로 인정될 수 있는 경우

- 환자가 합리적인 사고를 하지 못하거나 진실을 이야기함으로써 환자의 건강(심장질환)에 명백히 해가 된다고 판단되는 경우
- 환자가 자기의 알 권리를 일시적으로 포기한 경우: 우리나라 의료 현실을 관찰해 보건대 의사들이 환자들에게 진실을 제대로 말해 주지 않는 경우가 종종 있다. 그 이유는 진료시간이 짧다보니 충분히 설명할 시간이 턱없이 부족하기 때문이다. 진료시간의 부족은 의사가 환자로부터 충분한 설명에 근거한 동의를 얻어내기 어려운 현실적 이유이기도 하다. 하지만 의사가 환자에게 진실을 말하지 않는 이유가 진료시간의 부족이라는 현실적 제약 이외의 것 때문이라면 도덕적으로 문제가 된다.
- 만약 의사가 환자에게 거짓말을 해야만 할 경우 최후의 순간에 불가피하게 사용하는 수단이 되어야 한다. 이것은 이용가능한 대안이 전혀 없을 때에 한해서만 거짓말이 정당화될 수 있다는 것을 의미한다(환자에게 거짓말을 한 의사가 공개 토론장에 나와 자신의 행위를 당당하게 변호할 수 있을 정도의 강력한 이유들이 존재해야만 한다).

09 사전동의서

의료에 있어서 환자에 대한 설명과 동의라는 개념이 등장한 것은 그리 오

랜 일이 아니다. 1946년 뉘른베르크(Nuremberg) 군사법원은 제2차 세계대전 기간 중 나치의 인체 실험을 단죄하면서 10개의 원칙을 선언하였는데, 그 중 제1원칙이 의학 연구에 있어서 가장 중요한 고려사항은 피험자의 자발적(voluntary consent) 동의라는 점이었다. 1957년에 이르러 환자의 사전동의서, 즉 'informed consent'라는 용어가 처음으로 등장하며, 1970년대에 들어서면서 이 개념에 대한 진지한 논의가 시작되었다. 이후 informed consent 개념은 주로 미국을 중심으로 환자나 피험자가 자신들이 처한 상황에 대한 정보를 충분히 이해하고 있는가, 의료시술 및 의학연구에서 그들이 동의 또는 거절할 권리를 갖는가 등을 논의의 주제로 삼아 발전해 왔다.

국내에서는 1979년 환자에 대한 설명의무 위반을 이유로 의료진에게 손해배상을 인정한 첫 법원 판결 이후, 최근까지 의료소송의 상당 부분이 환자에 대한 의사의 설명의무 위반을 이유로 제기되고 있다. 우리나라 법원은 의료과실 여부를 판단하기 곤란한 경우 좀 더 손쉬운 방법으로서 의사의 설명의무 위반 여부를 판단하고자 하는 경향을 보이고 있다고 한다.

한편 1980년대 이후 우리나라 환자들이 의료소비자로서의 권리를 자각하면서 의료에 있어서 자기결정권(self-determination)에 대한 의식이 고양되고 있는 추세이다. 이 점은 새로 제정된 법률의 조문에서도 찾아볼 수 있는데, 2003년 5월 29일 개정된 보건의료기본법 제12조는 "모든 국민은 보건의료인으로부터 자신의 질병에 대한 치료방법, 의학적 연구대상 여부, 장기이식 여부 등에 관하여 충분한 설명을 들은 후에 이에 관한 동의 여부를 결정할 권리를 가진다"라고 규정하고 있다.

환자는 의료진으로부터 진료 행위와 관련된 정보를 구체적으로, 충분히 들은 후 특정 의료행위를 승낙(consent)하거나 또는 거절(refuse)할 권리를 지닌다. 이러한 동의절차에는 의료진과 환자 모두를 보호하는 측면이 있다. 동의절차를 통해 환자는 원치 않는 의료적 개입으로부터 자신을 보호하고 의료진은 환자가 나중에 제기할지도 모르는 소송으로부터 자신을 보호한다.

동의에 있어서 의료진은 환자에게 구체적으로, 충분하게 설명해야 한다는 점이 중요하다.

첫째, 의료진의 설명은 매우 구체적(specific)이어야 한다. 환자의 현재 임상적 징후, 환자의 진단과 치료에 이용될 수 있는 여러 가지 가능한 진단술과 치료 대안들, 각 치료 대안들을 시행하는 과정에서 발생할 수 있는 부작용 및 진료 후 예상되는 징후, 여러 대안들 가운데 의료진 자신의 소견 등이 반드시 포함되어야 한다.

둘째, 환자의 동의를 얻기 위해 의료진은 충분한(sufficient) 설명을 제공해야 한다. 그런데 여기에 의문이 생긴다. 도대체 환자에게 얼마만큼의 정보를, 어떤 방식으로 전달해야 과연 '충분하다'라고 말할 수 있을까? 의료윤리학 교과서에는 전문인 실무 기준(professional practice standard), 합리적 개인 기준(reasonable person standard), 주관적 기준(subjective standard) 등이 제시되고 있지만, 충분함의 객관적 기준을 마련하기란 결코 쉽지 않은 게 사실이다.

셋째, 충분한 설명을 위해 의료진은 자신이 제공하는 정보가 환자에게 잘 전달될 수 있도록 전달 방식(fashion)에도 주의를 기울이는 자세가 필요하다. 다시 말해 환자의 '눈높이'에 맞추어 정보를 제공하도록 노력해야 한다. 이를 위해 되도록 전문용어를 피하고 일반인들이 이해할 수 있는 말로 설명을 해야 한다.

특히 문맹자, 교육 수준이 낮은 환자, 소아환자에게 의사는 내용을 쉽게 풀어서 설명하도록 노력해야 한다. 그리고 필요하다면 그림이나 비디오 등을 사용해야 할 것이다. 또한 환자에게 질문의 기회를 반드시 주어야 하며 환자의 질문에 충실히 대답해야 한다. 이때 의료진 역시 환자에게 간단한 질문을 던짐으로써 환자가 제대로 이해했는지 확인해 볼 수 있을 것이다.

의료진이 환자 본인에게 구체적인 설명을 충분히 그리고 적절한 방법으로 제공한 후 동의를 얻는다면 환자의 자기결정권은 효과적으로 행사될 수 있다. 그러나 이런 동의절차가 모든 의료 상황에서 예외없이 수행될 수 있는 것은 아니다. 환자의 의사결정능력(competence)이 제한되어 있는 경우 의료진은 환자 본인 대신 환자의 대리인(보호자)으로부터 동의를 얻어야 한다. 신생아, 유아, 소아환자, 정신지체자, 치매환자, 혼수상태 환자 등이 여기에 해당된다.

특히 응급환자의 보호자를 찾을 수 없을 때가 문제되는데, 이럴 때는 경찰관이나 구청 사회복지관 직원에게 설명하고 동의를 얻는 방법 등을 생각해 볼 수 있겠다. 또한 보호자로부터 서면 동의를 받을 만한 시간적 여유가 없는 경우(예: 보호자가 해외에 거주) 내용증명 우편이나 전화 혹은 이메일을 통해 동의를 받는 방법 등도 고려해 볼 만하다.

환자가 자기결정권을 행사하기 어려운 경우 대리 결정은 불가피하다. 그러나 이 때에도 의료진은 환자 보호자의 대리 결정이 환자의 최선의 이익(patient's best interest)에 근거한 것인지 주의 깊게 살펴야 한다. 이 경우 의료진은 환자의 이익을 옹호하는 대변자(advocate)의 역할을 주저하지 말아야 한다. 만약 의료진이 판단하기에 보호자의 대리 판단이 환자의 이익에 명백히 반한다면 보호자를 설득하기를 시도하든지 아니면 동료 또는 병원윤리위원회 등에 자문을 구하는 것이 바람직하다.

> 환자 이외의 타인이 환자 진료결정에 참여해야 하며 환자가 스스로 결정할 수 없는 경우에는 대리 의사결정자가 파악되어야 하며, 환자 이외의 타인이 동의를 제공할 경우 해당자의 신원이 의무기록에 기입되어야 한다(JCI병원인증집 PFR 6.2).

환자의 권리보호, 환자의 의료정보 보호, 환자의 사전동의서, 환자의 자기결정권에 대한 설명은 제 9 장 생명의료윤리에서 다시 공부할 것이다.

참고문헌

강정희 외, 환자안전의 이해(현문사, 2010)

김정은 외, 환자안전의 게이트키퍼 간호사(이퍼블릭, 2008)

김중호, 의학 윤리란 무었인가(성바오로딸수도회, 2002)

김재은·박미라·박선영·이선영, 환자안전의 게이트키퍼 간호사(이퍼블릭, 2000)

김일순, N포션. 새롭게 알아야 할 의료윤리(현암사, 1999)

노재정·정화식·이상일, 환자의 안전 향상을 위한 인간공학의 활용(이퍼블릭, 2007)

맹광호, 생명윤리와 커뮤니케이션의 문제, 한국생명윤리학회지, 8(1)(2007), pp.68~83.

백승완·이수진·허경애, 환자권리와 책임 및 의료윤리 질 향상과 환자안전(보문각, 2009)

이금자 외, 간호안전관리지침(병원간호사회, 2006)

이상일, 실무자를 위한 의료의 질 관리 핸드북(2004)

정헌재, 윤혜연 존스홉킨스 환자안전전문가가 알려주는 병원사용설명서(비타북스, 2013)

제이홀맨 엮음, 박재형 외 옮김, 의료윤리의 새로운 문제들(예영커뮤니케이션, 1997)

채계순 외, 간호과오 사례와 예방지침(병원간호사회, 2009)

피터싱어, 황경식·김성동 옮김, 실천윤리학(철학과현실사, 2013)

한성숙·엄영란·안성희·김중호·차성호·권복규·구인회·임종식·구영모, 간호윤리학(대한간호협회출판부, 2008)

Gosbee, Joho W., 환자의 안전을 향상을 위한 인간공학의 활용(2007)

Wachter, Robert M., 환자안전의 이해(현문사, 2011)

9장

생명의료윤리

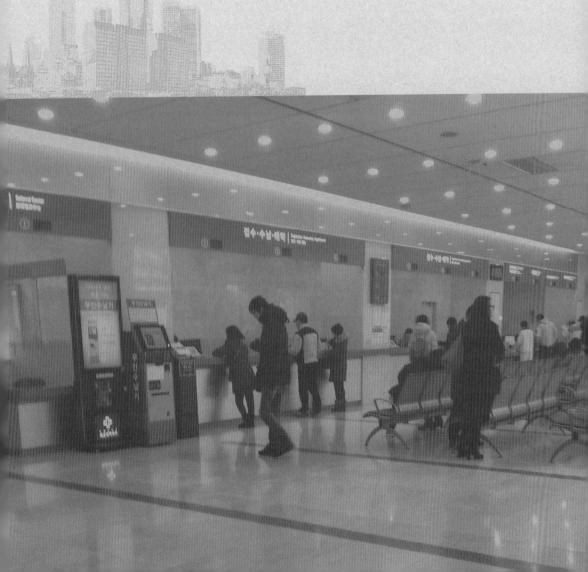

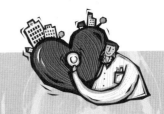

제9장

생명의료윤리

01 생명의료윤리의 정의

1) 생명의료윤리의 의미

오늘날 생명과학과 의술의 발달로 우리 인간의 수명이 길어지고 건강이 증진되어 전에 없던 희망을 갖고 살아가게 되었다. 의학은 사람의 생명을 대상으로 연구하는 학문이다. 사람의 생명활동을 원활하게 유지하며 생명활동에 장애가 되는 요인을 예방하고 치료해 준다. 인류가 발전시켜온 의학적 원리, 방법, 기술은 이런 의학이 임무를 제대로 수행토록 도와주는 도구이다.

의사는 이러한 도구를 사용하면서 사람의 생명을 다룬다. 의료행위는 인간의 존엄성을 중시하는 데서 시작한다. 사람의 생명은 우리가 살아가는 인간사회에서 무엇과 비교할 수 없는 최고의 가치이다. 이런 최고의 가치를 실현하는 데 도움을 주는 의학과 의학을 실천하는 전문직종인 의사와 간호사 등 의료기관 종사자들에게는 고도의 윤리성이 요구된다. 의료진은 윤리성에 대한 사회적 요구에 순응하고 발벋고 앞장서야 한다.

윤리(ethics)란 개인이나 그룹의 행위의 옳고 그름, 선과 악, 또는 도덕적인 것과 비도덕적인 것에 대한 가치판단기준이다. 즉 우리는 윤리적 기준에 의해서 우리의 행위와 의사결정이 옳고 또는 그른가를 판단한다. 윤리는 개인이나 그룹의 행위가 옳고 그른지를 좌우하는 도덕적 원칙과 가치의 강령이라고 할 수 있다.

윤리는 선악과 관련된 인간행위를 규명하고 구체화하기 위한 것으로 "우리가 타인에 대해서 어떻게 생각하고 행동하는가, 또한 다른 사람이 우리에 대해 어떻게 생각하고 행동해 주기를 바라는가"라는 기본적인 인간관계를 다룬다.

윤리는 사실을 따지는 것이 아니라 당위를 다루는 것이기 때문에 당위라는 잣대가 없으면 의료서비스는 어떠한 경우에도 문제시되지 않을 수 있다. 그렇지만 진찰과 치료 역시 인간생명과 신체건강을 다루는 서비스이기에 우리는 윤리라는 잣대로 판단하려고 한다.

윤리적 행동(ethical behavior)은 일반적으로 받아들여지는 사회적 규범에 일치하는 행동을 말한다. 따라서 비윤리적 행동은 사회규범에 반하는 행위를 말한다. 이러한 사회적 규범(윤리적 기준)을 반영하기 위하여 법을 제정한다.

윤리원칙(ethical principle)은 도덕적 행위에 대한 지침이다. 예를 들면, 거의 모든 사회에서 거짓말, 도둑질, 사기 그리고 타인을 해치는 것 등은 비윤리적이고 비도덕적이다. 반면에 정직, 약속 준수, 타인을 돕고 타인의 권리를 존중하는 것 등은 윤리적으로나 도덕적으로 바람직한 행위로 여겨진다. 이러한 기본적인 행동 규칙은 조직사회의 지속과 유지에 필수적이다.

도덕이나 윤리는 사회·문화적 환경을 바탕으로 한 인간생활의 관습이라고 할 수 있기 때문에 모든 사회, 모든 조직, 그리고 모든 개인마다 서로 다른 윤리적 기준을 가질 수 있다.

이런 차이는 윤리적 상대주의(ethical relativism)의 개념을 등장시켰다. 즉 윤리기준은 시대상황, 사회적 전통, 또는 기타 특수 상황에 의해서 다양하게 정의된다는 것이다. 윤리는 시간, 장소, 환경 그리고 관련된 사람에 따라 상대적이다. 그러므로 옳고 그름과 선악에 대해 합리적인 방법으로 구분할 수 없고 어떤 의사결정이 다른 것보다 더 좋다라고 평가할 수는 없다.

이와 같이 윤리적 규칙은 상대적이라서 우리가 어떻게 행동해야 할지 결정할 절대적이고 보편적인 기준이 없기 때문에 항상 윤리적 딜레마에 빠질 가능성이 높게 된다.

우리는 살아가면서 여러 분야에서 윤리문제에 직면한다. 예를 들면, 기업윤리, 교육윤리, 경찰윤리, 종교윤리, 과학윤리 등 헤아릴 수 없이 많다. 의료분야에도 지키지 않으면 사회가 유지되기 어려운 윤리규범이 있다. 윤리문제는 한 개인이나 그룹이 다른 사람 또는 그룹에 영향을 끼칠 때 발생하는 데 이 영향이 옳은지 혹은 그른지 밝히려는 분야가 윤리학이다.

의료분야에서는 기본적으로 의사가 환자에게 또는 다른 의료진에 각종 영향을 미친다. 이러한 영향은 대단히 중요하고 긴급하고 다양하다. 한편 의학지식과 기술이 날로 발전되어 감에 따라 새로운 윤리문제를 계속 일으키고 있다. 인공임신 중절, 안락사, 인공호흡기의 제거, 기형아에 대한 진료, 뇌사, 약의 선택, 진료방법의 선택, 생명복제, 대리모, 태아의 성감별, 유전자 조작 등의 문제는 의학적인 지식과 기술에 의한 판단보다는 윤리적 판단이 더욱 중요하게 작용한다(한국의료윤리교육학회 편, 제2판). 따라서 의사를 비롯한 모든 의료인들은 의료윤리문제에 관심을 갖고 의료행위에 임해야 한다.

생명의료윤리(biomedical ethics)는 생명의 본질적 가치를 다루는 생명윤리(bioethics)와 이를 현실에 적용하는 의료인이 가져야 할 가치와 행동규범을 다루는 의료윤리(medical ethics)로 구분할 수 있다.

여기서 의료윤리란 의사 또는 의료인이 전문가로서 지켜야 할 윤리 예를 들면, 환자-의료인 관계, 충분한 정보에 근거한 동의, 진실을 말하기, 환자의 비밀 엄수 등 전통적으로 의료인이 지켜야 할 윤리적 내용을 취급하는 분야이다. 한편 생명의료윤리는 의료인의 의료행위나 생명의료적 연구와 관련해서 발생하는 윤리적 문제를 해결하고자 하는 분야이다. 그런데 의료윤리와 생명윤리의 개념적 구분은 그렇게 뚜렷하지 않기 때문에 생명의료윤리라는 표현을 총괄하는 개념으로 쓰게 되는 것이다(권복규 외, 생명윤리와 법, p.15).

2) 법과 윤리

법과 윤리는 인간의 행위를 규제하는 중요한 요소이다. 그러나 둘 사이의 관계는 역사의 변천에 따라 영향을 받아 왔으며 지금도 지역과 문화적 배경에 따라 그 성격이 많이 다르다. 윤리에는 첫째, 타인에게 해가 되는 일을 해서는 안 된다와 둘째, 타인에게 도움이 되는 일을 해야 한다라는 의무가 있다. 법은 윤리의 첫째 의무를 지키도록 함으로써 사회 전반적으로 최소한의 윤리수준을 유지하고자 한다. 따라서 윤리는 법에 우선하고 법을 생성시킨다고 할 수 있다. 즉 법은 윤리가 우리에게 요구하는 것보다 더 많은 것을 요구한다. 그러므로 윤리적 행동에는 합법적 행동도 포함된다. 정의롭고 공정한 사회(just and fair society)에서는 윤리적 행동은 적법한 행동이라고 할 수 있다.

그러나 불법적인 행동이 아니라고 해서 모두 윤리적인 행동이라고 볼 수는 없다. 법의 준수 여부가 윤리적 행동을 판단하는 충분조건은 아니다. 예를 들면, 근무시간에 개인용무로 전화를 건다든지, 또는 아프다는 핑계를 대고 결근하는 경우는 엄격하게 불법적이라고는 할 수 없지만 비윤리적 행동이라고 볼 수 있다.

윤리규범이 법규범보다 위의 개념이다. 왜냐하면 윤리는 법을 비판할 수 있지만 법은 윤리를 비판할 수 없기 때문이다. 윤리는 법에 의해 영향을 받는 것이 아니고 윤리 자체에 의해서 바로 잡을 수 있다. 윤리적 의무를 법적으로 강요할 수는 없다.

　　사람마다 가치관이 다르기 때문에 어떤 행동이 주어진 상황에서 윤리적이냐 또는 비윤리적이냐 하는 문제에서 서로 다른 해석을 할 수 있게 된다.

　　예를 들어 인공호흡기가 한 대뿐인 병원에 이것을 필요로 하는 두 명의 응급환자가 동시에 도착하였을 경우 두 환자 모두 다른 병원에 이송할 시간적 여유가 없다면 의사는 한 환자는 살리고 다른 환자는 어떻게 할 방도가 없어 죽게 된다. 이때 의사가 어떤 환자를 선택해야 할지, 어떤 환자를 죽음에 이르게 할지, 법은 개입할 수 없다. 이때 의사의 행위에 대해 적법이니 위법이니 평가를 할 수 없고 다만 윤리적 차원에서 의사의 행위를 평가할 수 있다. 이와 같이 의사는 법보다 엄격한 윤리기준을 먼저 지켜야 한다.

　　사실 생명의료윤리는 단순히 윤리뿐만 아니라 법률 및 사회제도와 깊은 관련이 있다. 생명의료윤리가 윤리적 문제로 될 때 그의 대부분은 법적인 문제의 형태로 나타난다. 예를 들면, 말기 환자의 치료중단으로 윤리문제를 일으킨 퀸란사건(Quinlan Case)이라든지 보라매 사건은 사회적 쟁점을 일으킨 소송사건이다.

3) 의료윤리학의 학습 필요성

　　오늘날에는 예전과 달리 의사와 환자와의 관계가 변하고 있고 따라서 여기에 여러 가지 윤리문제가 따르고 있다(의료윤리학, 한국의료윤리교육학회 편, 2012). 과거에 의사와 환자와의 관계는 가부장적 관계였다. 의사는 환자로부터 존경을 받는 아버지와 같은 존재였다. 의사가 환자에게 하는 행동에는 이의도 저항도 없이 마냥 순종만 있었다. 그러나 환경은 바뀌고 있다. 오늘날 의료시술에는 병원, 의사, 기타 의료 종사자들이 공동으로 참여한다. 의료서비스 간의 경쟁은 날로 치열해지고 있다. 환자들의 시민의식과 인권의식이 향상되고 교육수준이 높아감에 따라 환자들이 의료인에게 바라는 기대도 높아지고 윤리적 행동을 요구하게 되었다.

의료인들은 윤리문제의 발생요인에 대한 이해가 필요하다. 의사가 갖추어야 할 것은 전문의학지식과 기술뿐만이 아니다. 아무리 발전된 전문지식과 기술을 갖추었다 해도 환자를 취급하는 과정에는 수많은 요인들이 윤리문제를 발생시킬 수 있다. 예를 들면, 환자의 생명관, 종교관, 삶의 의욕, 의사와 환자간 사용하는 언어의 차이, 환자의 사회적 위상, 의료에 대한 인식, 가족관계, 교육수준, 경제수준 등이다. 훌륭한 의사가 되기 위해서는 의학지식과 기술의 습득 외에도 윤리적 사고와 행동이 필수적이다. 이와 같이 의료인들은 의학, 법률, 윤리 문제 사이의 상호작용에 더욱 관심을 가질 필요가 있다.

의학 특히 생명공학은 날로 발전하고 있다. 의학의 발전에 따라 새로운 진단 및 치료법들이 개발되고 있어 인간의 수명을 연장할 수 있고 새롭게 질병을 예방·치료할 수 있게 되었다. 이에 따라 새로운 윤리문제가 발생하고 있다. 예를 들면, 시험관 아기, 태아의 성감별 능력의 발전, 생명의 복제 등이다. 따라서 의료인들은 의학의 발전에 수반하는 윤리문제에 대한 이해와 관심을 가져야 한다.

의사들이 환자를 진료하는 과정에서 발생하는 여러 가지 윤리문제를 해결해야 한다. 예를 들면, 심한 기형을 가진 아이를 낳게 할 것인가? 말기 만성질환자에 대해 언제 호흡기를 제거할 것인가? 교통사고로 오랫동안 의식불명의 식물인간이 된 환자의 무의미한 연명치료를 계속해야 하는가? 이식할 장기보다 이를 원하는 환자가 더욱 많을 때 누구에게 이식을 해야 하는가? 의권의 쟁취를 위해 의사가 환자 곁을 떠나도 되는가? 등이다.

이와 같이 의사와 같은 의료인의 행동에는 언제나 윤리문제가 따르기 때문에 전문지식과 기술연마뿐만 아니라 법률이나 윤리사고에도 관심을 가지고 이를 학습할 필요가 있다.

02 윤리적 상대주의와 절대주의

윤리적 상대주의(ethical relativism)란 사회나 문화적 배경에 따라 행위의 옳고 그름, 좋고 나쁨의 기준이 달라질 수 있다는 주의이다. 상황에 따라 도덕적 행위가 비도덕적 행위가 될 수 있다. 즉 어떤 사회에서는 윤리적 행동이라고 받아들일 수 있지만 다른 사회에서는 비윤리적 행동이라고 비난할 수 있는 것이다. 예를 들면, 한국이나 미국에서는 공무원들에 대한 뇌물제공은 엄격하게 비윤리적 행동으로 금지되어 있지만 동남아 일부 국가에서는 뇌물은 일의 진행을 빨리 하기 위해 꼭 필요한 것이다.

우리나라 일부 병원에서는 환자의 치료순서를 앞당기기 위해서 뒷돈이 오고 간 적이 있었다. 이러한 예는 사회적 배경이나 관습에 따라 윤리적 기준이 다를 수 있음을 보여주는 것이며 이러한 차이를 인정하는 것이 윤리적 상대주의이다.

윤리적 절대주의(ethical absolutism)란 윤리적 상대주의에 반대되는 개념으로서 인간이 마땅히 따라야 할 윤리나 도덕적 가치가 사회, 문화, 지역에 상관 없이 언제나 동일하다는 사상이다. 윤리적 절대주의는 윤리적 보편주의(ethical universalism)라고도 한다.

윤리적 절대주의는 하나의 도덕적 기준이나 규칙이 모든 사람들에 적용되어야 한다는 규범윤리학(normative ethics)의 주된 내용이다. 규범윤리학의 목적은 도덕규범이 시대와 장소, 문화의 차이에 불구하고 불변의 범문화적인 보편적 원리의 체계를 세우고 이를 옹호하는 것이다.

대부분의 결과론적 윤리사상은 상대주의에 해당하며 이에 따르면 결과만 좋다면 도덕적 행위라 할 수 있다. 예를 들면, 도적질하는 행위는 상대주의에 있어서 그의 결과에 따라 도덕적일 수도 있고 비도덕적일 수도 있다. 단순히 타인을 해치기 위해 거짓말하는 경우 이는 비도덕적이지만 자신과 타인에 유익한 결과를 초래하는 거짓말은 선의의 거짓말이기 때문에 오히려 도덕적인 행위로 간주된다.

03 윤리적 행동의 영향요인

윤리적 행동은 사람마다, 기업마다, 국가마다 서로 다르게 나타나는데 그러면 개인과 조직의 윤리적 행동에 영향을 미치는 요인은 무엇인가?

〈그림 9-1〉에서 보는 바와 같이 윤리적 행동에 영향을 미치는 요인으로는

- 개인으로서의 경영자
- 조직
- 외부환경 ┌ 문화적 요인
          └ 법과 규제적 요인

을 들 수 있다.

(1) 개 인

개인은 무엇이 옳고 그른지 자신의 가치관과 감각을 가지고 있다. 가족의

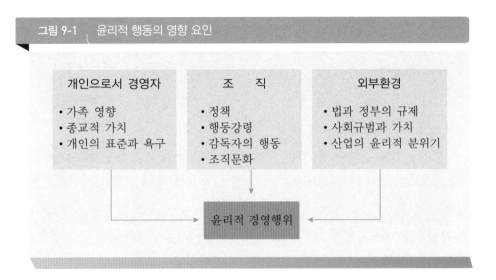

그림 9-1 윤리적 행동의 영향 요인

개인으로서 경영자	조 직	외부환경
• 가족 영향 • 종교적 가치 • 개인의 표준과 욕구	• 정책 • 행동강령 • 감독자의 행동 • 조직문화	• 법과 정부의 규제 • 사회규범과 가치 • 산업의 윤리적 분위기

윤리적 경영행위

영향, 종교적 가치, 개인적 표준과 욕구 등은 개인의 윤리적 행동에 영향을 미친다.

강하고 일관된 개인적 윤리관이 결여된 경영자는 자신의 이익을 극대화하려 하기 때문에 상황에 따라 다른 의사결정을 하게 된다. 윤리적 의사결정을 위한 개인적 규칙이나 전략이라는 강한 윤리적 틀(ethical framework)을 갖는 사람만이 윤리적 표준에 맞는 좀더 일관되고 자신있는 행동을 할 수 있는 것이다.

(2) 조 직

직장에서 근로자의 행동에 중요한 영향을 미치는 사람은 직속 상관이다. 감독자가 무엇을 요구하는지, 어떤 행위가 칭찬을 듣고 꾸중을 듣는지는 근로자의 행위와 결정에 바로 영향을 미친다.

공식적·비공식적인 정책, 규칙, 지시, 윤리규정, 연설 등은 조직문화를 지원하고 강화하고 조직문화, 리더십, 보상제도, 업무관행 등은 근로자의 윤리적 행동에 큰 영향을 미친다.

(3) 외부환경

기업은 경쟁자, 정부의 법과 규제, 사회규범과 가치와 같은 외부환경 속에서 경영행위를 지속하고 있다.

정부는 법과 규제를 통하여 기업과 경영자로 하여금 윤리적 행동을 하도록 강요하고 있다. 예를 들면, 공정거래법을 통하여 기업의 불공정거래를 엄격히 규제하고 있으며 남녀고용차별금지법에 따라 고용과 승진에 있어 남녀간 차별을 금지하고 있다.

사회의 문화적 가치와 규범 및 전통은 구성원들의 윤리적 행동에 막강한 영향력을 행사하고 있다. 개인의 기본적인 가치는 보통 다음과 같이 나열할 수 있다.

- 정직(honesty)
- 청렴결백(integrity)
- 믿음(trustworthiness)
- 타인의 존중(respect for other people)
- 자존(self-respect)
- 가족(family)
- 달성(achievement)
- 신뢰(reliability)
- 공정(fairness)
- 충성(loyalty)

이러한 가치들은 윤리적 의사결정과 행동을 하도록 강요한다. 또한 이들은 행위나 결정이 윤리적인지, 비윤리적인지 구별하는 데 도움을 준다.

04 윤리적 의사결정 기준

　개인이든 관리자이든 의사결정을 할 때 윤리적 딜레마(ethical dilemma)에 빠질 때가 있다. 윤리적 딜레마란 개인이나 조직에겐 유익하지만 비윤리적이라고 생각되는 어떤 대안을 선택해야 할 것인지 또는 선택하지 말아야 할 것인지를 결정해야 하는 상황을 말한다. 이는 어떤 행동을 취해야 하지만 무엇이 옳고 그른지에 대해서는 분명한 의견일치가 이루어지지 않는 경우에 발생한다.

　따라서 기업은 윤리적 딜레마에 직면할 때 적용할 지침을 필요로 한다. 이러한 지침으로 관리자와 종업원들은 윤리문제의 성격을 규명하고 어떤 대

그림 9-2 윤리적 행동의 접근법

이기주의 접근법

결정 또는 행동이 자신의
장기적인 자기이익을
증진하는가?

도덕적 권리 접근법

결정 또는 행동이
모든 인간의 기본권을
보장하는가?

공리주의 접근법

결정 또는 행동이
최대다수에게 최고의
선을 제공하는가?

사회적 정의 접근법

결정 또는 행동이
정당성 · 공정성 · 공평성의
원칙을 지키는가?

안을 선택할 때 가장 좋은 윤리적 결과를 초래할 것인가를 결정하게 된다.

규범과 가치를 중시하는 규범적 윤리(normative ethics)란 관리자가 윤리적 의사결정을 할 수 있도록 유도하는 윤리적 기준을 기술하는 접근법으로서 이에는 공리주의 접근법, 이기주의 접근법, 도덕적 권리 접근법, 정의 접근법이 있다. 〈그림 9-2〉는 윤리적 행동의 서로 다른 해석을 보여주고 있다.

1) 공리주의 접근법

공리주의 접근법(utilitarian approach)은 도덕적 행동과 의사결정의 결과는 최대다수에게 최고의 만족을 제공하는 일반선(general good)을 지향해야 한다는 주장이다. 이는 행위의 윤리성을 행위의 동기에 의해 판단하려는 것이 아니고 그 행위의 객관적 결과에 의해 판단하려는 것이다.

따라서 어떤 행위, 계획, 정책 등은 그의 결과에 의해서 평가되어야 한다는 것이다. 이러한 결과 지향적인 윤리적 사고는 잠재적인 긍정적 결과가 잠재적인 부정적 결과보다 가치가 있다고 판단되는 경우에 의사결정을 하도록 유도한다.

공리주의 접근법은 비용-효익 분석(cost-benefit analysis)이라고도 하는데 결정, 정책, 행위의 비용과 효익을 서로 비교하기 때문이다. 비용과 효익은 경제적(원화로 표시할 수 있는), 사회적(사회 전체에 미치는 영향), 인간적(심리적·감정적 영향) 성격을 갖는다. 효익이 비용보다 크면 이윤을 내기 때문에 경제적 성공이라고 할 수 있다.

공리주의 접근법의 결점은 예컨대 종업원의 사기처럼 금전적 측정이 곤란한 경우에는 비용-효익 분석을 적용할 수가 없다는 것이다. 또한 이 접근법은 다수집단에 속한 사람들의 권리가 소수집단에 속한 사람들의 권리에 우선한다는 것이다.

2) 이기주의 접근법

이기주의 접근법(individualism approach)은 어떤 행위가 도덕적인 한 개인의 장기적인 자기이익을 최대로 하면 결국 다수에 선과 이익을 초래한다는 주장이다. 개인의 자유성은 최고권위가 있기 때문에 이를 제약하려는 어떤 외부의 힘도 제거되어야 한다. 이 접근법의 가정은 단기적으로 윤리적 행위를 하게 되면 장기적으로 해를 끼치려는 다른 사람을 피할 수 있다는 것이다.

개인이 평가할 때 악보다 선의 비율이 큰 대안은 언제나 옳은 대안이 된다. 이기주의는 장기적으로 정직과 성실을 유발한다고 믿는다. 눈앞의 자기이익을 위하여 거짓이나 속임수를 쓰면 상대방으로부터 곧바로 거짓이나 속임수가 되돌아 온다. 따라서 이기주의는 다른 사람들이 원하는 윤리적인 행동을 하도록 만든다.

이기주의 접근법의 결점은 한 사람의 단기적 자기이익이 언제나 장기적으로 모든 사람에게 선이 되는 것은 아니라는 것이다. 예를 들면, 작물에 화학비료를 사용하면 곡물의 수확량은 증가하지만 폐수가 흘러 고기의 수를 감소시키는 경우에는 어업에 부정적 영향을 미칠 수 있다.

3) 도덕적 권리 접근법

도덕적 권리 접근법(moral-rights approach)은 모든 인간은 다른 사람의 결정에 의해서 침해받을 수 없는 기본적 자유와 권리를 가지고 있다고 주장한다. 이는 UN의 인권선언(Declaration of Human Rights)과 미국의 권리장전(Bill of Rights)에 기초를 두고 인간의 생명, 자유, 건강과 안정, 사생활권, 사유재산권, 양심의 자유, 언론의 자유와 같은 인간의 기본권의 기준에 따라 의사결정이 이루어져야 한다는 것이다.

우리나라에서도 도덕적 권리기준을 보장하기 위하여 공해방지법, 산업안전과 재해방지법, 소비자보호법, 공정거래법 등을 제정하였다.

윤리적 의사결정 기준으로서의 도덕적 권리 접근법은 충돌하는 권리 사이에 균형을 잡기가 어렵다는 결점을 갖는다. 예를 들면, 종업원의 정직성을 평가하기 위하여 거짓말 탐지기를 사용하는 것은 그의 사생활권을 침해할 수도 있는 것이다.

4) 사회적 정의 접근법

사회적 정의 접근법(social justice approach)은 모든 사람은 동등하게 취급되어야 하고 법규는 공평하고 공정하게 적용되어야 한다고 주장한다. 관리자는 개인이나 그룹 사이에 효익(보상)과 비용을 얼마나 공정하게 배분하는가에 따라 그의 의사결정과 행동을 평가받게 된다.

이 접근법에서는 효익과 비용의 배분에 있어서 정당성(equity), 공정성(fairness), 공평성(impartiality)의 원칙을 전제로 한다.

정당성은 인간의 생존권, 즉 최소한의 생계를 보장하는 필요의 원칙이요 사회적 의무의 기본이다. 공정성은 공헌도에 따른 능력주의 분배원칙을 말하는데 분배정의(distributive justice)의 기준이 된다. 직장에서 남녀 종업원 사이에 적용되는 동일노동 동일임금의 원칙은 여기에 해당된다.

공평성은 조직과 종업원 양측의 책임과 의무를 정한 것으로 기회균등 원칙과 상호주의 원칙의 기준이다. 종업원이 자신의 이익을 증진하기 위하여 효익이나 기회를 기꺼이 받아들이고 조직이 공평하다면 종업원은 조직의 규칙을 준수해야 한다.

사회적 정의 접근법의 결점은 공리주의 접근법에서처럼 비용과 효익을 정확하게 측정할 수 없다는 것이다. 한편 사회적 정의 접근법에서 효익과 부담의 대부분은 무형의 감성적·심리적 성격을 갖는다는 것이다.

05 생명의료윤리의 원칙

생명의료윤리에 관련된 문제들을 해결하기 위하여 뷰챔(T. L. Beauchamp)과 칠드레스(J. F. Childress)가 그들의 저서 「생명의료윤리의 원칙」에서 네 가지 원칙을 제안하였다. 이들 원칙은 구체적인 생명의료윤리 문제에 적용시켜 그의 도덕적 해답을 찾아나가는 방법이기 때문에 원칙주의라 부른다.

1) 자율성 존중의 원칙

의사가 일방적으로 환자의 진료를 결정하는 것이 아니고 누구의 간섭 없이 환자 스스로 개인의 자율적 의사에 따라 결정하고 스스로 의사의 진료를 받는 것을 자율성 존중의 원칙(principle of respect for autonomy)이라고 한다. 환자이지만 이성을 갖춘 인격체로서 대우를 받을 권리가 있다. 인간은 그 자체로 존엄한 존재라는 기본적인 가치를 인정받아야 한다. 대체로 생명의료분야에서 문제가 되는 것은 생명이나 건강에 관계되는 부분이다. 이러한 중요한 문제에 대해 결정을 내림에 있어 환자의 자율적 의사는 필수적이다. 즉 환자가 의료서비스를 받을 때 수단으로 취급될 수 없으며 그의 자유는 최대한 보호받아야 한다.

모든 인간은 무한한 자기결정의 자유를 향유한다. 이러한 자기결정과 선택의 자율도 타인을 해치지 않는 범위에서 존중된다. 그런데 이 자율적 자기결정권은 타인으로부터 인정을 받을 때 유효하다. 다시 말하면 의료행위에서 의사는 환자의 자율적인 자기결정권을 준중해서 그의 자율적 의사에 따라 진료해야 한다. 이러한 일은 의사가 환자를 인격적으로 존중하기 때문에 가능하다. 이는 모든 환자는 무한한 가치를 가지며 자신의 운명을 스스로 결정할 능력과 권리를 갖고 있음을 뜻한다.

의사와 간호사가 환자에 대해 진료와 간호행위를 하기 위해 자율성을 존중하려면 우선 환자의 자율적 의사를 들어야 한다. 즉 의사는 환자로부터 진료행위를 해도 좋다는 의미 있는 동의를 받아야 한다. 이때 의료인은 환자로부터 의료행위의 내용에 관해 충분한 설명(정보)에 근거한 동의(informed consent)를 받게 된다. 의사는 환자에게 충분히 이해할 수 있는 언어로 설명할 의무를 지니는 반면 환자는 그에 대해 자율적으로 동의 여부를 명시적으로 결정할 권리를 갖는다.

의사가 환자에게 얼마만큼 얼마나 수준높은 내용의 정보를 사전에 설명하는가에 대해서는 한계가 없기 때문에 논쟁거리이다. 한편 설명해야 할 구체적 내용에 대해서도 논쟁의 여지가 있지만 일반적으로 환자의 현재의 임상적 징후, 진단 및 치료에 사용할 수 있는 진단술과 치료대안들, 각 치료 대안을 사용하는 과정에서 발생할 수 있는 부작용 및 진료 후유증, 의사 자신의 여러 대안에 대한 소견 등을 포함한다(한국의료윤리교육학회, 의료윤리학, 2편, p. 70).

자율성 존중의 원칙은 환자가 의사로부터 충분한 설명을 듣고 이해하고 난 후 자신의 의사를 자율적으로 결정할 수 있는 능력을 갖추고 있고 타인으로부터의 간섭이 없음을 전제로 한다. 그러나 어린이 환자와 교통사고로 인한 식물인간처럼 본인의 의사결정능력이 없는 환자의 경우 생전유언(living will)이나 친권자 또는 후견인의 의견이 고려될 수 있다. 이때 그들은 환자에게 가장 최선의 이익이 되는 결정을 내릴 의무를 갖는다.

자율성의 원칙은 어떠한 상황에서도 언제나 지켜져야 하는 절대적 원칙은 아니다. 예를 들면, 에이즈 환자나 결핵 환자는 발견 즉시 의사가 관계당국에 신상정보를 보고해야 한다. 이는 제3자에 위해가 되는 경우에는 자율성 존중이 제한될 수 있다. 또한 신경증 환자에 위약(placebo)을 사용하거나 알코올 중독환자를 강제로 입원시키는 경우도 환자의 최선의 이익에 반하기 때문에 자율성의 원칙은 제한될 수 있다.

2) 악행금지의 원칙

한국의료윤리교육학회 의료윤리학 제2편을 참고하여 설명하고자 한다.

히포크라테스 선서에는 의술의 사용에 관한 선행원칙(principle of beneficience)과 악행금지원칙(principle of nonmaleficience)을 천명하고 있다. 여기서 선행원칙이란 의사의 능력과 판단에 따라 환자에 도움이 되도록 의학적인 기술을 사용해야 함을 규정하는 원칙을 말한다. 한편 악행금지원칙이란 환자에게 피해를 주거나 환자의 병세를 악화시키도록 의술을 절대로 사용하지 말라는 원칙을 말한다. 다시 말하면 악행금지원칙은 모든 의료인들이 환자에게 유해한 결과가 예상되는 치료나 실험을 하지 말라는 것이다.

왜 인간은 남으로부터 해악을 당하지 말아야 하는가? 인간은 태어날 때부터 생명의 존엄성과 불가침의 권리를 보유한다. 따라서 타인으로부터 생명, 신체, 재산에 대하여 침해를 받지 않을 권리를 갖게 된다. 이와 같이 인간의 존엄성과 불가침의 권리에 의해 남에게 해악을 끼치지 말라는 악행금지의 원칙이 도출된다.

악행금지의 원칙에서 악행이란 구체적으로 무엇을 의미하는가? 의료윤리학에서는 정신적 해악이나 재산상의 손실도 이에 포함되지만 생명과 신체적 악행이 우선적 고려대상이 된다고 볼 수 있다(구영모, 2010). 예를 들면, 수혈을 잘못하거나 부주의에 의한 수술부위의 바뀜 같은 경우이다.

의료행위는 긍정적인 결과(선행)와 부정적인 결과(악행)라는 양면성을 갖는다. 이러한 양면성은 사람과 사람 사이에서도 발생하지만 한 사람에서도 일어난다. 전혀 해악이 없는 의료행위는 존재하지 않는다. 여기에 어느 정도까지 어떤 조건하에서 악행이 허용되는가 하는 의문이 제기된다.

악행금지원칙은 절대적이지 않고 조건에 따라 허용된다. 신장이식 수술을 한다는 것은 한 사람의 신장을 떼어 다른 사람의 신장으로 이식한다는 것을 의미한다. 이때 신장을 떼어 준 사람에게는 악행을 하는 것이 되지만 이식받는 환자에게는 생명의 은인이기도 하다. 이와 같이 죽음이라는 큰 해악을 피하지 위해서는 작은 해악은 정당화될 수 있는 것이다.

이러한 의료시술의 특징을 우리는 이중 효과의 원리(principle of double effects)라고 부른다. 의료행위 중에는 의도한 효과나 결과(선행)뿐만 아니라 의도하지 않은 효과나 결과(악행)도 존재하는 것이다. 이때 악행금지원칙은 환자들에게 불가피한 위험이나 고통은 최소로 줄여야 한다는 것을 의미한다.

선행원칙과 악행금지원칙의 관계는 어떤가? 일반적으로 말하면 전자보다 후자가 우선적으로 고려된다. 사실 두 원칙은 동전의 앞과 뒤처럼 밀접하게 연관되어 있지만 전자가 후자보다 도덕적 평가시 우선하는 경우도 많다.

악행금지원칙은 두 가지 형태로 분류할 수 있다. 첫째는 환자에게 피해와 악행을 금지하라는 것이고, 둘째는 의사가 해야 할 행위를 보류(withholding) 또는 철회(withdrawing)함으로써 환자에게 해악을 끼치지 말라는 것이다. 생명유지치료의 보류와 철회는 특히 안락사, 임종환자, 뇌사, 장기이식의 문제와 밀접하게 관련되어 있다. 보류란 생명유지치료를 아예 시작하지 않는 경우이고 철회 또는 중단이란 일단 최선의 치료를 하는 도중에 더 이상 그 치료가 무의미하다는 판단이 설 때 치료행위를 그만 두는 경우를 말한다.

생명유지치료의 보류와 철회 중 도덕적 측면에서 어느 것이 더 악행에 해당하느냐는 논쟁의 여지가 있다. 일반적으로 치료의 중단과 철회는 미치는 영향이 크기 때문에 악행에 해당하지만 보류는 악행에 해당하지 않는다고 여겨진다. 그러나 치료의 보류는 치료의 거부와 같으므로 비윤리적이고 환자에게 더욱 해악을 끼치는 행위라는 주장도 있다. 의사가 환자를 치료하면서 더 이상 치료를 계속할 필요성이 없는 경우에 중단하더라도 비윤리적이라고 비판받을 수 없는 것이다. 이와 같이 치료의 효과가 없다고 판단되면 의사는 더 이상 치료를 계속할 의무는 없다는 것이다.

1998년 서울 보라매병원에서 인공호흡기에 의지하던 의식불명 환자를 가족 요청에 따라 퇴원을 시킴으로써 죽음에 이르렀고 담당의사는 살인 혐의로 기소를 당하게 되어 2004년 대법원은 살인방조죄로 유죄판결을 내렸다. 이 사건은 의사가 환자나 대리인의 결정을 그대로 수용함으로써 연명치료의 중단이 발생하였다. 법원의 판결은 의사의 행위는 계속 연명치료를 해야 함에도 이를 중단함으로써 환자의 죽음을 가져왔다는 악행금지원칙을 위반하였다는 것이다.

3) 선행의 원칙

다른 직업윤리에서 선행은 반드시 행해야 하는 절대적 의무행위는 아니다. 타인에게 해를 끼치지 말아야 할 의무는 있지만 그의 이익이나 복지를 증진시켜야 할 의무는 갖지 않는다. 그러나 의사의 경우는 다르다. 의사는 환자에 베푸는 직업이라는 점에서 선행은 환자의 생명을 지키고 건강을 회복시켜 주는 것이기 때문에 절대적 가치이며 의무이다.

의사는 환자의 질병을 치료하고 그의 건강을 증진하도록 해야 할 의무를 갖는다. 이를 선행의 원칙(principle of beneficence)이라 한다. 일반적으로 선행이란 자비로운 행위, 유익한 행위, 동정적인 행위, 배려하는 행위 등과 같이 대상자가 기쁘게 받아들일 수 있는 행위를 말한다.

선행은 남에게 유해한 일을 하지 말아야 할 소극적 의무 외에 남을 적극적으로 도와 주어야 할 적극적 의무도 포함한다. 의사의 경우 선행의 원칙은 환자의 질병을 적극적으로 치료하고 건강을 증신시킴으로써 선을 실행함을 의미한다. 환자가 의사를 찾아 와서 치료해 줄 것을 요구함으로써 계약관계가 성립하고 의사는 이에 따라 환자에 선행을 베풀 의무가 성립한다.

선행원칙의 내용은 프랑케나(W.Frankena)가 다음과 같이 제시하고 있다. 이들은 의사가 지켜야 할 순서이기도 하다.

① 타인에게 피해를 주지 말라. —— 소극적 의무
② 타인에게 발생할 피해를 예방하라.
③ 타인에게 발생한 피해를 제거하라. —— 적극적 의무
④ 타인의 이익을 증진시켜라.

위의 ①은 악행금지의 원칙을 의미하기 때문에 선행의 원칙은 의사의 소극적 의무인 악행금지의 원칙을 포함한다. 이러한 원칙이 지켜지지 않으면 환자의 개인정보를 누설할 수도 있고 환자가 원하지 않는 특정 치료방법을 선택함으로써 환자의 소극적인 권리를 침해할 수 있다.

의사와 환자는 계약관계를 맺음으로써 의사는 ②와 ③을 준수할 의무를 갖는다. 의사는 환자에게 이미 발생하였거나 또는 앞으로 발생할 것으로 예견되는 피해를 제거하거나 예방할 의무는 당연히 따른다고 보아야 한다.

④의 경우 프랑케나는 의사의 의무로 보지 않는다. 즉 타인의 이익을 증진시키는 것은 의사가 결정할 가외의 선행이라는 것이다. 그러나 환자와 의사의 계약관계는 의사가 환자의 이익이나 복지를 증진시킬 의무까지도 내포하기 때문에 ④ 또한 의사의 의무라고 볼 수 있다.

위의 ②, ③, ④의 의무를 지키기 위하여 의사는 환자의 동의 없이, 즉 자율성을 무시하고 치료에 관한 결정을 전문지식을 갖춘 의사의 판단에 맡겨야 한다는 주장을 온정적 간섭주의(paternalism)라고 한다.

온정적 간섭주의에 근간을 둔 선행의 원칙이 자율성 존중의 원칙과 상충하는 경우에는 어떻게 해야 하는가? 성인 환자의 의사결정능력을 인정해야 한다는 주장은 자율성 존중의 원칙이 온정적 간섭주의에 우선한다는 입장이고 환자 자신에 해가 되는 경우 그의 자기결정권을 무시할 수 있다는 주장은 온정적 간섭주의가 자율성 존중의 원칙에 우선한다는 입장이다.

온정적 간섭주의에 근거하여 개인의 자유를 제한하는 예로 미성년자의 흡연금지, 자동차 운전자의 안전벨트 착용, 마약사용의 금지, 약물사용의 처방 요구 등을 들 수 있다.

온정적 간섭주의는 약한 형태와 강한 형태로 구분할 수 있다. 약한 온정적 간섭주의는 환자가 침묵하거나 반대의사를 표명하지 않는 경우에만 그의 이익을 위해 치료할 수 있다는 입장인 반면 강한 온정적 간섭주의는 환자의 반대 의사가 분명함에도 불구하고 환자의 이익을 위해 치료할 수 있다는 입장이다. 보라매병원의 사건에서 의사는 강한 온정적 간섭을 취해야 했음에도 불구하고 이를 행사하지 않았기 때문에 문제가 된 것이다.

의료결정에 있어 강한 온정적 간섭주의가 정당화될 수 있는 경우는 공공장소에서의 흡연금지와 같이 제3자의 권리보호를 위하고 또는 공공의 이익을 위하는 경우로 제한되어야 한다. 다시 말하면 이러한 경우를 제외하고는 개인의 자율성 존중의 원칙이 우선되어야 한다는 것이다.

4) 정의의 원칙

정의를 정의하기란 쉽지 않지만 일반적으로 정의(justice)란 개개인에게 그의 정당한 몫을 부여하고자 하는 불변 또는 부단의 의지라고 할 수 있다. 즉 평등의 원칙으로 동일한 사람간을 평등하게(예컨대, 여자에게도 선거권을 주는 것), 차등의 원칙으로 동일하지 않은 사람간을 불평등하게 다루는 것(예컨대, 더 열심히 일한 사람에게 높은 급여를 주는 배분의 정의)을 통하여 개개인에게 그의 정당한 몫을 부여하는 것이다(Naver.com).

여기서 말하는 정의는 사회적 정의(social justice)를 말한다. 사회적 정의란 한 사회에서 희소한 자원을 어떻게 배분하는 것이 타당한가? 라는 문제를 다룬다.

의료윤리와 관련해서는 분배 정의(distributive justice)가 있다. 이는 누구에게 사회적 선을 얼마만큼 배분해야 하는가 하는 문제를 다룬다. 즉 의사와 간호사 등 사용가능한 의료인들은 각 환자 간에 분배하거나 나눌 때, 이식할 장기를 배분할 때, 어떻게 하는 것이 공정한가의 정의이다. 이 경우에 적용될 내용은 의료 혜택을 받을 최소한의 권리(right to a decent minimum of health care)이다. 비록 환자가 낮은 신분이고 힘 없고 경제적 능력이 없더라도 인간의 존엄성을 유지하기 위하여 그 환자를 치료하지 않고 방치해서는 안된다. 이때 분배적 정의의 결정기준은 아리스토텔레스(Aristoteles)가 말하는 형식적 정의원칙(principle of formal justice)으로 "같은 것은 같게, 다른 것은 다르게 취급하라"이다. 즉 비슷한 상황의 일은 비슷한 방법으로 취급되어야 한다는 것이다. 예를 들면, 두 환자의 질환이 같은 경우라면 같은 방법으로 치료를 해야 한다.

그러나 이러한 형식적 정의의 원칙은 예컨대 암 또는 당뇨에 걸린 두 환자가 실제로 같은지, 또는 다른지를 결정할 기준을 제시하지 못하고 있다. 즉 의사는 두 환자를 어떻게 대우하는 것이 정의로운지 결정할 기준과 지침이 없어 답을 할 수 없게 된다.

여기에 정의의 실질적 원칙이 요구되는 불평등을 정당화 해주는 분배의 기준으로 다음 네 가지를 들 수 있다.

① 능력에 따른 분배
② 성과에 따른 분배
③ 노력에 따른 분배
④ 필요에 따른 분배

여기서 능력, 성과, 노력, 필요는 측정가능한 기준이 될 수 있으므로 이들에 비례해서 분배가 이루어지면 정의롭다고 할 수 있다. 그런데 여기서 네 가지 기준을 의료자원의 분배에 적용할 때 어떤 기준을 우선할 것인가가 문제가될 수 있다. 왜냐하면 하나의 의료행위에 네 가지 원칙을 적용할 때 상호간 충돌이 발생할 수 있기 때문이다. 따라서 하나의 원칙을 선택해서 해결하기보다는 종합적으로 고려하여 해결해야 한다.

이상의 의료윤리 원칙들은 모두 중요하기 때문에 어느 원칙이 다른 원칙에 우선한다고 말하기가 곤란하다. 따라서 환자의 상황에 따라서 결정할 수밖에 없다. 의료행위 원칙들이 충돌하는 예를 들면, 다음과 같다(한국의료윤리학회, 의료윤리, 2011).

- 의료효과를 극대화하기 위한 위약의 투여는 선행의 원칙을 만족시키지만 자율성의 원칙에는 반한다.
- 암환자에게 진단을 사실대로 밝히는 것은 환자의 자율성을 존중하는 것이지만 자칫 심약한 환자를 충격에 빠지게 하여 해로움을 끼칠수 있다.
- 수혈을 거부하는 특정 종교의 환자가 응급수술이 필요한 경우 자율성과 선행의 원칙이 충돌한다.

이와 같이 원칙들이 서로 충돌하는 경우 어떤 원칙을 따를 것인가, 어떤 원칙들을 조화롭게 사용할 것인가는 그 사회의 문화적 배경에 따라 달라질 수 있다. 미국의 경우에는 환자의 자율성을 존중하는 원칙이 우선하지만 우리나라의 경우에는 선행의 원칙이나 온정적 간섭주의를 중시하는 것 같다. 이는 보라매병원의 사건에서 보는 바와 같다.

06 병원의 윤리경영

한 사회에서 모든 상황에 보편적으로 적용되는 윤리를 사회적 윤리(social ethics)라고 한다. 기업윤리(business ethics)는 특수한 기업행동에 적용하는 일반적인 윤리적 사고로서 기업경영이라는 특수한 상황에서 나타나는 행동이나 태도의 옳고 그름이나, 좋고 나쁨을 체계적으로 구분하는 판단기준 또는 도덕적 가치에 관련된 경영행위나 의사결정의 원칙이나 지침을 말한다.

이와 같이 기업윤리는 기업 경영과정에서 발생하는 여러 가지 윤리적 문제들을 규명하거나 해결하는 길잡이가 된다. 즉 윤리경영은 기업이 공정하고, 투명하고, 정의롭게 경영활동을 수행할 수 있게 해주는 지침으로서 기업이 생존·발전하기 위해서는 마땅히 지켜야 하는 규범이기도 하다.

윤리경영은 크게 규범적 윤리와 기술적 윤리로 구분할 수 있다. 규범적 윤리경영에서는 윤리의 본질, 기업의 목적과 윤리, 윤리의 주체, 윤리적 가치 판단의 기준 등을 강조한다. 한편 기술적 혹은 경험적 윤리경영에서는 윤리적 행위나 윤리적 의사결정의 성격, 특성, 윤리적 문제발생의 원인, 윤리적 행동이 의사결정에 영향을 미치는 상황 그리고 의사결정에 초점을 둔다(김현주,

2012).

경영윤리는 모든 상황에 보편적으로 적용되는 규범적, 보편적 윤리라기보다는 기업경영이라는 특수 상황에 적용되는 응용적 윤리의 성격을 띠기 때문에 윤리경영은 실용적 접근방법을 채택하게 된다.

우리나라 병원에 있어 윤리경영의 필요성을 인식하는 데는 시간이 더 지나야 할 것 같다. 즉 윤리경영이 의료기관에도 적용되어야 한다는 인식은 아직 부족한 듯 하다(김현주, 2012). 병원경영이 전문적인 영역으로 인식된 지가 겨우 10여 년에 불과하기 때문이다.

원래 병원은 보건복지적 비영리조직으로서 공익적 성격을 띠고 있다. 그러나 병원도 경영에 필요한 자금확보를 위해 어느 정도 수익을 목적으로 하지 않을 수 없게 되었다. 따라서 근래에 일반 기업과 같은 영리병원의 도입이 지속적으로 요구되고 있다. 병원은 일반 기업과 다른 특색을 갖고 있다. 기업의 제품과 서비스의 고객은 국내뿐만 아니라 글로벌 고객까지 지역적 한계를 벗어난다. 그러나 병원은 지역사회를 기반으로 지역주민의 적극적인 후원과 의료서비스 이용이 지속적으로 이루어지고 있다. 병원이 사회적 책임을 외면하고 비윤리적 경영을 일삼는다면 지역주민으로부터 외면을 받게 되어 경영난에 봉착하게 될 것이다.

그동안 병원의 비윤리경영에 대한 비난의 목소리가 가끔 들려온 게 사실이다 병원 의사들과 일부 제약회사 사이에서 벌어진 약 사용의 리베이트로 금품수수의 사실이 밝혀져 수많은 의사들이 검찰에 기소되는 스캔들이 발생하였다. 일부 병원에서는 과잉·중복검사라든지 로봇수술 등 건강보험이 적용되지 않는 값비싼 비급여 시술·수술이 자행되고 있다(2014년 4월부터 로봇수술에 보험이 적용될 계획임). 환자가 원하지 않아도 반강제적으로 의사의 선택진료를 받도록 하여 환자의 선택진료비 부담이 가중되고 있다. 이 외에도 의료비 부당청구, 진단서 부당발급, 노사관계 갈등 심화 등 비윤리적 사건이 발생함으로써 국민적 지탄의 대상이 되기도 하였다.

07 환자-의사의 윤리적 관계

1) 환자-의사 관계의 모델

환자와 의사의 관계는 계약을 맺으면서 시작하고 진료행위가 끝날 때 그들의 관계도 종식하게 된다. 역사적으로 환자-의사의 관계는 세 가지 유형을 중심으로 발전하여 왔다.

(1) 가부장적 모델

부모가 어린 자식을 돌보듯 의사는 의학지식에 따라 주도적으로 진단·처방·치료를 담당한다. 환자는 이에 불복이나 이의를 제기할 수 없고 복종해야 한다. 따라서 의사는 권한과 함께 책임을 떠맡는다.

이러한 모델은 응급상황, 자살기도 환자, 정신질환자 등의 경우처럼 환자의 의사결정권을 인정할 수 없는 경우에 적용되지만 오늘날에는 환자의 자율성을 인정하는 방향으로 발전해 가고 있다.

(2) 지도자-협조자 모델

최근 의료영역에서 가장 많이 활용되는 모델이다. 이 모델에서 환자는 의사를 자신의 질병을 치료해 줄 지도자로 여기고 자신의 의사를 제시하고 협조함으로써 자신의 진료에 대해 일부분의 책임을 분담하게 된다.

최종적인 진료결정은 의사가 내리지만 환자가 이에 동의할 수 없을 때는 조언이나 거절할 수 있다. 이 모델에서 환자는 협조자에 지나지 않기 때문에 의사는 상위이고 환자는 하위라는 비대칭성이 여전히 적용된다.

(3) 대등한 동반자 모델

협조자 모델보다 환자의 권리를 더 적극적으로 인정하는 모델이다. 이는 일종의 계약모델이라고 할 수 있다. 의사는 환자의 의사를 존중하여 치료결정을 내리게 되고 환자는 여기에 적극적으로 참여하게 된다. 이 경우 환자는 의사와 대등한 동반자 지위에 있게 된다. 예를 들면, 당뇨병 환자의 경우 식이요법이나 운동 등과 같은 적극적인 치료행위를 수행하게 된다.

2) 환자-의사 간의 윤리문제

(1) 의료의 의사결정

의료 의사결정의 영향요인으로는 환자의 질병상태, 예후, 연령, 성별, 환자의 경제적·사회적 상태, 종교와 신념, 의료진의 믿음과 역량 등이다(권복규·김현철, 생명 윤리와 법, 2005).

의사는 환자와 이러한 요인에 관해 대화를 통해 의사결정을 함으로써 환자의 자기결정권을 존중해야 한다.

(2) 충분한 정보에 근거한 동의와 선택

의사는 의료의 모든 영역과 모든 단계에서 환자가 알고 싶어하는 모든 정보를 충분히 설명하고 이해시킨 후 환자의 동의를 받은 후 치료행위를 시작해야 한다. 이때 환자의 동의나 선택에 어떠한 외적 요인이 작용해서는 안된다.

환자의 의사결정능력이 불가능한 경우에는 대리인 동의가 사용된다. 그러나 이러한 경우에도 가능한 한 환자의 의견을 존중하는 방향으로 바뀌어 가고 있다.

(3) 비밀의 보장

의사가 환자에게 모든 정보를 공개할 의무가 있듯 환자 또한 자신의 질병과 관련된 정보를 의사에게 공개할 의무가 있다. 이러한 정보는 환자의 사생활과 관련된 부분이 있기 때문에 의사는 환자의 비밀을 지켜줄 의무를 갖는다.

사례

보라매 사건

1997년 12월 4일, 보라매 병원 응급실로 58세의 남자가 119구급차에 실려 내원하였다. 신경외과 전공의는 CT를 촬영하고, 우측 측두부 및 두정부의 경막외 혈종이라는 진단을 내렸다. 수술 동의서를 받기 위해 환자가족을 찾았으나 찾지 못했고, 상황이 위급하여 동의서 없이 응급 수술을 시행하였다. 수술 중 환자 부인이 도착하자 담당 전공의는 응급 수술을 하게 된 경위, 수술 진행 상태, 수술 후 상태 등을 설명했고, 부인은 대체로 이를 수긍하였다. 수술 후 저혈압과 대량 수혈로 인하여 여러 가지 합병증이 발생하고 환자의 의식도 회복되지 않아 회복의 가능성이 매우 낮은 것으로 판단되었다. 다음 날 오후 환자 부인이 경제적 이유로 더 이상 치료를 할 수 없다며 퇴원을 요구하였고, 담당 전문의 및 담당 전공의는 환자의 상황을 들어 퇴원을 만류하였으나, 부인은 막무가내로 퇴원을 요구하였다. 더 이상 상호 합의하에 치료가 가능하지 않다고 판단한 담당 전문의는 담당 전공의에게 현재의 환자 상황을 환자 보호자에게 다시한번 주지시킨 다음 귀가 서약서에 서명받도록 지시하였다. 이에 따라 전공의는 12월 6일 환자 보호자로부터 서명을 받은 후, 당일 오후 2시 병원 구급차로 환자를 퇴원시켰다. 당시 환자는 간이형 인공호흡기의 도움으로 자가 호흡을 하고 있었으나 환자 가족의 요청에 의하여 이를 제거한 후 얼마 되지 않아 사망하였다. 환자 사망 후 환자의 부인은 장례비 보조를 받기 위해 관할파출소에 사망 신고를 하였으나 사망 진단서가 없는 상태에서의 경찰 신고는 변사사건으로 처리되어 경찰의 조사를 받게 되었다. 조사를 마친 경찰은 환자의 부인을 살인 혐의로 구속하고 담당 의사 세 명을 살인죄의 공범으로 기소하였다.

법원은 이 사건에 대하여 "퇴원을 요구 받은 의사는 환자의 생명을 보호하기 위한 의료 행위를 계속해야 할 의무와 환자의 요구에 따라 환자를 퇴원시킬 의무 사이에 충돌이 일어나게 되는 경우에는 환자의 생명을 보호할 의무가 우선한다. 따라서 이 사건은 부작위에 의한 살인죄에 해당한다" 라고 하여 담당 전문의에게 유죄를 선고하였고, 환자의 부인에게는 살인죄를 선고하였다. 상고심에서는 환자의 부인에게는 부작위에 의한 살인죄를, 의사들에게는 작위에 의한 방조죄를 각각 선고하였다.

자료: 권복규 외, 생명윤리와 법

08 안락사의 윤리문제

1) 안락사의 정의

오늘날 의학의 발달로 질병의 치료뿐만 아니라 인간의 수명까지 연장시켜 주고 있다. 이러한 과정에서 환자는 고통 없는 행복한 죽음을 갈망하고 있다. 여기에 죽음의 연장은 인간에게 새로운 윤리문제를 제기하고 있다.

안락사(euthanasia)의 정의는 사람에 따라 약간씩 다르지만 여기서는 "어떤 사람이 가능한 한 편안한 수단을 이용하여 회복될 수 없거나 불치병으로 심각한 정신적·신체적 고통을 받고 있는 환자를 고통으로부터 해방시키기 위하여 의도적으로 죽음에 이르게 하는 행위"라고 정의할 수 있다.

안락사가 성립하기 위한 조건으로 다음 다섯 가지를 들 수 있다.

- 행위자와 환자(agent and subject): 안락사는 한 사람(의사)이 타인(환자)에게 행한다.

- 행위자의 의도(intention of agent) : 행위자는 환자의 죽음을 야기하려는 의도를 갖는다.
- 행위자의 동기(motive of agent) : 행위자는 환자에게 최선의 이익을 베풀려는 동기를 갖는다.
- 인과적 근접성(causal proximity) : 행위자가 행한 것 혹은 하지 않은 것이 그 환자 죽음의 원인이다.
- 결과(outcome) : 그 행위의 결과로 환자는 죽음에 이른다.

안락사와 자살을 구분시켜 주는 요소는 위 첫째 요소이다. 안락사는 행위자와 환자가 구분되지만 자살의 경우에는 행위자와 환자가 동일인이다. 안락사는 가끔 자비로운 살인(mercy killing)과 구분하기도 한다. 둘은 위 다섯 가지 요소를 충족시키지만 행위자가 누구냐에 따라 구분된다. 즉 환자나 친척에 의한 죽음은 자비로운 살인에 해당하고 담당 의사에 의한 죽음은 안락사에 해당하지만 이들을 구분하지 않고 사용하는 학자도 있다.

안락사는 의사 조력 자살(physian-assisted suicide)과 구분할 수 있다. 후자는 의사의 도움으로 환자 스스로 목숨을 끊는 것을 의미한다. 의사 조력 자살은 안락사의 첫째 요소를 어기고 있지만 실질적 내용에 있어서는 안락사에 포함된다고 볼 수 있다.

2) 안락사의 분류

안락사는 분류기준에 따라 다음과 같이 분류할 수 있다.

(1) 환자의 의사에 따라

　① 자발적 안락사

② 비자발적 안락사

③ 반자발적 안락사

(2) 안락사를 행하는 사람의 행위에 따라

④ 적극적 안락사

⑤ 소극적 안락사

(3) 생존의 윤리성에 따라

⑥ 자비적 안락사

⑦ 존엄적 안락사

⑧ 도태적 안락사

① 비자발적 안락사

비자발적 안락사(nonvoluntary euthanasia)란 환자 자신의 판단능력이 결여되어 환자 가족이나 친권자의 동의를 받아 시행하는 안락사를 말한다. 예를 들면, 무뇌아, 다운 증후군의 신생아, 중증의 정신불구자, 중증의 치매환자, 지속적인 식물인간, 깊은 혼수상태의 환자들에 적용할 수 있다.

② 소극적 안락사

소극적 안락사(passive euthanasia)란 환자의 상태가 좋지 않아 죽음에 가까워 올 때 그의 진행을 일시적으로나마 저지 또는 지연시킬 능력이 있음에도 불구하고 환자의 죽음을 의도하지는 않지만 다만 적극적인 치료를 하지 않고 방치함으로써 죽음에 이르게 하는 안락사이다. 소극적 안락사는 우리나라에서 법적·윤리적으로 허용되고 있다. 본인이나 가족이 가망 없는 환자의 퇴원을 희망하는 경우 가망 없는 퇴원이라고 하여 허용하고 있다.

③ 자비적 안락사

자비적 안락사(beneficient euthanasia)란 예를 들면, 악성통증과 같이 하루 종일 심한 통증으로 고통을 받고 일상생활을 할 수 없는 환자의 경우 생의 의미가 없어 차라리 생명을 단축시켜 고통으로부터 해방시키려는 자비로운 의료행위에 의해 죽음에 이르게 하는 안락사를 말한다.

④ 존엄적 안락사

존엄적 안락(euthanasia with dignity)란 이성적인 사고력이나 판단력이 없는 예를 들면, 뇌 손상으로 깊은 혼수상태에 빠졌거나 장기적인 식물인간은 이미 인격체로서의 존엄성을 유지하기 어려우므로 차라리 생명을 단축시켜 환자의 존엄성을 살려주려는 안락사를 말한다.

2009년 5월 77세의 김할머니 사건의 경우 환자의 가족들은 식물인간 상태에 빠진 할머니가 평소 원했던 대로 무의미한 연명치료를 중단할 것을 요구하였지만 세브란스 병원측은 거부하였다. 그러나 2009년 대법원은 가족들의 요구대로 인공호흡기의 제거를 허용하였다.

사례

무의미한 연명의료 중단, 특별법 제정 권고

'환자 뜻 모를 때 가족이 결정' 논란

지난 달 31일 국가생명윤리심의위원회가 무의미한 연명의료를 중단할 수 있도록 특별법 제정을 권고함에 따라 그동안 '존엄사'를 둘러싸고 의료현장에서 발생하는 혼란을 방지할 수 있게 됐다. 조귀훈 보건복지부 생명윤리정책과 서기관은 "국가기관으로는 처음으로 국가생명윤리심의위원회에서 무의미한 연명의료 중단에 대한 입법화를 추진하는 데 의미가 있다"고 설명했다.

위원회는 단순히 특별법 제정을 권고할 뿐이지만 위원회의 심의 내용은 그동안 과학계와 종교계 등 다양한 의견을 종합한 사회적 합의인 만큼 향후 제정될 특별법의 주요 뼈대가 될 전망이다.

이날 회의에서는 환자의 자기결정권 보장 원칙과 의료현장에서 발생하는 혼란을 방지하기 위해 제도화가 필요하며, 제도화 방안으로는 특별법 제정이 바람직하다는 데 의견을 모았다.

무의미한 연명의료 중단 입법화 내용

대상환자		회생 가능성이 없고 원인 치료에 반응하지 않는 임종과정의 환자
대상의료		심폐소생술, 인공호흡기, 혈액투석, 항암제 투여 등 특수 연명의료
환자의사확인	명시적 의사	- 연명의료계획서(사전의료의향서+담당의사의 확인)
	의사 추정	-평소 사전의료의향서+의사 2인의 확인
		-가족 2인 이상의 진술+의사 2인의 확인
	의사 미추정	-적법한 대리인의 결정+의사 2인의 확인
		- 가족 전원의 합의+의사 2인의 확인
		- (대리인이 없다면) 병원윤리위원회의 결정
		※ 입법화 과정에서 부작용을 방지할 보완책 마련

쟁점은 환자가 평소에 연명의료에 관한 입장을 전혀 밝힌 적이 없는 경우에 인공호흡기를 뗄 수 있을 것인가였다. 위원회는 환자의 명시적·추정의사가 없을 경우 '대리 결정' 방법으로

△가족 전원의 합의와 의사 2인의 확인

△적법한 대리인의 결정과 의사 2인의 확인

△대리인이 없는 경우 병원윤리위원회 결정

등 세 가지 방안을 제시했다. 그러나 이들 방법은 남용 우려가 있다는 지적이 제기되고 있다.

안기종 한국환자단체연합회 상임대표는 "가족 전원의 진술이 일치된 경우라 하더라도 의사가 이를 환자의 의사로 추정해 연명의료 중단을 결정하면 안된다. 의료현장에서 남용될 위험이 크기 때문" 이라고 지적했다.

이날 위원회에서도 부작용을 방지할 보완책을 마련할 것을 주문했다.

복지부 측은 "가족과 의료인의 의견과 함께 병원윤리위원회 등 공적기관에서 다시 한 번 검증하는 시스템을 추가하는 방안을 검토할 것" 이라고 설명했다.

반면 환자가 의사로부터 자신의 병세에 대해 충분한 정보를 얻고 의사와 함께 이른바 연명의료계획서를 작성한 '명시적 의사' 가 있었던 경우는 '존엄사' 를 인정하기로 했다. 따라서 환자가 심폐소생술, 인공호흡기, 혈액투석, 항암제 투여 등 특수 연명의료를 거부했다면 의료진도 이를 따를 수 있다.

평소에 환자가 스스로 작성해 둔 '사전의료의향서' 가 있는 경우도 연명의료 중단에 큰 어려움이 없다.

권고안은 무의미한 연명의료를 중단할 수 있는 대상을

△회생 가능성이 없고

△원인 치료에 반응하지 않으며

△임종 과정에 있는 환자

로 제한했다. 환자의 의학적 상태에 관해 해당 분야 전문의 1인을 포함한 2인 이상의 의사가 판단하기로 했다. 다만 단순히 지속적 식물인간 상태에 있는 환자는 대상에서 제외하기로 했다.

한국보건의료연구원에 따르면 2009년 현재 중환자실을 운영하는 의료기관 입원 환자의 1.64%가 연

명의료 중인 환자고 이 가운데 18.4%가 식물인간 상태였다.

위원회는 연명의료 결정에 관한 제도화 방법으로 특별법 제정을 권고했다. 기존의 '장기 등 이식에 관한 법률'이나 '보건의료기본법' 등 관련 법률을 개정하는 방안도 논의됐지만 새로운 법을 만들기로 한 것이다.

특별법이 제정되면 연명의료 중단을 고려하는 환자 가족이 상당수에 달할 것으로 보인다.

연세대 생명윤리정책연구센터가 2011년 7월 현재 중환자실이 설치된 종합병원 211곳을 조사한 결과 8만9,269명이 입원 중이었으며, 이 가운데 연명의료 중단을 고려하는 환자는 전체 입원 환자의 1.31%(1,169명)에 달했다. 의료기관 한 곳당 5.5명꼴이었다.

연명의료 중단을 고려하는 환자의 유형으로는

△말기 암환자(33.2%)

△지속적 식물인간 상태(21.9%)

△뇌질환 환자(12.1%)

등이었다.

조사 대상 211개 기관 가운데 2010년 7월부터 1년간 연명의료 보류·중지 사례가 있는 기관은 모두 7개 기관에서 13건이 있었다. 말기 암 4건, 뇌질환 3건, 뇌사 2건, 호흡부전·심부전·신부전·간부전 각 1건이었다. 13건의 사례 중 본인 의사 표시는 3건, 대리인 의사 표시는 10건에 달했다.

자료: 매일경제, 2013. 8. 1.

09 장기이식의 윤리문제

1) 뇌사와 장기이식의 정의

사망확인의 기준으로 ① 심장순환기와 호흡기능의 비가역적인 소멸, ② 전체 뇌기능의 비가역적 소멸을 들 수 있다. 그런데 ①은 고전적 죽음의 정의로서 오랫동안 사용되어 왔으나 뇌의 연구에 따른 새로운 의학의 발전으로 ②

로 변화하였다. 즉 뇌로부터 조정되는 중앙신경조직과 순환조직이 와해되는 뇌사가 죽음의 기준으로 사용되고 있다. 뇌사란 대뇌, 소뇌, 뇌간의 모든 기능이 중지하여 회복 불가능하게 됨을 의미한다. 뇌관은 의식과 생명 유지를 가능케 하는 부위로서 대뇌와 함께 이 부위가 죽게 되면 결국 호흡기능이 정지한다.

그러나 뇌사 상태에서도 인공 심폐기를 사용하면 호흡기능과 심장박동기능이 진행되어 신체의 다른 부위는 생명활동을 할 수 있다. 심장과 같은 장기는 박동 중에 적출해야 하므로 뇌사를 죽음으로 인정하지 않고서는 이식을 할 수 없다. 뇌사기준에 대해서는 찬반 논의가 있지만 사후기증을 사용하는 대부분의 나라에서는 법적으로 뇌사가 죽음으로 인정된다.

우리나라의 경우 '장기 등 이식에 관한 법률'은 단지 장기기증을 전제로 하는 경우에만 뇌사를 죽음으로 인정해 주고 있으므로 장기적출이 가능하다. 따라서 장기기증을 원하지 않는 뇌사자는 아직 살아있는 자로 여기므로 심폐소생장치를 제거하면 위법이 된다.

장기이식이란 신체의 조직; 장기의 일부분, 또는 장기의 전부를 자신이나 다른 사람에게 이식하는 것을 말한다. 장기이식은 다음과 같이 구분할 수 있다.

- 자가이식(autograft): 자신의 신체 일부를 떼어 자신의 다른 부위로 이식하는 경우
- 동종이식(homograft): 다른 사람의 장기나 조직을 떼어 자신의 장기와 교체하는 경우
- 이종이식(xenograft): 동물의 장기나 조직을 떼어 자신의 장기와 교체하는 경우
- 생체이식: 기증자가 살아 있는 사람의 경우 장기나 조직을 적출하는 경우
- 사체이식: 기증자가 뇌사자인 경우

• 인공장기이식: 장기를 만들어 이식하는 경우

우리나라에서 허용된 이식 가능한 장기로는 신장, 심장, 폐장, 간장, 췌장, 골수, 각막과 같은 신체기관이 있으며 조직으로 피부, 연골, 인대 뼈, 판막 등이 있다.

사례

베이비 테레사

1991년 플로리다 주의 포트 로더데일에서 로라 캄포와 저스틴 피어슨은 결혼하지 않은 상태에서 아이를 임신하였다. 로라 캄포는 산전 검사를 받을 수 있는 의료 보험이 없었고, 임신 24주가 되어서야 의사의 진찰을 받을 수 있었다. 그녀는 임신 8개월이 되어서 태아가 무뇌증에 걸렸다는 것을 알게 된 것이었다. 너무 늦게 진단이 내려졌기 때문에 그녀는 낙태를 할 수도 없었다. 로라 캄포는 무뇌아 장기 기증에 대한 토크 쇼를 보고 제왕 절개를 통한 출산을 결심했다. 1992년 3월 21일에, 테레사 앤 캄포 피어슨이라는 이름의 여자 아이가 태어났다. 테레사는 머리 위쪽 반이 없었고, 두개골도 대뇌도 없었다. 장기가 기증되기 전에 아기 테레사는 뇌사 판정을 받아야 했지만, 플로리다 주의 뇌사 기준을 만족하지 못했다. 로라 캄포와 저스틴 피어슨은 테레사가 장기를 기증할 수 있도록 뇌사 판정을 내려줄 것을 순회법원 판사인 에스텔라 모리아티에게 부탁했으나, 모리아티 판사는 "당신 아기의 생명이 아무리 짧다고 해도, 나는 다른 아기를 돕기 위해 생명을 빼앗을 수 있는 권한을 위임받지 못하였다. 죽음은 사실이지 의견이 아니다"라며 뇌사 판정을 거부했다. 부부는 플로리다 지방 항소 법원에 항소했는데, 여기서도 패소했다. 부부는 플로리다 대법원에 대한 긴급 상고를 원했으나, 이를 위해서는 항소 법원이 이 사건을 "중대한 공적 중요성"을 가지는 것으로 인정해 주는 것이 필요했다. 항소 법원이 이를 인정하지 않았기 때문에, 플로리다 대법원은 요건에 맞지 않는다는 이유로 긴급 상고를 각하했다. 3월 29일 테레사는 인공호흡기의 도움에도 불구하고 장기부전이 시작되었다. 그후 인공호흡기가 제거되었고 테레사는 3월 30일 사망하였다. 그때 장기들은 이식하기에 쓸모없는 것이 되어 버렸다. 　　　　　　자료: 권복규 외, 생명윤리와 법

---

2) 생체이식과 그의 윤리문제

생체기증의 경우 신장, 안구, 간과 대장의 일부, 골수를 포함한다. 생체기증에서 문제가 될 수 있는 것은 기증자(donor)의 건강보호, 장기매매, 압

력에 의한 기증 여부 등이다. 수혜자(recipient)의 생명을 구하기 위하여 기증자는 장기적출로 인해 건강을 해칠 위험을 감수해야 한다.

골수이식을 제외한 다른 생체기증은 극히 제한적으로 허용하고 있다. 이와 같이 생체기증은 부모와 자식 간에 또는 가까운 친척 사이에서 자발적으로 이루어진다. 다시 말하면 타인 사이에 있는 매매는 불법으로 금지되어 있다.

생체기증의 경우 자율성 존중의 원칙에 입각한 충분한 정보에 근거한 동의의 원칙은 기증자와 수혜자에게 장기이식의 전 과정에서 준수되어야 한다. 자유의지에 따른 장기기증일 경우에도 건강하고 판단능력이 확실한 사람에게만 허용되어야 한다.

우리나라에서는 장기이식을 목적으로 하는 경우만 뇌사를 죽음으로 인정하기 때문에 심장이 아직 살아있는 뇌사자로부터 장기를 적출하는 데 유족이 동의하지 않으면 불가능하다. 다시 말하면 기증자가 생전에 기증의사를 분명히 밝혔어도 유족이 반대하면 자율성 존중의 원칙이 지켜지지 않는다. 반대로 뇌사자가 생전에 명시적으로 거부를 하지 않았을 경우 유족이 동의하면 장기를 기증할 수 있어 이에 대한 적합성이 문제될 수 있다.

사례

장기의 불법매매

지난달 22일 수원지법에서 징역 6월에 집행유예 1년을 선고받은 고려대 제적생 김정구 씨. 부모가 진 빚을 갚으려 자신의 신장을 파는 과정에서 어머니의 주민등록증을 위조한 공문서 위조혐의를 받고 있다. 대학생활 1년을 마치고 군대에 있던 92년, 택시운전을 하는 아버지가 친구들에게 보증을 섰다가 4천 1백만원의 빚을 졌다. 어머니도 교통사고를 당해 병원신세를 지게 되면서 김씨는 결국 대학을 그만 둬야 했다. 이때 '신장을 삽니다' 라는 광고를 본 김씨는 지난 해 2월 25일 서울 백병원에서 만성신부전을 앓고 있는 40대 남자에게 왼쪽 신장을 떼줬다. 김씨는 "그때 받은 1천 4백만원으로 부모 몰래 빚쟁이를 찾아다니며 빚을 갚았다" 고 말했다. 부모가 이 사실을 알게 된 것은 수원지검에서 출두 요구서가 날아왔을 때였다. 장기밀매가 검찰에 적발되면서 지난 해 11월 김씨도 붙잡혀 불구속 기소됐다.   자료: 조선일보, 1999. 2. 3.

3) 장기의 배분문제

현재 기증자의 수보다 수혜자의 수가 훨씬 많기 때문에 장기는 희소한 자원이고 한정된 수의 장기를 수혜자 사이에 분배정의에 입각하여 공정하게 배분이 이루어져야 한다. 이때 사용되는 기준이 의학적 기준이다. 실제로 수혜자 결정에 있어 HSA(조직적합성), 혈액형, 위급성, 대기시간, 수혜자의 연령, 장기기증을 한 적이 있는지의 여부, 이전에 장기기증을 받은 적이 있는지의 여부, 이식에 걸리는 시간 등 의학적으로 엄격히 객관화할 수 있는 기준을 적용함으로써 투명하고 정의로운 분배원칙을 준수하려 한다.

우리나라에서는 장기이식에 대해서는 법률로 규정하고 있다. 국립장기이식관리기관에서 총괄통제하고 있다. 장기배분에 있어서 공정성을 위한 일반적인 원칙이 있는데 이러한 원칙에 따라 구체적인 장기배분의 우선순위를 정해야 한다. 우선 순위의 원칙은 장기마다 다르며 이식전문가들의 참여하에 구체적으로 결정되어야 한다. 우리나라에서는 선정기준을 법률로 규정하고 있다.

참고문헌

구영모, 생명의료윤리(동녘, 2010)

구인회, 생명윤리(아카넷, 2013)

권복규, 김현철, 생명윤리와 법(이화여자대학교 출판부, 2005)

김상득, 생명의료 윤리학(철학과 현실사, 2001)

김현주, 병원윤리경영이 경영성과에 미치는 영향(고신대학교 박사학위논
　　　문, 2012)

배성권, 권수진, 병원윤리경영 지표개발에 관한 연구(고신대학교 보건과
　　　학연구소보, 2010)

신동원, 한국 의료윤리의 역사적 고찰, 의사학 9(2)(2000)

유필화·황규대·강금식·정홍주·장시영, 경영학(오래, 2011)

한국의료윤리교육학회, 의료윤리학 2판(계측문화사, 2003)

한국의료윤리학회, 전공의를 위한 의료윤리(2011)

Beauchamp, T. L. & J. F. Childress, Principles of Biomedical
　　　Ethics(2012)

10장

고객관계관리

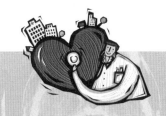

제10장

고객관계관리

고객만족을 위한 의료서비스의 실천

01 고객의 정의

오늘날 기업은 고객의 필요와 욕구를 충족시키면서 기업가치를 극대화하려는 목적을 갖는다. 다시 말하면 모든 수입(revenue)에서 모든 비용(cost)을 차감한 총이익(total profit)을 극대화하려는 목적은 오늘날의 기업환경에서는 타당한 것으로 생각되지 않는다.

물론 기업의 장기적인 생존이 이윤 없이는 불가능하지만 장기적 이윤이라는 것은 경쟁우위로부터, 즉 지속적인 고객만족으로부터 창출되는 것이다. 이러한 이유로 의료기관을 포함한 모든 조직의 기본목적은 고객욕구를 충족시키고 고객기대를 만족시키는 것이라고 결론지을 수 있다.

모든 조직은 그의 고객(customer)을 보유하고 있다. 고객은 기업의 출발점으로서 고객이 없는 기업이란 존재할 수 없다. 또한 각 고객은 조직의 산출물에 대한 기대를 가지고 있다. 조직의 산출물이라 하면 LG전자의 경우 컴퓨터를 의미하기도 하지만 인제대학교 백병원의 경우에는 의료서비스(medical service)를 의미하기도 한다.

그러면 서울아산병원의 경우와 같은 의료서비스를 제공하는 기관에서 고객은 어떻게 정의할 수 있는가? 고객이 병원조직에서 어떠한 중요성을 갖는가? 의료서비스기관은 수많은 다양한 활동을 수행하는데 고객이 서비스를 받기 위하여 기관에 도착하면서 등록을 하고 지불하고 담당의사와 상담하고 혈액검사를 하고 필요한 다른 검사를 받고 치료를 받고 수술을 받고 회복하면서 치료를 받고 하는 등 수많은 프로세스(과정)를 거치게 된다.

이때 고객이란 어떤 프로세스의 산출물을 사용하는 개인 또는 그룹을 말한다. 예를 들면, 혈액검사의 결과를 사용하는 비뇨기과 의사는 혈액검사실의 고객이 된다. 이렇게 본다면 의료기관이나 그 안에서 의료활동을 수행하는 개인도 많은 고객을 보유한다고 할 수 있다. 많은 사람들은 고객이라 하면 조직이 제공하는 서비스의 최종수혜자라고 생각하는데 이를 외부고객(external customer)이라고 한다. 예를 들면, 병원에서 제공하는 서비스를 받는 환자와 보호자·방문객 등은 그 병원의 외부고객이다.

병원에서는 내부고객(internal customer)도 존재한다. 예를 들면, 당뇨병 전문의는 어떤 환자의 상태를 진단하기 위하여 혈압과 혈액검사를 요구한다. 이때 그 전문의는 혈액검사실의 분석결과를 사용하는 내부고객이 된다. 한편 혈액검사실도 그 전문의의 고객이기도 하다. 왜냐 하면 환자에 필요한 서비스를 제공하기 위하여 전문의가 보내는 요구사항에 따라 검사하기 때문이다. 이와 같이 병원에서의 내부고객으로는 종업원, 동료, 의사, 상사, 타 부서 등 의료기관의 임직원 등을 들 수 있다.

02 고객중심사고로의 발전과정

　　기업과 고객과의 관계는 시대의 변천에 따라 상당히 변모되었다. 사실 1990년대 전에는 생산위주경영, 제품위주경영, 판매위주경영을 해오면서 생산과 판매를 통해 기업이윤을 늘리기 위한 전략의 운용으로 고객의 중요성을 별로 인식하지 못했다. 그러나 1990년대 이후 기업의 경쟁이 날로 치열해짐에 따라 이제까지 중심이 되었던 제품으로부터 고객이 중심이 되는 시대로 바뀌기 시작하였다. 이렇게 고객중심의 사고에 의한 경영을 마케팅위주 경영이라고 한다. 지금부터 고객중심사고로의 발전과정을 살펴보기로 한다.

1) 생산위주 경영

　　1770년대 영국에서 시작한 산업혁명(industrial revolution)은 노동력 대신 기계의 힘을 이용하여 제품을 생산하는 데에 큰 영향을 미쳤다. 1776년 아담 스미스(Adam Smith)의 국부론(The Wealth of Nations)이 출간되어 노동의 분업과 직무의 전문화로 생산성이 향상되었다.

　　당시에는 제품의 공급보다 수요가 컸기 때문에 제품을 생산하여 시장에 내놓으면 판매하는 데는 별로 어려움이 없었다. 따라서 기업은 이익을 창출하기 위하여 제품을 대량으로 생산하는 데에만 관심을 두었다. 즉 부족한 자원을 얼마나 효율적이고 효과적으로 사용하여 비용을 절감하고 대량유통할 것인가에만 초점을 맞추었다.

2) 제품위주 경영

그러나 1950년대부터 미국에서는 대량생산하는 경쟁기업이 시장에 출현하기 시작하여 경쟁이 치열하게 되었다. 이때까지 성행했던 생산위주의 사고에서 제품위주의 사고로 전환하기 시작하였다.

이 때부터 시장세분화와 소비자행동 등 시장점유경쟁에 몰두하여 소비자들의 다양한 욕구를 충족시키는 방안에 관심을 갖기 시작하였다. 이에 따라 제품의 모델, 컬러, 크기 및 스타일 등 옵션(option)의 양산이 불가피하게 되었다.

이와 같이 제품중심사고는 품질, 성능, 혁신성에서 좋은 제품만 생산하면 시장에서 비싼 값으로도 소비자들이 쉽게 구매하게 된다는 사고이다. 따라서 기업은 기술적으로 우수한 제품을 생산하고 계획 속에서 개선하는 데에 초점을 맞추게 된다.

그러나 제품중심사고는 소비자의 욕구를 고려하지 않는 생산자위주의 사고로 인하여 여러 가지 문제점을 나태내고 있었다.

3) 판매위주 경영

판매중심사고(selling concept)는 내버려 두면 소비자들은 제품을 사려고 하지 않는다는 사고를 바탕에 두고 있다. 그러니 기업은 생산한 제품을 판매하기 위해서는 공격적인 판매활동이나 광고, 가격할인, 쿠폰, 이벤트 행사 등과 같은 판매촉진노력을 경주해야 한다는 것이다.

판매중심사고를 가진 경영자들은 마케팅의 목적이란 더 많은 제품을 더 많은 사람들에게 더 자주 판매하여 이익을 창출하는 것이라고 주장한다. 따라서 특히 공급과잉능력을 갖는 기업에서는 재고정리를 위하여 더욱 적극적인 광고와 판촉활동에 전념하려고 한다.

이와 같이 판매위주 경영을 하는 기업은 시장이 무엇을 원하는지, 즉 고객의 욕구와 기대가 무엇인지를 고려하지 않고 무조건 생산한 제품을 판매하려고 노력한다. 이와 같이 기업이 생산한 제품을 고객이 원하게 만들려고 한다.

4) 마케팅위주 경영

마케팅위주 경영방식을 취하는 기업들은 1950년대 중반에 출현하기 시작하였다. 그동안 지배하여 왔던 제품중심이나 판매중심 사고로부터 고객중심 사고로 이동하게 되었다. 이제 제품을 생산해 놓고 옳은 고객을 찾으려는 것이 아니라 고객을 위해 알맞은 제품을 생산하려는 풍조가 만연하였다.

마케팅 사고(marketing thoughts), 즉 고객중심사고를 가진 경영자들은 조직목적을 달성하는 열쇠는 표적시장에 뛰어난 고객가치(customer value)를 창출하고 유통하고 소통함에 있어 경쟁자보다 더욱 효과적이 되는 것이라고 주장한다.

마케팅위주 경영과 판매위주 경영의 차이는 〈그림 10-1〉에서 보는 바와 같다. 판매위주사고는 판매자의 욕구에 초점을 맞추지만 마케팅위주사고는 구매자의 욕구에 초점을 맞추려고 한다. 판매는 제품을 팔아 현금화하려는 판매자의 필요성에 몰두하지만 마케팅은 제품이라는 수단을 통해 고객의 욕구를 만족시키려는 아이디어에 몰두하게 된다.

그러면 왜 기업이 고객위주로 경영을 해야 하는가?

첫째, 시장의 경쟁이 점점 더 격화되기 때문이다.

자유무역협정에 따라 국내시장이 개방되고 시장진입이 훨씬 수월하여 국내·외 참여 기업의 수가 증가하고 있다. 시장수요에 비하여 생산공급능력이 초과하여 이제 기업은 생산하는 문제보다 생산된 제품을 판매하는 데에

| 그림 10-1 | 판매위주 경영과 마케팅위주 경영의 비교 |

초점	수단	목표

(가) 판매위주 경영

| 제품 | 판촉 및 인적 판매 | 판매량을 올려 이윤획득 |

(나) 마케팅위주 경영

| 소비자 욕구 | 마케팅 | 소비자만족을 통한 이윤획득 |

신경을 써야 하는 환경이 되었다.

둘째, 시장의 경쟁패턴도 변모하고 있다.

과거에는 동일업종간 경쟁이 치열하였지만 요즘은 정부의 규제철폐에 따라 업종간 경계가 완화되어 제품간 경쟁이 치열하게 전개되고 있다. 병원의 경우에도 과거에는 규모라든지 브랜드간 경쟁이 주였지만 오늘날에는 심장, 간, 신장, 뇌, 당뇨, 암 등 특정 부문에 경쟁우위를 가지고 경쟁하는 병원의 부문간 경쟁이 치열해 지고 있다.

셋째, 소비자들의 구매행동이 보다 까다로워지고 있다.

오늘날 소비자들은 신문, 방송, 인터넷 등을 통해 서로 비교·평가할 기회가 확대되었다. 즉 자기가 지불하는 가격에 비해 더욱 많은 가치를 제공하는 제품을 선택할 수 있는 능력을 갖게 되었다.

고객중심사고의 핵심요소는 다음과 같이 정리할 수 있다.

(1) 고객가치

고객은 가격을 지불하고 제품을 받아 사용한다. 이때 지불한 가격에 비하여 제품사용에 따른 혜택이 크면 고객가치가 높게된다. 고객들은 고객가치가 큰 제품으로 쏠리기 때문에 기업은 기업가치를 높이기 위하여 비용절감을 통한 제품과 서비스의 가격은 낮추고 품질은 최대한 높이도록 해야 한다.

(2) 고객만족

고객은 제품이나 서비스를 구매할 때 어떤 목적이나 기대를 갖는다. 그 제품이나 서비스가 기대하였던 것을 충족시켜주면 만족감을 느낀다. 예를 들면, 복통으로 밤새 고생한 사람이 병원에 가서 의사와 상담한 후 그 의사의 처방에 따랐을 때 감쪽같이 복통이 사라졌다면 그 사람은 만족을 느끼고 콧노래를 부를 수도 있다.

고객가치가 높다고 언제나 고객만족을 주는 것은 아니다. 즉 비싸게 사 고객가치는 낮더라도 고객만족을 주는 경우도 있다. 그러나 일반적으로 고객가치의 향상이 고객만족에 도움을 준다고 볼 수 있다.

(3) 관계구축

기업은 자기 제품을 구입하는 소비자와의 관계를 일회성으로만 보지말고 반복적이고 장기적으로 유지하도록 노력해야 한다. 기존고객을 유지하는 데 드는 비용은 새로운 고객을 유치하는 데 드는 비용의 1/4이고 기존고객이 유지될 확률은 60%이지만 새로운 고객을 계속 유지할 확률은 30%에 불과하다는 조사보고가 있었다.

이와 같이 기업과 고객이 상호간 만족스런 장기적 관계를 구축하는 것을 관계마케팅(relationship marketing)이라고 한다.

03 고객만족

1) 고객만족의 정의

우리는 앞절에서 고객의 기대수준(expectation)이 충족되면 만족감을 느낀다고 하였다. 그러면 서비스를 받기 전의 기대 또는 기대수준은 어떻게 정의할 수 있는가? 기대란 고객이 특정 서비스 조직으로부터 받아야 하는 서비스의 수준이 어느 정도는 되어야 한다고 예상하는 것이라고 말할 수 있다. 이러한 기대는 그 서비스에 대한 광고라든지 그 기업과의 사전 경험이라든지 유사한 서비스에 대한 경험이라든지 또는 그것을 사용해본 경험이 있는 사람의 조언 등을 통하여 생성된다.

고객만족(customer satisfaction: CS)은 고객이 의료기관이 제공하는 서비스를 받을 경우에 갖게 되는 성과의 요구 및 기대와 그 성과를 고객이 실제로 인지하는 것의 비교와 직접적인 관련이 있다고 정의할 수 있다. 다시 말하면 인지된 성과가 사전기대를 충족시키면 고객은 만족을 느끼고 충족시키지 못하면 불만족을 느끼게 된다. 마케팅 용어를 사용할 때 만족은 서비스에 대한 고객의 예상성과와 인지성과의 차이와 직접적인 관련이 있다고 말한다. 그 차이에 따라 다음과 같이 만족, 감동, 불만족이 결정된다.

고객만족 = 제품이나 서비스의 성과 수준 − 고객의 기대수준

사전기대	>	사용성과	=	불만족
사전기대	=	사용성과	=	무만족
사전기대	<	사용성과	=	만 족
사전기대	≪	사용성과	=	감 동

병원에서 고객만족은 환자가 병원에서 제공하는 진료 또는 서비스에서 원하는 필요, 욕구를 기대 이상으로 충족시켜 감동시킴으로써 환자의 재방문을 유도하고 그 진료 또는 서비스에 대한 신뢰감과 충성도(loyalty)가 지속되도록 하는 상태를 말한다. 이와 같이 고객만족이란 고객의 기대수준 이상의 의료서비스를 제공하여 고객이 전혀 예상하지 못한 새로운 가치를 제공함으로써 고객에게 기쁨을 주는 고객중심의 고객만족 경영인 것이다.

고객만족은 외부고객에게만 해당되는 것은 아니다. 고객만족경영을 병원 내부에 성공적으로 정착시키기 위해서는 병원 내의 모든 구성원들을 우선 만족시켜야 한다. 만족하지 않은 의사나 간호사가 자부심을 가지고 환자를 만족시키기는 쉽지 않기 때문이다. 내부고객의 만족도와 외부고객의 만족도는 상당히 높은 상관관계를 나타낸다고 알려져 있다.

그러면 환자들이 의료기관에서 서비스를 받을 때 원하고 기대하는 것은 무엇일까? Lucas는 다음과 같이 요약하고 있다(Robert W. Lucas, 이승진 외 4인 옮김).

첫째, 개인적으로 알아주고 인격체로 대하는 것이다. 비록 환자가 필요하여 왔지만 이를 이해하고 친절하게 대할 것을 원한다.

둘째, 공손한 태도를 취하는 것이다. 고객에 대한 무례한 언행은 삼가야

한다.

셋째, 적시에 의료시비스를 제공하는 것이다. 부당하게 시간을 지연시키는 것은 원치 않는다.

넷째, 전문적인 의료서비스를 원한다.

다섯째, 열성적인 의료서비스를 받는 것이다. 최선을 다해서 성심성의껏 치료하려는 자세를 원한다.

여섯째, 이해하고 공감 받기를 원한다. 고객을 이해하고 적절한 서비스를 제공해야 한다.

일곱째, 인내심을 갖고 대하는 것이다. 의료인들에 의해 효율적이고 효과적인 의료서비스를 받는 것으로 느끼도록 해야 한다.

의료서비스에 대한 고객만족을 결정하는 요소는 직접적 요소로서 병원이 제공하는 의료서비스이고 간접적 요소로서 고객이 느끼는 병원의 이미지이다. 과거에는 병원이 제공하는 의료서비스의 품질이나 기능, 자격 등이 중요시되었지만 현재는 의료의 디자인, 편리성, 서비스 등 고객이 느끼는 감성적인 부분의 중요성이 높아가고 있다. 이 외에도 병원이 사회에 대해서 또는 환경에 대해서 어떠한 활동을 전개하느냐에 따라 병원의 이미지가 결정되고 고객만족에 영향을 미친다고 하겠다.

2) 고객만족경영의 필요성

고객만족경영이란 의료기관이 제공하는 서비스 및 이미지에 대하여 고객들로 하여금 고객만족, 나아가 고객감동을 획득하기 위하여 정기적으로 계속해서 만족도 조사를 실시하여 불만족의 원인을 제거하여 높은 만족을 유지하려는 경영활동을 말한다.

기업간, 제품간 경쟁이 날로 심화되어 가는 과정에서 기존고객과의 관계

구축을 통해 지속적으로 재구매(repurchase)토록 하는 전략이야말로 기업에 수익을 안겨주고 또한 장기적으로는 기업의 생존에 중요한 역할을 할 수 있기 때문에 1980년대 말부터 고객만족경영에 관한 연구가 미국을 중심으로 활발하게 시작되었다.

많은 연구기관들이 발표한 결과를 종합하면 다음과 같다.

- 신규고객을 획득하는 데 소요되는 비용이 기존고객의 유지에 소요되는 비용보다 대강 5배 정도 크다.
- 기업이 1년간 고객의 유지율을 5% 정도 증가시키면 수익은 85% 정도 증가한다.
- 신규고객이 재구매할 확률은 15% 정도인 반면 기존고객의 경우는 50% 정도이다.
- 불만족한 고객 한명은 8~10명에게 불평을 늘어 놓는다.
- 기존고객의 평균 구매액은 신규고객보다 높다.

고객만족을 통해 고객 충성도(customer loyalty)를 제고하고 나아가 지속적이고 장기적인 재구매를 통해 이익을 확보할 수 있고 기업의 장기적 생존의 열쇠가 될 수 있다고 믿기 시작한 기업들은 고객만족경영을 실천하게 되었다.

이와 같이 국내·외의 많은 기업들이 고객만족경영에 관심을 갖고 도입하여 실행하는 이유는 무엇일까? 그에 따르는 혜택은 무엇일까?

첫째, 고객중심사고의 중요성과 필요성을 인식하기 시작하였다. 과거에는 기업이 제품중심적이고 기술중심적인 사고에 얽매어 고객의 중요성을 인식하지 못했다. 기업활동에 대한 환경의 변화로 말미암아 경쟁은 나날이 치열해짐에 따라 고객에 대한 이해와 지식이 필요하다는 것을 인식하기 시작하였다.

둘째, 신규고객보다 기존고객유지의 필요성을 인삭하게 되었다. 심화되는 경쟁으로 인하여 신규고객의 유인이나 경쟁사의 고객탈취보다는 자사의 기존고객유지로의 전략을 바꿈으로써 앞의 연구결과에서 본 것처럼 비용도 줄이고 매출도 늘리는 것이 현명함을 깨닫게 되었다.

고객만족경영은 기존고객 유지를 위한 차별화전략으로 사용할 수 있으며 이는 방어적 마케팅(defensive marketing)의 해결책이 될 수 있다. 따라서 고객만족을 통해 고객의 충성도를 제고할 수 있고 이는 나아가 기업의 장기적인 성공과 성장의 열쇠가 됨을 인식하게 되었다.

셋째, 고객이탈로 인한 매출감소를 메꾸기 위해 기존고객 유지전략을 강화하게 되었다. 불만족을 느끼는 기존고객은 이탈하게 되어 매출감소를 초래하게 된다. 그런데 구매한 후 만족감을 느끼는 고객은 동일한 상표를 지속적으로 재구매할 확률이 높기 때문에 기존고객을 유지하여 평생고객으로 만들기 위한 고객만족경영을 이탈고객으로 인한 매출감소를 보상해 주는 경제적 효과를 가져올 수 있는 것이다.

넷째, 비용과 매출이라는 경제적 이유로 기존고객 유지가 현명한 전략이다. 신규고객을 유치하는 데 소요되는 비용이 기존고객 유지에 필요한 비용보다 높고 신규고객의 재구매 확률과 평균 구매액이 기존고객보다 낮다.

다섯째, 고객들의 불평, 문제, 민원의 처리비용보다 고객만족을 통한 예방비용이 훨씬 경제적이다. 고객들이 느끼는 불편이나 위험의 소지가 있는 문제는 해결해야 한다. 고객의 목소리에 귀를 기울이면 민원 또는 문제를 미리 파악하게 되어 예방비용 또는 사전비용이 사후비용보다 적게 들고 고객이탈을 미연에 방지할 수 있는 것이다.

여섯째, 고객만족경영은 병원만족 → 종업원 만족 → 고객만족이라는 선순환을 초래한다. 고객만족은 고객의 이탈을 방지하고 의료기관에 수익과 성장의 원천을 제공하여 의료기관의 투자자(의사, 의료법인, 사회복지법인)에게 만족을 가져다 준다.

이 외에도 만족한 고객의 입소문을 통한 신규고객의 유인, 대외적으로 기업 브랜드 이미지의 개선, 고객의 요구나 목소리를 통한 새로운 사업의 기회 등 여러 가지 이점을 얻을 수 있다. 특히 만족도가 높은 고객은 친지, 친구, 이웃 등에게 의료서비스를 선전해 주고 질병이 나면 그 병원 또는 그 의사를 찾도록 권유하기도 한다.

사례

환자 만족시켜야 생존… 중·소 병원, 감동마케팅 '붐'

최근 중·소 병원들이 감동마케팅으로 환자들에게 다가가고 있어 관심이다. 이 같은 감동마케팅은 환자의 감성적인 부분까지 세심하게 배려하는 차별화된 서비스로 병원을 찾는 환자들에게 호응을 얻고 있다. 이를 통해 중소 병원들은 대형병원으로 집중되고 있는 고객들의 발길을 잡아당기는 효과를 보고 있다.

대기업 9년차 박 모씨(35)는 최근 5시간이나 걸리는 모발 이식을 받으면서 지루하다는 생각은커녕 편안한 마음으로 시술을 받을 수 있었다. 일 때문에 그동안 보지 못했던 최신 영화를 보면서 시술을 받았기 때문이다.

박 모씨는 "병원에 가기 전에는 시술에 대한 걱정으로 긴장을 했는데 영화를 보면서 치료받으니까 시술받는 내내 편안한 느낌이었다"고 시술에 대한 소감을 말했다.

서울 강남에 위치한 모발이식 전문 레알모아의원은 환자들에게 긴장감을 해소시켜 주기 위해 시술실에 환자 전용 영화관람용 TV는 물론 시술 대기 시간에 비디오 게임을 할 수 있도록 게임기를 설치하는 등 엔터테인먼트 시설을 다양하게 갖춰 환자들에게 인기를 끌고 있다.

서울 논현동에 위치한 척추 전문 시너지병원은 환자들의 통원치료의 번거로움을 줄였다. 퇴원 후 통원치료가 힘든 환자를 위해 집에서 치료할 수 있는 '환자맞춤용 DVD'를 제작해 환자들에게 편의를 제공하고 있다.

시너지병원의 김원중 원장은 "아무래도 책을 보고 따라하는 데에는 한계가 있고, 병원 내 운동치료센터에서 처방을 받았다고 해도 집에 돌아가면 기억나지 않아 지속적으로 실천하기 힘들다는 환자들의 의견을 수용해 DVD 제작을 기획하게 됐다"며 "이제는 병원도 환자가 무엇을 필요로 하는지 환자의 요구를 파악해야 한다"고 강조했다. 한편 김 원장은 '환자맞춤용 DVD'로 발생되는 판매수익 전액을 소아척추형 환자들을 위해 사용할 예정이다. 환자들에 대한 세심한 배려는 미용·비만 전용 병원에서도 찾아볼 수 있다. 비만 전용 병원은 주로 여성이 대부분이라 남성이 찾아가기 민망해 망설일 때가 많다. 압구정동에 위치한 365mc의원 비만클리닉에서는 40~50대 남성 직장인들을 위한 맞춤 서비스를 하고 있다.

중년 남성들의 낯설음과 두려움을 김하진 원장은 내부 직원들에게 '가족 같은 편안함으로 서비스하라'고 교육시키고 있다. 특히 잦은 술자리가 많은 중년 남성들을 위한 다이어트 식이요법, 운동 요법 등 체계적이고 다양한 치료 요법들을 실행, 사회생활을 하면서 피할 수 없는 식사 자리나 술자리에 대해 세심한 상담과 함께 '몸짱 만들기 프로그램'을 작성해 남성 환자들에게 큰 호응을 얻고 있다.

최근 365mc의원에서 치료 중인 이 모씨(34)는 "여성들만 가는 곳이라 생각해 처음엔 방문하기가 어려웠는데, 상담을 받고 편안함 속에서 치료를 받으니 이제는 낯설지가 않다"며 "잦은 술자리로 인해 찐 뱃살이 일주일 만에 눈에 띄게 줄었다"고 말했다. 이러한 예는 신촌에 위치한 연세스타 피부과에서도 찾아 볼 수 있다. 이곳을 찾는 환자의 40~50대 남성 비율은 20% 정도다. 이 곳은 크로스 섹슈얼의 대명사 격인〈왕의 남자〉이준기를 모티브로 해 남성 고객 유치에 힘을 쏟고 있다.

뿐만 아니다. 해외 외국인 산모들을 대상으로 분만 패키지를 운영하는 병원도 있다. 경기도 가평에 있는 청심병원은 일본인 산모가 입국할 때 연락을 하면 '공항 픽업 서비스'를 제공한다. 게다가 아기 속옷, 젖병, 아기 사진을 담은 CD 등을 담아 서비스하고 있다. 병원 관계자는 "출산비용도 저렴하고 자연분만을 유도하는 등 좋은 서비스에 만족하고 찾아온다"며 "특히 한류 열풍으로 일본인 환자가 늘고 있으며, 병원에서 가까운 남이섬 관광 서비스 개발에도 한몫하고 있어 환자 가족들로부터 큰 호응을 얻고 있다"고 자랑했다.

명동 푸른안과는 KB카드와 제휴해 매년 독거노인과 저소득층 이웃을 대상으로 무료 백내장 수술을 지원하고 있다. 이동 진료하는 '밝은 세상 만들기' 캠페인으로 별도로 독거노인 등 불우이웃 20명이 무료 백내장 수술을 받을 수 있도록 지원한다. 대상자는 KB카드 여성회원인 이퀸즈카드 회원이 추천하는 백내장 환자 중에서 응모 사연 심사를 통해 선정하는 형식이다. 명동 푸른안과는 '밝은 세상 만들기 캠페인'으로 2002년부터 매년 백내장 수술 129명, 일반 안과수술 28명, 진료 987명 등 모두 1,144명에게 의료 혜택을 제공하고 있다.

병원 마케팅 업체 메디탈 이상목 팀장은 "이제 병원도 기업과 같이 무한경쟁 체제로 돌입했다"며 "병원도 이제 자기만의 브랜드로 '나'와 '남'을 차별화시킬 수 있는 차별화된 마케팅 요소를 도입하고, 브랜드 관리를 해야 한다"고 조언했다.

자료: 서비스매너연구소, 2006. 3.

04 우리나라 의료기관의 고객중심사고

1) 고객중심사고의 필요성

오늘날 의료시장의 경쟁환경은 빠르게 변화하고 있고 의사와 간호사를 중심으로 한 공급능력이 환자를 중심으로 한 수요자보다 많아 의료서비스의 공급과잉이 보편화되고 있다.

과거에는 의료서비스에 대한 공급보다 수요가 많아 경쟁이 치열하지 않았기 때문에 공급자들이 수요자인 환자들의 중요성을 인식하지 못했고 따라서 환자들의 고객만족이라는 개념에 전혀 신경을 쓰지 않아도 아무런 문제가 없었다. 상황이 이러 하니 전문지식과 경험이 풍부하고 권위의식에 사로잡힌 의사와 간호원이 주도권을 갖고 환자를 명령하고 지시하면 환자는 의사와 간호사의 뜻에 따를 수밖에 없었다.

그러나 상황은 역전되었다. 환자인 고객이 대접을 받는 시대가 되었다. 공급과 수요가 역전되어 의료서비스의 공급과잉이 현실화되었기 때문이다. 매년 의과대학 졸업생이 3,000명이나 되니 병원을 오픈하거나 대형 종합병원의 설립과 기존병원의 증설이 대폭 늘어나게 되어 의사와 간호사들의 공급이 넘쳐나게 되었다. 사정이 이러하니 의료기관간의 경쟁이 심화되고 환자들은 양질의 의료서비스를 제공하는 의료기관을 선호하게 되었다. 물론 소득수준의 향상에 따른 의료서비스에 대한 수요가 증가하고 인구의 노령화현상으로 과거보다 의료서비스에 대한 욕구와 수요는 대폭 증가하고 있지만 전체적으로 볼 때 공급과잉임에는 부정할 수 없게 되었다.

한편 의료시장의 개방과 세계화의 추세에 따라 환자들의 의식수준이 향상되고 욕구가 다양해짐으로써 의료기관 간의 생존을 위한 경쟁이 본격화하여 이제까지의 형식적인 고객만족으로는 병원이 유지할 수 없는 시대로 진입하였다.

의사중심의 사고로부터 환자중심의 사고로 전환하지 않으면 성장은 커녕 생존조차 장담할 수 없게 되었다. 환자가 의료서비스의 구매자인 고객이 되어 고객만족을 위한 노력을 경주할 수밖에 없게 되었다. 따라서 종합병원이든 일반 병원이든 의료서비스의 질을 향상시키고 고객들의 불편과 불평을 해결하려는 노력을 통해 고객만족을 이루고자 하고 있다. 다시 말하면 과거의 의사중심의 사고에서 의료서비스의 구매자인 환자중심의 사고로 전환하여 고객관계를 돈독히 하고 관리하려는 의료서비스기관이 증가하고 있는 것이 현실이다.

2) 의료서비스 시장의 현황과 문제점

정상적인 사람이 갑자기 병이 생겨 의료서비스를 필요로 할 때 어느 병원으로 갈 것인가를 결정할 때 감기라든지, 두통이라든지, 경미한 증상일 때는 일반적으로 가까운 동네 병원을 찾게 된다. 그러나 당뇨병이라든지, 심장병이라든지, 혹은 암에 걸렸다든지 할 경우에는 큰 종합병원을 찾게 된다. 이때 환자들은 과거 신문이나 방송에서 접한 정보를 이용한다든지 친구나 가족의 입소문을 들은대로 병원을 결정하게 된다. 그러나 이때 예를 들면, 전립선에 문제가 있다고 할 때 어느 병원으로 가야 권위있는 의사를 만날 것인지, 다시 말하면 의료기관의 전문분야 및 질에 대한 사전에 충분한 정보가 제공되지 않는 현실에서 병원을 선정하기가 무척 어렵다고 한다.

환자가 병원에 도착하여 서비스를 받고 집으로 향하기까지 기다리는 시간이 너무 길다는 것이 우리나라 병원의 일반적 현실이다. 특히 환자가 몰려드는 종합병원의 경우 서비스를 신청한 시간으로부터 서비스를 받을 때까지 보통 1시간을 기다려야 하는 것이 현실이다. 물론 병원에 따라 다르기는 해도 예약을 한 경우에도 오랜 시간 기다려야 차례가 오게 된다.

의사들은 전문지식과 경험을 가진 기술인이다. 따라서 그들은 자부심이 강하고 권위의식 또한 남다르다. 그러니 환자를 자기 병원의 고객이요 귀중한 자산이라고 생각하기가 쉽지 않다. 의사들은 환자들에게 정해 준 처방만 따르기를 강요한다. 대부분의 의사들은 의료서비스를 제공하는 것을 자기들이 가진 의료지식을 환자들에게 베푸는 것으로 생각하여 일방적으로 고마움을 표시하기를 바란다.

따라서 의사중심의 사고로부터 환자중심의 사고로의 전환은 의사들의 권위를 떨어뜨리는 일로 보기 때문에 저항하기도 한다. 이러한 현상은 의사들의 질이 높다고 할 수 있는 종합병원의 경우 심하다. 그 결과 병원조직이나 시설의 배치가 의사중심으로 되어 있다.

사정이 이러다 보니 환자가 의사와 대화를 나눌 시간을 주지 않는다. 짧은 시간 내에 많은 환자를 상대해야 하기 때문이기도 하지만 환자는 자기의 병에 관해서 더 많은 것을 알고 싶지만 의사로부터 친절한 설명을 기대하기는 쉽지 않다. 예를 들면, 왜 이러한 병이 발생하게 되었는지, 병의 원인이 무엇인지, 다른 치료법은 없는지, 위험한 합병증은 무엇인지, 완쾌될 때까지 얼마나 걸리는지 등 환자들의 궁금증은 끝이 없다.

불필요하고 낭비적인 중복 또는 과잉 진료행위가 계속되고 있는 것도 큰 문제점으로 지적된다. 환자가 병원을 바꿀 때 앞의 병원에서 찍었던 CT나 MRI 사진을 인정하지 않고 자기 병원에서 다시 촬영토록 하는 것은 큰 낭비가 아닐 수 없다. 교통사고의 경우 거의 모든 고가 검사서비스를 받게 한다든지 산부인과의 경우 자연분만보다 제왕절개수술을 받도록 유도한다든지 이러한 것은 낭비적 요소가 많은 것이다.

의료사고가 발생하는 빈도가 선진 외국에 비하여 높지만 의료사고가 발생시 처리절차가 투명하지 않다. 사고가 발생하면 의사에게는 책임이 전혀 없는 것으로 처리하고 행여 환자 또는 그의 가족이 소송을 제기하더라도 병원이나 의사를 상대로 이기는 경우는 매우 드문게 현실이다.

사례

고객중심경영: 삼성서울병원

삼성서울병원은 1994년 개원 당시 의료에 고객마인드를 도입하면서 국내 의료서비스를 질적으로 향상시켰다는 평가를 받았다. 삼성서울병원은 최선의 진료, 첨단 의학연구, 우수 의료인력 양성을 통해 국민보건향상에 기여한다는 이념을 실천하고 있다. 삼성서울병원의 노력은 2011년 한국산업의 고객만족도(KCSI) 중 종합병원 분야에서 13년 연속 1위, 총 15회 1위란 성과로 나타났다.

과거 병원은 비영리기관이라는 명목하에 고객만족경영과는 거리가 먼 곳으로 인식되었다. 하지만 대기업 삼성이 가진 고객만족의 노하우가 비영리기관인 대학병원에 접목되며, 다른 종합병원들에게도 큰 영향을 끼치게 되었다. 관료화된 다른 종합병원들과 달리 고객중심의 친절하고 정성어린 진료서비스로 삼성은 역시 다르다는 평가를 받았다. 보호자 · 기다림 · 뒷돈이 없는 '3무(無)병원' 인식을 심어주면서 지식인과 상류층이 가장 선호하는 의료기관으로 자리 잡았다. 삼성서울병원은 보호자 제도를 없애고 보호자 없는 병상을 구현하여 보호자가 상주하면서 발생되었던 비위생적인 환경과 감염문제를 개선할 수 있었다. 또한 이러한 제도는 맞벌이 가구의 환자 간호의 부담을 덜 수 있게 하였다. 환자의 간호는 환자 대 간호사의 비율을 5:2로 유지하며 보호자 없는 병원을 국내에 정착시켰다.

둘째, 병원에 가서 힘든 일 중의 하나가 진료를 받기 위해 기다리는 시간이다. 하지만 삼성서울병원에서는 3시간 기다려 3분 진찰받는다는 기존 종합병원의 진찰 관행과 달리 각 환자마다 최소한 15분의 진료시간을 할애하고 있다. 이는 철저한 예약제 시행 및 사전 예약확인 절차를 통해 고객의 예약부도율을 줄였기 때문에 가능한 결과였다.

마지막으로 삼성서울병원은 우리나라 병원들의 오랜 관행인 촌지 문화를 개원 첫해부터 없애는 노력을 해왔다. 이로 인해 촌지가 있고 없고에 따라 진료시간이나 친절도 등에서 차이 났던 병원문화를 바꾸어 놓았다. 이에 모든 환자들은 평등하게 진료를 받을 수 있게 되었다.

그 밖에도 삼성서울병원은 장례식 문화를 혁신하여 서울대병원, 연세대 세브란스병원, 서울아산병원 등의 장례식장의 구조와 장례문화를 혁신 · 선도하였다. 또한 진찰료 후불제 실시, 투약 자동화시스템 등을 통한 환자 대기시간 단축, 통합검사 예약 데스크 운영, CS아카데미 설립 등 차별화된 서비스와 제도를 선보이고 있다. 최근에는 스마트폰 확산에 맞춰 '산모수첩', '아기수첩', '장례식장 안내', '당뇨&영양' 애플리케이션을 개발해 큰 호응을 얻고 있다. 또한 삼성전자와 공동으로 태블릿PC용 회진 보조 애플리케이션 '닥터스마트'를 개발해 입원환자 진료의 편의성을 높이고 있다. 뿐만 아니라 병원 간부들이 직접 내원환자를 안내하는 외래환자 에스코트 서비스와 진료를 기다리는 환자를 위해 음악회를 개최하는 등 고객만족 서비스를 펼치고 있다. 이렇듯 삼성서울병원의 고객만족 노력은 발 빠르게 진행되고 있으며, 이는 비영리기관도 예외 없이 소비자의 변화하는 욕구를 반영해야 함을 잘 설명해 주는 사례이다.

이와 같이 환자중심적으로 병원을 경영하고 다양한 서비스를 제공함으로써 환자들의 고객만족을 높이는 데 많은 노력을 경주한 결과 국내 최고의 종합병원으로 자리잡을 수 있었다.

자료: 조선일보, 2011

05 고객관계관리

1) 고객관계의 정의

기업은 수많은 고객을 보유하고 있다. 따라서 기업과 고객과의 관계가 언제나 성립한다. 어떤 기업의 고객관계(customer relationship)란 그 기업과 고객 간에 서로 혜택(benefit)이 되는 거래를 중심으로 한 상호작용을 통해 형성된 고객과의 연관성 정도라고 정의할 수 있다. 이 정의 속에 내포된 중요한 개념을 설명하면 다음과 같다.

첫째, 기업과 고객 간에는 서로에게 도움이 되는 상호 간의 혜택이 있으므로 관계가 형성되기 시작한다. 고객은 기업으로부터 자기가 원하는 제품이나 서비스를 구매하는 대가로 일정한 금액을 지불한다. 의료기관의 경우 고객인 환자는 대금을 지불하고 의사 또는 간호사로부터 자기의 질병을 고치기 위한 의료서비스를 제공받는다.

이와 같이 두 당사자 사이에 일방적이 아닌 쌍방향적으로 기업의 필요와 고객의 필요가 교환되어 상호혜택이 이룩된다고 볼 수 있다.

둘째, 당사자간 거래는 일회성이 아니고 장기적이고 반복적으로 발생할 수 있는 것이다. 병원에서 환자와 의사와의 관계도 환자에 따라서는 매일 접촉할 수 있고 또는 일정 기간마다 대면함으로써 관계가 돈독해지고 강화되고 유지되어 평생동안 확장될 수 있는 특성을 갖는다.

셋째, 기업과 고객의 관계의 밀접성 정도를 측정하기 위한 시스템이 이용되고 있다. 경영정보시스템(management information system)의 초보단계인 거래시스템(transaction system)을 이용하여 저장되는 모든 개별고객의 거래 데이터를 분석함으로써 고객 충성도라는 계량화된 지표를 생성할 수 있다.

2) 고객관계의 발전

오늘날 정보통신기술의 발전으로 인터넷을 통해 저렴한 비용으로 신속하게 고객과의 커뮤니케이션이 가능하게 되어 고객관계 구축에 큰 변화를 초래하고 있다. 오늘날 기업은 고객과의 관계를 맺고 유지하고 강화함으로써 평생동안 고객관계 구축을 통해 기업의 수익성 제고라는 목적을 달성하려고 한다. 그런데 고객 라이프사이클(customer lifecycle)이라는 관점에서 볼 때 고객관계는 세 가지 단계를 거치면서 발전하고 있는데 이들을 설명하고자 한다.

(1) 고객획득

의료기관은 장기적으로 자기에 공헌도가 크고 지속적 관계를 유지할 확률이 높은 고객들을 탐색하고 고객관계를 맺고자 한다. 고객획득(customer ac-quisition)은 신규고객의 획득과 기존고객들의 선별을 통한 목표고객의 선별로 나누어 설명할 수 있다. 과거에는 신규고객을 획득하기 위하여 광고와 가격할인 같은 판촉활동을 통한 대중 마케팅(mass marketing)에 의존하였다. 그러나 오늘날에는 선별적으로 우량고객과 비슷한 양상을 보이는 고객같은 목표고객을 사전에 선정해 적절한 채널을 통해 접근하고 유인하여 관계를 맺으려고 한다. 이러한 고객은 신규고객으로 관계를 맺을 가능성과 잠재성이 높은 고객이라 할 수 있다.

즉 시장세분화를 통하여 의료기관은 지속적인 고객관계를 구축하는 데 가장 알맞은 목표시장을 선정할 수 있게 된다.

한편 우량고객의 구전을 통한 고객유치는 신규고객을 확보하는 좋은 방법이다. 이는 기존고객들로 하여금 구전효과를 통해 신규고객의 소개를 유도하는 전략이다. 우량고객이 추천하는 잠재고객은 우량고객이 될 가능성이 매우 높은 것이다.

고객획득단계에서는 이 고객유치를 위해 드는 비용이 그 고객으로부터 얻는 이익을 상회하여 〈그림 10-2〉에서 보는 바와 같이 손실이 발생한다. 그러나 고객관계가 장기적으로 지속되면 우량고객이 유지되어 의료기관에 기여하는 가치는 점점 증대한다.

그림 10-2

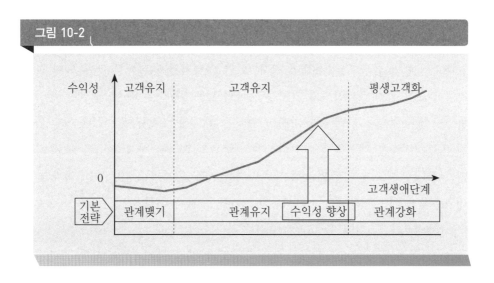

그러면 기존고객 모두를 대상으로 유지하려는 것인가? 그건 아니다. 앞에서 말한 바와 같이 목표고객을 선정하고 유지·강화하려는 것이다. 이를 위해서는

첫째, 고객 데이터베이스를 구축하는 것이다. 고객의 거래 데이터와 접촉 정보를 이용한다.

둘째, 각 고객별 생애 고객가치(lifetime customer value) 기준에 따라 데이터를 분석한다.

셋째, 기업의 마케팅 프로그램의 대상이 되는 목표고객을 선별한다. 높은 구매율이나 높은 브랜드 충성도를 갖는 계층의 고객들을 계속 유지하기 위해 선정한다.

넷째, 선별된 고객을 대상으로 텔레마케팅이나 일대일 마케팅을 사용한다.

(2) 고객유지

신규고객을 유치한 초기에는 고객관계에서 얻을 수 있는 수익보다 고객을 유치하는 데 소요된 비용이 커 손실이 발생하지만 유지기간이 지날수록 고객당 수익은 점점 증가한다.

따라서 일단 획득한 고객이 재구매하거나 구매량을 반복해서 확대하도록 고객과의 관계를 유지·강화해야 한다. 일단 의료기관과 관계를 맺게 되면 환자들은 고품질 의료서비스와 가치를 지속적으로 제공받는 한 그 관계를 유지하고자 할 것이다. 만약 의료기관이 환자들이 원하는 욕구를 만족시키기 위해 의료서비스를 개선하고 발전시키는 노력을 계속하는 한 환자들은 다른 경쟁 의료기관으로 옮겨갈 가능성은 희박하다. 고객관계의 강화는 거래액과 거래횟수를 늘리는 업셀링(up-selling)과 거래하는 제품 수를 늘리는 크로스셀링(cross selling, 교차판매)을 통해서 이루어진다.

고객의 이탈을 막고 관계를 계속 유지하기 위해서는 고객의 높은 기대수

준을 넘는 고객만족을 위해 제품과 서비스 품질을 달성하기 위한 여러 가지
프로그램을 실시해야 한다.

(3) 충성고객

고객과의 관계를 오랫동안 유지·강화해 옴에 따라 고객은 단골고객이 되
고 나아가 평생고객이 되고 기업에 충성심을 갖게 된다. 단골고객은 그 기업
의 제품을 지속적으로 반복하여 구매하지만 충성고객은 자기가 사용하는 제
품을 주변 사람들에게 긍정적으로 선전하고 홍보하는 고객이 된다. 이와 같이
고객관계 제고의 목표는 브랜드 충성도를 지닌 고객을 만드는 것이다. 즉 충
성스런 고객은 그 의료기관에서 제공하는 의료서비스를 장기간에 걸쳐 보다
많이 이용하게 된다. 이렇게 지속적인 우량고객과의 거래관계를 통해 얻을 수
있는 장기적인 이익을 극대화할 수 있다.

사실 어떤 의료기관의 고객이라고 해서 그 의료기관의 수익에 기여하는

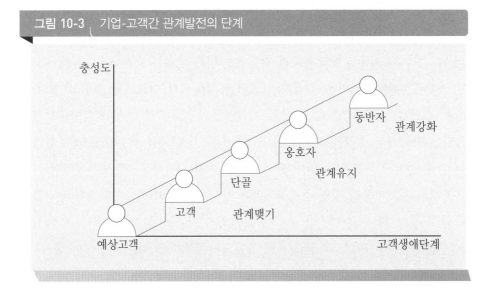

그림 10-3 기업-고객간 관계발전의 단계

정도가 다르기 때문에 모두 동일한 고객은 아니다. 의료기관에서 대부분의 수익(80%)을 가져다주는 고객은 일부(20%)에 지나지 않는다. 따라서 의료기관이 수익을 효율적으로 관리하기 위해서는 일부의 충성고객들과의 관계를 유지·강화시킬 필요가 있다 하겠다.

〈그림 10-3〉은 지금까지 설명한 기업과 고객간 관계발전의 단계를 요약하여 보이고 있다.

3) 고객관계 마케팅

많은 병원들은 과거의 마케팅 시대와는 달리 고객 지향적 시대에 직면하고 있으며 이는 병원이 고객을 더욱 만족시키고 그들과의 관계유지를 위해 노력해야 한다는 것을 의미한다. 사실 병원들은 과거에 신규고객의 확보에만 신경을 썼지 고객을 유지하려는 노력에는 소홀한 점이 많았다. 그러나 의료시장의 주도권이 의료기관으로부터 고객(환자)으로 넘어가 고객 개인의 욕구를 충족시켜 줌으로써 고객 개인과의 관계를 유지하려는 고객관계 마케팅의 중요성이 인식되기 시작하였다. 관계마케팅(relationship marketing)이란 신규고객의 획득보다는 기존고객의 유지와 강화에 초점을 맞추는 마케팅전략이다.

이러한 관계마케팅은 고객과 의료기관 쌍방에서 필요성을 느끼고 있다. 고객 측면에서는 고객이 의료서비스를 찾아 이 병원, 저 병원을 찾아다니기보다는 만족스런 병원을 찾으면 이 병원과 지속적 관계를 맺는 것을 선호한다는 것을 전제로 하고 있고 반면 의료기관 측면에서는 신규고객 획득보다는 기존고객의 유지비용이 훨씬 경제적이라는 사실에 기초하여 관계마케팅 전략을 수립·실행하려는 것이다. 이와 같이 고객과의 관계를 유지하기 위하여 의료기관은 고품질, 서비스, 혁신 등으로 장기적인 투자와 노력을 경주해야 한다.

관계마케팅은 고객유지에 관심이 있기 때문에 거래발생 순간부터 계속해

| 표 10-1 | 거래중심 마케팅과 관계마케팅의 차이

특성	거래중심 마케팅	관계마케팅
주요 관심대상	판매에 초점을 둠	고객유지에 초점을 둠
교환수단	마케팅믹스	관계
관계지속기간	단기적	장기적
지향 목표	단기적 보익 보장	장기적 성과 안정
이익창출수단	시장점유율	고객과의 관계강화
고객관계	한정적, 제한적 고객접촉	적극적, 포괄적 고객 접촉
서비스전략	서비스특성에 주안점 고객서비스에 대한 관심 적음	서비스의 효과에 주안점 고객서비스 강조
서비스품질	생산단계의 품질에 대한 관심	생산에서 이용, 이용 후까지 모든 단계의 품질에 관심

서 고객에 관심을 갖는다. 따라서 관계마케팅의 목표는 고객만족을 통한 고객관계의 유지 및 강화를 통한 고객의 생애가치를 극대화하고 이를 통해 기업의 수익을 극대화하려는 것이다. 〈표 10-1〉은 기업과 고객 간의 거래발생에 중점을 두는 거래중심 마케팅과 관계마케팅의 차이를 요약한 것이다.

관계마케팅을 실현하는 데 이용되는 수단으로는 고객 거래 데이터를 데이터베이스화하고 이를 전략적으로 활용하는 데이터베이스 마케팅(DataBase Marketing)이 있다. DB마케팅은 고객과 관련된 여러 가지 정보를 컴퓨터를 이용하여 데이터베이스화하고 고객 개인과의 장기적이고 지속적인 관계구축을 위한 마케팅전략을 수립하고 실행하는 제반 활동이라고 정의할 수 있다. 이와 같이 컴퓨터를 통한 DB마케팅은 고객관계를 심화시켜 관계마케팅을 실현시켜 주는 수단인 것이다.

단골병원=성의 있는 설명

이대 목동병원 김영주 교수, 좋은 병원은 환자중심

환자들은 하드웨어보다는 소프트웨어에 더 관심을 갖고 있으며 따스함과 신뢰를 주는 의사가 설명을 잘 해주는 병원을 좋아하는 것으로 나타났다. 이대 목동병원 김영주 교수(산부인과)는 연대 보건대학원이 주최하는 '좋은 병원 2010' 심포지엄에서 '신뢰할 수 있는 의료진, 잘 낫는 병원' 이란 주제발표를 통해 이 같이 소개했다.

김 교수는 발표자료에서 '환자가 병원을 선택하는 기준에는 하드웨어보다는 소프트웨어를 더 중요하게 여긴다고 밝혔다. 김 교수가 병원 외래환자와 외부인 100명을 대상으로 조사한 결과 단골병원을 선택하는 기준에 대해 37%가 '성의 있는 설명' 을 꼽았다는 것. 이어 △의사로서의 경험 풍부(26%) △기다리는 시간이 짧다(15%) △의료스태프의 대응이 좋다(12%) △최신 의료설비를 갖추고 있다(10%) 등이 뒤를 이었다. 또 '어떤 의사가 호감이 가는가' 라는 질문에도 37%가 "성의 있게 설명하는 의사" 라고 답변해 의사로서의 경험이나 짧은 대기시간, 최신 의료시설보다 우위를 차지했다.

의사의 설명을 듣고서는 △걱정 없습니다(38%)가 가장 힘이 나게 한다고 답했으며 △별 일 아닙니다 △괜찮습니다 △맡겨 주세요 등의 순이었다.

김 교수는 "지금까지의 의사는 설명이 부족했고, 이로 인해 환자의 욕구불만이 고조되고 있다" 면서 "지금부터의 의사는 진단내용, 검사결과, 증상의 변화 등을 기입한 노트를 환자에게 전달해 의사와 환자 간의 신뢰관계를 쌓아야 한다" 고 강조했다. 환자들이 싫어하는 의사로는 △나는 최선을 다해 환자를 보고 있어 태도를 개선할 필요가 없다 △권위적인 말투 △기다리는 환자의 마음을 헤아리지 못하는 경우 △환자와의 농담 △환자에게 설명할 때 의학용어를 심하게 사용하는 경우 △과격한 단어사용 △웃지 않는다 △자존심을 무시한다 △청결하지 않다 등을 제시했다. 이와 함께 신뢰할 수 있는 의료인 상은 △Speed(빠르게 대처) △Quality(불쾌하지 않는 진료제공) △Reliability(신뢰)이며 이 중 환자가 의료진을 믿고 신뢰하는 게 가장 중요하다는 견해를 피력했다.

또 김 교수는 환자중심의 병원을 위해서는 외래 및 입원 관리의 경우 △중증도에 따른 진료 △중증환자에 대한 빠른 진료 △센터화된 내·외과 협진 △진료과와 지원부서의 원활한 협조 △개원의와 연계 강화 △진료과간 원활한 의사소통 △원스톱 시스템으로 환자불편 최소화 등을 실현해야 한다고 주장했다.

자료: 병원신문 2006. 10.

4) 고객관계관리의 정의와 목적

우리는 그동안 고객만족, 고객중심경영, 고객관계 등을 공부하면서 암묵적으로 고객관계관리(customer relationship management: CRM)의 내용을 설명하였기 때문에 이제 CRM을 정의할 수 있다. CRM이란 경영관리에 필수적인 요소들(기술 인프라, 시스템 기능, 사업전략, 영업프로세스, 조직의 경영능력, 고객과 시장에 관련된 영업 정보 등)을 고객중심으로 정리·통합하여 고객활동을 개선하고 한편 고객정보를 효과적으로 이용하여 고객과의 관계를 유지·강화함으로써 고객만족과 충성도를 제고하고 고객과의 평생 장기적인 관계를 통한 고객의 생애가치를 극대화하고 기업의 수익을 얻고자 하는 고객과 관련된 제반 프로세스 및 활동을 말한다.

CRM은 기업과 고객 간의 관계를 평생고객으로 만들어 고객과의 지속적인 관계를 돈독하게 유지·강화시킴으로써 고객의 생애가치를 극대화하고 기업의 장기적인 수익을 증대시킬 수 있다. 한편 CRM은 정보기술에 의한 데이터베이스 마케팅이 가능해지면서 더욱 발전하게 되었지만 기술적인 인프라를 구축하는 것만으로는 충분하지 않다. 고객에 대한 이해를 바탕으로 하는 전략과 함께 기술이 사용되어야 한다. 중요한 것은 CRM이 효과적으로 고객에게 가치를 제공하고 기업에 이윤창출을 보장하기 위해서는 전사적인 업무 프로세스의 개선이 필요하다.

이와 같이 CRM을 정의할 때 CRM의 전략적 활용방안은 두 가지 차 원에서 이루어질 수 있다. 첫째는 지금까지 설명한 고객과의 관계이고 둘째는 업무분야에 관한 것이다.

첫째는 잠재고객을 발굴하고 충성도를 높이고 교차판매와 업셀링을 통한 수익성의 증대를 추구하며 고객의 이탈을 방지하고 이탈한 고객을 원상복귀시키는 것이다. 이와 같이 고객관계관리의 핵심은 단발적인 기존 마케팅과 달리 고객과의 지속적인 관계유지이다. 다양한 고객접점을 통하여 고객과의 쌍방향 대화가 이루어져야 하며 고객을 가치창출의 파트너로 인식하여야 한다.

둘째는 업무영역에 관한 CRM의 활용으로서 〈표 10-2〉에서 보는 바와 같이 마케팅, 영업, 고객 서비스의 세 부문이다.

| 표 10-2 | CRM의 주요 부문에서의 활용

분 야		주요기능
영업 분야	영업지원	주문관리, 견적관리, 계정관리, 제품선정, 예측, 담당자관리, 활동관리, 일정관리, 경쟁사 정보관리, 협력업체관리, 계약관리
	캠페인 관리	캠페인 정의, 목표고객 리스트관리, DM, TM, 이메일, 응답관리 및 분석
마케팅 분야	고객데이터 관리	인구통계분석, 시장세분화, 구매이력관리, 고객가치 산출, 관계 이력관리
	상품관리	제품구조관리, 제품카테고리관리, 가격관리, 제품검색관리
	채널관리	채널별 고객관리, 채널성과관리, 보안관리, 신용 및 수수료관리, 주문관리
	촉진관리	촉진기획, 예산관리, 효과관리, 할인내역관리, 촉진대상 제품관리
서비스 분야	서비스관리	서비스 요청관리, 서비스 요청배정 및 상태관리, Trouble Ticket관리, 서신관리, CIC(Customer Interaction Center)관리
기 타	업무운영	직원관리, 배정관리, 업무흐름관리, 메시지방송, 게시판관리, 자료관리, 보고서작성

자료: 최정환, 이유재: 죽은 CRM, 살아있는 CRM(한국언론자료간행회, 2001), p.87.

기업이 CRM을 통해 달성하려는 목적은 신규고객의 유치에서부터 시작하는 고객과의 거래관계를 고객의 전생애에 걸쳐 유지·강화하기 위하여 고객중심사고로 고객만족을 최우선시하고 다양한 마케팅활동을 전개하여 고객을 평생고객으로 발전시킴으로써 경제효과를 극대화하려는 것이다.

CRM의 특징을 요약하면 다음과 같다.

첫째, CRM은 고객에게 필요한 제품, 서비스 외에 차별화된 혜택 등을 제공하는 고객중심적 경영방식이다.

둘째, CRM은 불특정다수를 대상으로 하는 마케팅 노력이 아닌 고객 개개인의 정보를 바탕으로 개개인에게 차별화된 맞춤서비스를 제공하는 일대일 마케팅이다.

셋째, CRM은 고객의 생애동안 관계를 구축·강화하여 장기적이고 지속적인 이윤추구를 하는 동적인 경영방식이다.

넷째. CRM은 개별고객과 쌍방향의 혜택과 신뢰를 바탕으로 거래관계를 지속적으로 발전시킨다.

다섯째, CRM은 정보기술을 이용하여 고객 데이터를 분석하고 차별적인 타깃 마케팅을 추진한다.

여섯째, CRM은 고객과의 직접적인 접촉을 통해 쌍방향 커뮤니케이션을 지속한다.

일곱째, CRM은 기업의 모든 내부 프로세스의 통합을 요구한다.

여덟째, 고객의 거래 데이터를 기반으로 하는 데이터베이스 마케팅의 역할뿐 아니라 CRM은 고객과의 장기적인 관계관리를 위해 필요한 모든 분야로 확장시킨 경영방식이다.

아홉째, CRM은 시장점유율보다 고객점유율에 비중을 둔다. 가장 가치 있는 고객은 누구인가? 이탈할 가능성이 높은 고객은 누구인가? 크로스 셀링이 가능한 고객은 누구인가? 등 여러 가지 기준으로 고객을 분류하고 분류된 고객별로 차별적인 마케팅전략을 집행한다.

고객은 기업과의 관계발전 정도에 따라 〈그림 10-4〉에서 보는 바와 같이 불특정다수, 잠재고객, 고객, 단골고객, 충성고객으로 구분할 수 있다.

CRM은 고객변화 프로세스에서 어떤 고객을 대상으로 하는가? CRM의 대상은 잠재고객이 최초 구매를 함으로써 드디어 고객이 되는데 이때부터의 고객 모두가 해당된다. 즉 고객, 단골고객, 충성고객이 CRM의 대상이 된다. 따라서 CRM은 일단 자사의 서비스를 구매한 모든 기존고객들을 적극적으로 관

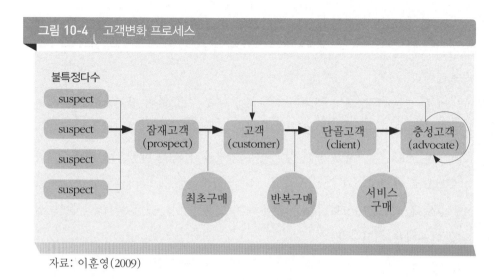

그림 10-4 고객변화 프로세스

자료: 이훈영(2009)

리하는 데에 목표를 두고 있다.

5) CRM과 DB마케팅의 차이

CRM은 데이터베이스의 구축으로 가능하게 되었다. 오늘날 정보기술과 컴퓨터의 발달로 수많은 고객과의 접점을 통하여 수집된 데이터를 저장하고 분석이 가능하게 되었다. CRM은 고객 데이터베이스를 기초로 효과적이고 효율적으로 고객관리를 하므로 DB마케팅과 유사한 점도 있지만 차이점도 많다. DB마케팅은 고객의 거래 데이터를 기반으로 하는 마케팅인 반면 CRM은 마케팅을 넘어서 고객관계관리에 관련된 모든 분야에 걸쳐 나타난 새로운 경영방식이다.

따라서 CRM은 DB마케팅을 포함하고 이보다 폭넓은 범위의 개념이다. CRM은 다양한 고객접점을 통해 고객과의 쌍방향 커뮤니케이션이 이루어져야 한다. CRM과 DB마케팅의 차이를 정리하면 〈표 10-3〉과 같다.

| 표 10-3 | CRM과 DB마케팅의 차이

	데이터베이스 마케팅	CRM
주된 관심부분	마케팅	마케팅 영역을 넘어 CRM 또는 고객관계관리를 위해 모든 부분들, 즉 경영 프로세스, 조직의 수행능력
주된 목적	일회적이거나 분리된 개별 데이터베이스 마케팅 프로그램의 ROI 제고를 주된 목적으로 한다.	단순한 ROI를 넘어 고객생애 전체에 걸친 고객생애가치 극대화에 기반한 고객관계관리를 통한 정기적인 수익성증진을 목적으로 한다.
고객과의 커뮤니케이션	산발적이고 조정적(coordinated)이나 통합(integrated)되지 않아 일관성이 약한 고객과의 커뮤니케이션	모든 고객접촉경로와 서비스에 걸쳐 일관성 있게 조정되고 통합된 지속적인 고객과의 커뮤니케이션
고객지식의 공유와 활용	고객지식의 공유나 활용이 같은 부서나 영업 단위에만 이루어지고 제한적이다.	고객지식을 조직 전체에서 공유함으로써 전체 조직의 훈련과 학습을 통한 조직의 핵심수행능력을 증가시키려고 한다.

자료: 우경환 외, 의료마케팅(2012), p. 230.

06 의료기관의 CRM 구축

1) 의료기관의 고객관리 필요성

다른 기업과 마찬가지로 의료기관도 오늘날 격심한 경쟁 속에서 고객을 확보하지 않고는 살아남을 수 없게 되었다. 의료시장이 개방되고 의료인력이 매년 쏟아져 나오는 관계로 의료기관의 수가 증가하고 있으니 경쟁이 심화될 수 밖에 없다.

과거 의료공급에 비하여 의료수요가 넘치던 시대에는 의사중심적이었으므로 의료기관을 운영하는 데 별 어려움이 없었다. 그러나 지금은 완전히 주도권이 역전되었다. 환자가 왕이요 자산으로 취급받는 시대가 되었다. 여기에 대형 종합병원의 설립으로 의료공급의 과잉현상은 필연적으로 환자들로 하여금 양질의 의료서비스를 요구하게 만들고 있다.

한편 환자들의 의료서비스에 대한 기대와 욕구가 날로 증가하고 있다. 소득수준의 향상과 노령화사회로의 진입으로 의료 이용자들의 의료서비스에 대한 높은 기대와 고급화 요구, 그리고 정보통신기술의 진보로 인한 인터넷을 통한 의학 지식의 대중화와 권리의식의 함양으로 의료서비스에 있어서도 환자의 욕구와 선택이 중요한 관심사항이 되고 있다. 고객의 기대가 높아진다는 것은 더 높은 의료서비스가 있어야 고객만족이 가능하다는 것을 의미하므로 의료기관은 갈수록 이 문제를 심각하게 고려해야 할 것이다. 옛날에는 의료기술이 뛰어난 병원이 잘 되던 시대였지만 오늘날에는 의료기술은 기본이고 환자들에게 선택받는 병원이 잘 되는 시대가 되고 있는 것이다.

의료전문가들은 환자들이 의사나 병원을 선택하는 것은 논리나 이성적인 판단에 따르기보다 정서적 판단에 의존한다고 말한다. 고객서비스는 환자의 구매와 만족의 중요한 요인이 된다.

의료기관은 처방전달시스템(order communication system: OCS)과 전자의무기록(electronic medical record: EMR)의 일반화로 CRM과 관련된 의료기관의 거래 데이터를 분석하여 개별고객 특성에 맞게 마케팅 활동을 계획·지원·평가하고 고객 수익성을 찾을 방도를 모색해야 한다. 우량고객을 유치하고 고객가치를 증진시키고 잠재고객을 활성화하여 이제 의료기관은 고객을 평생고객화시키기 위한 전략으로 CRM을 도입하여야 한다.

아무리 CRM의 도입필요성이 증대한다고 해도 기술적 환경의 변화가 뒷받침이 되지 않고는 실현이 불가능한 것이다. 수많은 고객들의 거래 데이터를 저장하고 분석하기 위해서는 컴퓨터와 정보기술의 발달이 필수적이다.

병원이 CRM 시스템의 성공을 위해 신경을 써야 할 부분은 환자 개개인의 정보를 통합하는 것이다. 업무별로 분산된 데이터를 전사적으로 통합 관리하기 위해서는 통합병원정보시스템(integrated hospital information system)의 활용이 필요하다. 이렇게 해서 생성된 데이터 창고(data warehouse: DW)만으로는 CRM을 위한 솔루션이 될 수 없다. 이에 저장된 환자 데이터를 분석하고 그 속에서 환자의 행동패턴을 분석하는 데에 데이터 마이닝(data mining)이라는 통계분석 기법을 활용해야 한다. 이로부터 생성된 환자 개개인의 정보에 따라 차별화된 맞춤서비스를 제공할 수 있는 것이다.

| 표 10-4 | 의료환경 및 CRM 필요성

의료 환경	CRM 필요성

1) 의약분업에 따른 수익성 감소
  - 병원, 약국의 분업을 통한 수익 감소
2) 병원 평가제 도입
  - 고객관리 및 의료서비스 개선 필수 요구
	- 안정된 고객확보 = 안정된 수익
	- 고객서비스 강화를 통한 고객이탈 방지
	- 수익모델 창출 및 마케팅 강화
	  (건강검진 유치 등)

3) 대중의 건강 관리 의식 향상
  - 수준 높은 서비스 요구
  - 개인화된 의료 서비스 요구
  - 복지 및 건강관리를 위한 투자 증가
	- 주치의 개념의 개인 병력, 건강관리
	- 고객 건강관리 정보 제공
	- 고객의 Needs 반영
	- 고객과의 커뮤니케이션 강화

4) 의료서비스의 경쟁 확대
  - 전문 의료원 증가
  - 첨단 장비를 통한 의료서비스 증가
	- 적극적인 고객서비스 강화
	- 정확하고 양질의 진료 서비스
	- 고객 맞춤 진료 사전 서비스
	- 병원의 전문화 이미지 제고

5) 의료서비스 자동화 및 정보 전산화
  - 병원의 경영정보시스템 구축 추세
  - 고객정보 DB관리 및 마케팅 활성화
	- 시스템 구축의 효용성 제고
	- 경영정보시스템과 고객정보의 통합 또는
	  시스템 연계

자료: EchoBell Soft, 2005

〈표 10-4〉는 의료환경의 변화에 따른 CRM 도입의 필요성을 요약한 것이다.

사실 병원은 CRM을 도입하는 데 아주 좋은 토양을 갖추고 있다. 광범위한 고객 데이터 수집의 용이성, 지속적 구매 필연성, 구전효과 의존성, 지역 거점별 마케팅 방식, 크로스 셀링(교차판매)·업셀링의 용이성 등을 볼 때 의료산업은 CRM 도입에 아주 적합한 산업이라고 할 수 있다.

2) 병원 CRM의 의의와 목적

우리는 지금까지 고객만족, 고객만족경영, 고객관계, 고객관계관리 등에 대해서 공부하여 왔다. 이제 우리는 CRM을 병원이라는 의료기관에 적용하는 병원 CRM이 무엇인지 정의할 수 있는 단계에 도달하였다.

병원 CRM이란 의료서비스 이용 고객(환자)의 거래 데이터와 성향을 분석·분류하고 선별된 개개인에게 알맞은 차별화된 의료서비스를 제공함으로써 기존고객과의 관계를 지속적으로 유지·강화·개선함으로써 평생고객으로 만들고, 그들의 생애가치를 극대화하여 병원의 수익을 극대화하려는 경영혁신 활동이라고 정의할 수 있다.

병원 CRM에서는 병원을 방문한 환자들의 진료, 질병, 방문횟수 및 기타 건강관련 거래 데이터를 수집하여 데이터베이스화하고 수집된 환자들의 거래 정보를 세분화하여 개개인의 특성에 맞는 맞춤형 의료서비스를 제공하게 된다. 그리고 구축된 환자 정보에 의거하여 그 환자의 요구와 기대를 충족시킴으로써 병원과 환자와의 관계를 돈독히 하여 환자의 병원에 대한 충성도를 높이고 방문횟수를 증대시켜 결국 병원의 재무상태를 호전시키고 병원의 경쟁력 강화에 도움을 준다.

병원 CRM의 근본적인 목적은 환자의 데이터를 활용하여 장기적으로 환자와의 관계를 강화하고 고객의 생애가치는 물론 병원의 수익을 극대화하려는 것이다. 이를 위해서는 병원과 관계를 맺기 시작한 일반고객은 단골고객으로 발전시키고 단골고객은 충성고객으로 발전시켜야 한다.

병원 CRM의 경제적 효과는 매출증대와 비용감소로 이룰 수 있다. 매출증대는 고객에 대한 차별화된 서비스의 제공으로 재방문율과 고객 충성도의 향상은 물론 신규고객의 확보로 가능하다. 환자 개개인에 맞춤 서비스를 제공하여 만족을 유도하면 병원 재이용의 가능성이 높으며 충성된 고객은 주변 사람들에 구전효과를 발휘하여 신규고객의 확보에 도움을 준다.

환자 수 증가에 따른 매출액의 증가 외에 다이렉트 마케팅 비용을 줄이고 신규고객의 확보를 위한 과다한 비용을 들이지 않고도 신규고객을 확보할 수 있으며 기존고객을 유지하는 데 소요되는 비용을 절감함으로써 결과적으로 영업이익을 높일 수 있다. 〈그림 10-5〉는 병원 CRM을 성공적으로 운용할 때 얻을 수 있는 경제적 효과를 요약하고 있다.

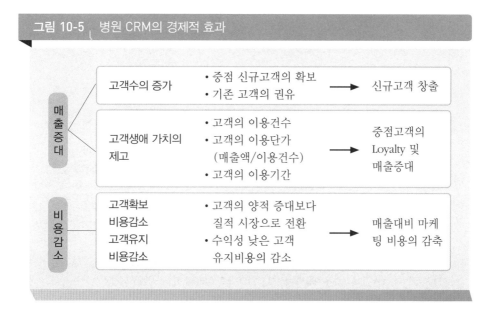

그림 10-5 병원 CRM의 경제적 효과

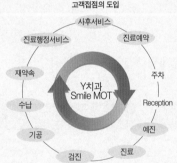

사례

예치과의 CRM

예치과는 국내 최초의 공동개원치과 병원으로서 '환자중심의 진료'라는 예철학을 바탕으로 국내뿐만 아니라 중국, 베트남, 일본 등 해외를 포함하여 70개가 넘는 치과 병·의원 네트워크를 구축하는 데 성공하였다.

예치과는 다음과 같은 전략으로 고객만족 서비스를 제공하여 기존고객의 이탈을 방지하고, 신규고객을 유치할 수 있었다.

첫째로, 고객접점을 확대하고 고객과 대면접촉이 일어나는 곳에 집중 투자하였다. 접점을 크게 진찰 대기, 진료상황, 시설환경, 병원 이미지의 4부분으로 나누고 총 100여 개의 세부적이고 구체적인 고객접점을 정리했다. 이렇게 정리된 고객접점들로 인하여 예치과는 이전보다 더 구체적으로 고객이 접하게 되는 문제나 필요한 사항들을 인식하게 됨으로써 효과적인 고객관계관리를 위한 개선점과 새로운 방법들을 찾을 수 있었다. 또한 고객접점관리는 예치과의 병원시스템이 환자중심 시스템으로 전환하는 데에 결정적인 역할을 하였다.

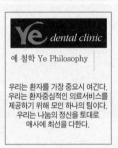

예 철학 Ye Philosophy

우리는 환자를 가장 중요시 여긴다.
우리는 환자중심적인 의료서비스를
제공하기 위해 모인 하나의 팀이다.
우리는 나눔의 정신을 토대로
매사에 최선을 다한다.

고객접점의 도입

둘째로, 병원같지 않은 병원을 만들기에 노력하였다. 마치 특급호텔을 연상케 하는 분위기를 연출하였고, 병원냄새를 풍기지 않으려고 노력했다. 병원도 좋은 추억의 장소가 될 수 있다는 신념으로 환자를 배려하여 편안함을 주고자 하였다.

셋째로, 진료절차를 개선하였다. 일반적으로 환자의 입장은 빨리 치료를 받고 돌아가는 것이다. 미리 코디네이터나 치위생사가 환자로부터 들은 증상을 의사에게 설명함으로써 반복해서 설명하지 않도록 개선하였다.

넷째로, 휴일 및 야간진료 서비스를 실시하였다. 대부분의 치과는 응급진료를 하지 않는 데 반하여 예치과는 휴일에도 오후 2시부터 6시까지 진료를 하고, 주 2회 화요일, 목요일은 저녁 10시까지 야간진료를 함으로써 고객의 요구에 부응하고 있다.

마지막으로, 항상 환자의 시간을 소중하게 생각하여 5분 단위로 끊어서 예약을 받음으로써 고객이 기다리지 않거나 그 시간이 최소가 되도록 배려하고 있다. 또한 몸이 불편한 환자에게 택시를 잡아주고, 심하면 집까지 모셔다 드리기도 한다. 갑자기 비가 올 경우 우산을 빌려주고 주부환자가 어린이를 데려오는 경우 어린이를 돌봐주기도 한다.

그러나 예치과는 위와 같은 일반화된 의료서비스를 제공하는 데에 만족하지 않고, 의료서비스 제공자와 고객간의 지속적인 유대관계를 구축하고 강화하여, '평생고객' 을 실현시키기 위해 다음과 같은 구체적인 CRM활동을 전개해 나갔다.

먼저 표준화된 22개 항목의 매뉴얼로 구성되어 지속적인 점검을 통해 고객만족도 향상에 힘쓰는 내부경영시스템인 경영점검표제도를 실시하였다. 다음으로 환자를 분류하여 진료예약 시, Segmentation Block을 임의로 지정하여 환자 분류별 Scheduling하는 'Scheduling Protocol' 전략을 실행하였다. 그 밖에 전체적인 정밀진단을 통해 환자의 현재 구강상태를 확인시켜 차후에 시간이 날 때 치료할 수 있도록 가능성을 부여하는 'Full Mouth Approach' 를 수행하고 있으며, 'Missionary(전도고객) 육성 및 관리' 를 통해 비용을 절감하고 홍보효과를 극대화하여 많은 우량고객들을 확보하고 있다.

또한 고객에 대한 심층적인 정보를 토대로 지속적인 관리를 통한 장기 계획수립이 가능하게 되었고, Referral Tree Marketing(환자가 환자를 계속 소개하는 것)의 관리가 용이하게 되었다. 이러한 예치과 CRM의 특징 중의 하나는 의사와 스태프가 그 팀에서 관리하고 있는 고객에 대해 여러 가지 방법으로 CRM활동을 전개해 나가는 것이다.

결론적으로, 예치과는 '한번 고객은 평생고객' 이란 경영이념을 통해 고객의 가치를 극대화하고 있다. 고객을 감동시키기 위해서는 의료서비스의 핵심적인 기능을 향상함은 물론이고 고객이 생각하지 못했던 부분까지 찾아서 서비스하는 세심한 배려가 필요하며, 고객은 의외로 아주 조그마한 것에서 큰 감동을 받는다는 것을 착안해서 예치과는 '대고객 행동강령' 을 정하고 이를 성실히 수행하고 있다.

자료: 이훈영, 전게서, p.600

참고문헌

김창대, 병원 CRM(정림사, 2012)

문상식 외, 병원경영학(보문각, 2012)

박양호·박정호, 병원 CRM(나래출판사, 2008)

박종원·최동춘·강도원·최용길, 의료서비스 마케팅(보문각, 2009)

박찬수, 마케팅원리(법문사, 2002)

백혜성, 병원 CRM 시스템의 성과분석 및 개선방안에 관한 연구(연세대학
교 보건대학원 병원행정학과 석사논문, 2007)

서정희, 의료서비스에 관한 소비자 만족 척도 개발에 관한 연구(소비생활
연구, 1993)

우경환·김동주·김승희·유형식·박성률, 의료마케팅(대경, 2012)

유필화·김용준·한상만, 현대마케팅론(박영사, 2012)

윤종록·장재식, 병원경영학(형설출판사, 2009)

이상훈, 병원 CRM 구축에 관한 연구(건국대학교, 정보통신대학원, 석사
논문, 2005)

이철, 알기쉬운 고객중심 마케팅(학현사, 2006)

이훈영, 의료서비스 마케팅(청람, 2012)

최금옥, 고객만족 서비스(기업교육개발원, 2012)

최정환, 과학적 경영을 위한 CRM(다산출판사, 2005)

최정환, 이유재, 죽은 CRM, 살아있는 CRM(한국언론재표간행회, 2001)

최하눌, 고객관계관리(두남, 2008)

Jones, Neil, Customer Relationship Management(2004).

Lucas, Robert W., Customer Service Skills for Success, 이승진 외 4인
옮김(1998).

Oliver, R. L., Satisfaction: A Behavioral Perspective on the
Consumer(2009).

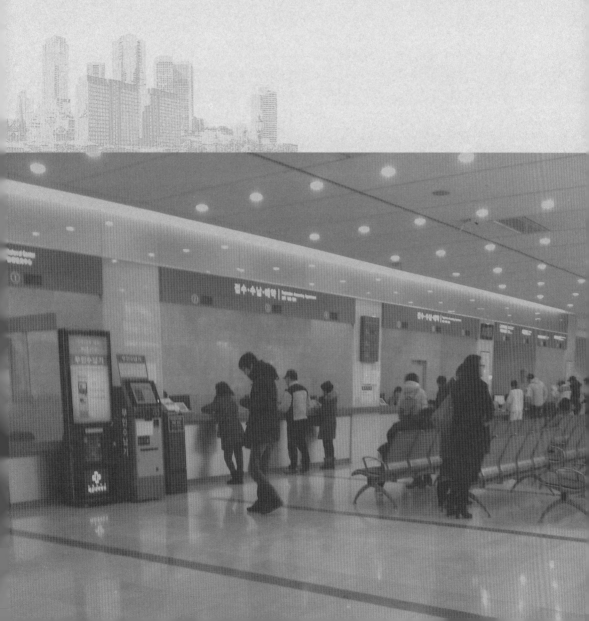

11장

의료서비스 커뮤니케이션

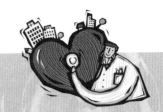

의료서비스 커뮤니케이션

고객만족을 위한 의료서비스의 실천

01 커뮤니케이션의 의의

우리가 살아가고 있는 사회는 빠른 속도로 변하고 있다. 고도의 지식정보 사회로 가고 있으며 하루가 다르게 발달하는 첨단산업에 힘입어 인간의 삶도 크게 달라지고 있다.

보건의료환경 역시 빠르게 변화하면서 소비자의 권리가 중요하게 대두되고 있다. 다양한 욕구를 가진 인간으로서 존중 받으며 양질의 치료와 간호를 받고자 하는 이를 충족시키지 못하는 의료기관은 경쟁에서 뒤처지고 있는 실정이다. 의료소비자들의 만족도가 매우 중요한 지표가 되었다.

병원 고객의 소리를 분석한 이정희(2011)의 연구에서 의료소비자들이 병원 서비스에 만족하는 정도에 영향을 미치는 주요 요소가 커뮤니케이션임을 밝혔다. 이는 병원이 사람들이 모여서 사람들의 문제를 풀어가는 곳이기 때문이다.

의료조직에서 의료서비스의 대상자는 인간이므로 신중하고 조화로운 관계 형성이 매우 중요하다. 의료서비스 관리가 대인관계에 기초하므로 조직의 목적달성을 위해서도 의사소통은 매우 중요한 기능을 한다. 의사소통(communication)이란 '공동의 것으로 만들다'라는 라틴어 'communis'에서 유래되었으며 개인의 감정, 생각, 아이디어, 신념 및 사실을 남에게 전달하는 과정이다. 즉 의사소통은 정보를 정확하게 전달하고 알아듣는 것을 의미한다. 의사소통의 주요 목적은 의사결정에 필요한 각종 정보를 제공하고, 과업과 책임의 범위를 통제하는 것 등의 기능을 결합하여 조직의 목표를 보다 효율적으로 달성하는 데 있다.

삼성경제연구소가 최고경영자들을 대상으로 좋은 CEO가 되기 위한 자질을 물었더니 1위가 '인간관계 능력'이었다. 두 말할 필요없이 인간관계가 원활하려면 '커뮤니케이션 능력'이 있어야 한다. 미국의 경제잡지 「포천」이 500대 기업 CEO를 대상으로 한 조사결과도 비슷하였다. 1위는 '인간됨됨이'이었고, 2위는 '커뮤니케이션 능력'이었다. 말하는 것이 능력이고 경쟁력이 된 시대이다. 커뮤니케이션에서는 이해와 공감, 참여, 피드백, 일치, 유대감이 매우 중요하며 쌍방향 교류여야 한다. 말의 힘이 우리 삶의 성공, 조직의 성공과 행복에 얼마나 큰 영향을 미치는지 생각하며 능력을 키워나가야 한다.

의사소통의 유형에는 매체의 종류에 따라 언어적, 비언어적 의사소통, 정보전달의 방향에 따라 상향적 의사소통, 하향적 의사소통, 의사소통의 경로에 따라 공식적, 비공식적 의사소통, 의사소통이 이루어지는 장소에 따라 조직 내적, 외적 의사소통으로 구분된다.

02 감성 커뮤니케이션

감성이란 외부로부터의 감각자극에 대한 반응을 의미하는데, 감각 정보에 대해서 직관적이고 순간적으로 발생하는 심리적 체험으로써 쾌적함, 고급감, 불쾌감, 불편함 등의 복합적인 것을 포함한다. 또 감성은 복합적이고 종합적인 느낌으로 명확한 표현이 어려운 동시에 개인과 환경변화에 따라 다양하게 변화되는 특성을 가지고 있다.

개인의 감성에 영향을 미치는 요인은 개인적인 사항 이외에도 사회적, 문화적 요인이 중요한 비중을 차지한다. 개인적인 감성을 이해하기 위해서는 개인이 속한 사회와 문화에 대한 이해가 필수적이며 동시에 과학기술의 영향도 놓쳐서는 안 된다. 과학기술은 인간의 생활에서 논리적 사고와 의사결정, 감정의 발생, 행동 등 모든 부분에 깊숙이 영향을 미치고 있다.

커뮤니케이션은 콘텐츠와 스타일로 이루어진다. 미래학자 롤프 옌센은 21세기를 "꿈과 감성이 지배하는 사회, 드림 소사이어티"라고 정의했다. 21세기 소비자들에게 상품의 기능은 더 이상 중요하지 않다고 강조하였으며, 기업의 부(富)는 상품의 기능적인 측면을 통해 이루어지는 것이 아니라 소비자의 감성을 자극함으로써 이루어진다는 것이다. 그러므로 앞으로의 사회에서는 콘텐츠와 스타일이 중요시되며 감성에 의해 인간관계가 이루어진다는 것이다. 감성적으로 통하지 않을 때에는 서로 다른 외계인처럼 어색해지는 감성 커뮤니케이션 시대가 온 것이다. 미래사회에서 커뮤니케이션의 중요성은 더욱 커질 것이고 한마디 한마디가 소중해질 것이다.

1) 감성 커뮤니케이션을 위한 기본 조건

커뮤니케이션 과정에서는 항상 장애요인과 장벽이 존재한다. 그러나 이러한 장애요인과 장벽을 모두 제거하는 것은 불가능한 일이지만 최소화할 수는 있다. 장애요인을 최소화하는 방법에는 듣는 사람의 욕구 수준 파악, 적극적 경청과 감정이입, 대화하는 사람에 맞는 최적의 용어와 방법 선택, 메시지의 반복전달, 사실과 감정의 조화, 방어적 커뮤니케이션의 최소화, 정보에 대한 정리와 분리, 편견 배제 등이 있다.

2) 감성 커뮤니케이션에 영향을 미치는 요소

언어적 커뮤니케이션에서 적절한 용어를 명확하게 선택하여 전달하여야 목적을 달성하는 것과 같이 비언어적 커뮤니케이션은 완벽한 환경조성과 기구 및 집기의 안정적인 정돈으로 커뮤니케이션 효과를 전달 또는 표명할 수 있다.

(1) 신체언어

감성 커뮤니케이션에서 사용하는 언어가 문자적인 표현이라면 커뮤니케이션에서의 신체언어는 비언어적 표현으로 타인에게 관심을 기울이고 있음이 전달되기 때문에 매우 중요하다. 커뮤니케이션에서 신체언어는 전달된 감성적 언어에 대한 피드백 역할을 한다. 신체언어에는 자세, 몸짓, 눈짓, 표정 등이 있다.

감성 커뮤니케이션에서는 개방적인 자세, 약간 기울이는 자세, 이완된 자세가 많은 도움이 된다. 몸짓 또한 커다란 의미의 언어가 된다. 몸짓은 동·서양의 문화적 차이로 메시지 전달에 오해가 발생될 가능성이 있기 때문에 주의할 필요가 있다. 머리를 끄덕이는 행위와 안면의 표정 및 눈의 신호 등도 신체를 이용한 감성적 언어가 될 수 있다. 얼굴의 표정은 본인의 행복이나 감정 상태를 표현할 뿐 아니라 상대방의 상태를 판단할 수 있기 때문에 감성 커뮤니케이션의 중요한 도구가 되기도 한다.

(2) 듣는 사람과 말하는 사람 간의 거리

커뮤니케이션 과정에서 듣는 사람과 말하는 사람의 거리를 통해 전달의 상대적인 접근도를 판단할 수 있다.

① **친밀한 거리**(intimate distance)

가까운 친구나 연인 사이에서 메시지를 전달할 때의 실제적 접촉 거리를 친밀한 거리로 정의한다.

② **개인적 거리**(personal distance)

일반적인 대인관계에서 대화나 토론을 다정하게 주고받는 자연적인 거리로 정의된다. 이는 개인이 사생활에 대한 감정을 유지하거나 또는 야구코치가 심판에게 달려가 고함을 칠 정도의 거리를 의미한다.

③ **사회적 거리**(social distance)

사회생활에서 처음 대하는 낯선 사람과 메시지를 주고받을 때의 거리를 사회적 거리라고 한다. 일반적으로 상점이나 백화점에서 상품을 살 때 또는 택시 운전사와의 대화 시의 거리를 뜻한다.

④ **공적 거리**(public distance)

공적인 커뮤니케이션 과정에서 상호 이해 가능한 거리를 공적 거리라 한다. 큰 회의장에서 세미나를 하거나 강의실에서 수강생에게 강의할 때의 거리를 의미한다. 장소와 청중이 조성하는 분위기에 따라 차이는 있다.

(3) 얼굴 빛

홍조, 흙빛, 창백한 얼굴 등 얼굴빛으로도 건강이나 심리적 상태를 알 수 있고 당황함이나 불안 등 갑작스런 변화가 있을 때에도 얼굴빛이 달라질 수 있으므로 의료서비스 제공자는 대상자의 얼굴빛에 유의해야 한다.

(4) 음성의 고조

음성의 고조는 말하는 사람의 감정과 중요도 및 긴급함에 따라 달라지기 때문에 감성 커뮤니케이션에서는 음성의 고조만 갖고도 직접적인 표현을 이해할 수 있다. 감성을 이해하고 전달하는 음성은 대부분 낮고 차분하며 속도 또한 빠르지 않은 것이 특징이다. 커뮤니케이션에서 효과적으로 음성의 고조를 조정하게 되면 표현의 품위유지뿐 아니라 전달의 효과 증대 및 발신자의 이미지를 부가시킬 수 있다.

(5) 외모, 의상, 화장, 액세서리

개인의 외적 인상은 메시지를 전달하는 데 중요한 역할을 한다. 초면인 경우에는 개인의 외모에 따라 후광효과를 나타내는 경우도 있다.

3) 마음을 움직이는 감성 커뮤니케이션 전략

감성 커뮤니케이션은 상대의 마음을 읽고 내 마음을 표현하는 소통의 방법이다. 마음을 움직이는 감성 커뮤니케이션의 전략으로 경청, 공감, 레이블링, I-message, 칭찬, 질문, 문자 커뮤니케이션, 감성적 언어로 다가가는 법을 소개한다.

(1) 경   청

경청은 감성 커뮤니케이션 전략 중 가장 효과적인 것이다. 경청이란 들어야 할 내용을 들을 수 있도록 타인에게 의식적이고 의도적으로 주의를 기울이는 예술이고 기술이다. 또한 주의 집중과 많은 에너지를 요구하는 능동적인 과정이다.

경청은 기본적인 기술이지만 결코 쉽지 않다. 상대방에게 시선을 맞추고 주의를 집중하고, 상대방의 견해와 느낌을 인정해 주고, 상대방의 말을 듣고 이해한 바를 바꾸어 다시 말해 준다. 그리고 상대방이 자유롭게 대답할 수 있는 개방식 질문을 하는 것이다. 이때 핵심적인 것은 진정으로 상대방을 배려하는 마음, 즉 진실하게 귀 기울이는 것이다.

전 세계 수천만 명의 시청자를 울리고 웃기는 토크쇼의 거장인 오프라 윈프리는 왜 사랑을 받을까? 그녀는 열린 자세로 사람들에게 공감할 수 있는 능력이 뛰어나며, 유창한 화법이나 해박한 지식보다 상대방의 말을 경청하는 자세로 임하기 때문이다. 그녀의 강점은 소통능력이다. 오프라 윈프리가 전하는 대화의 태도이다.

- 타인의 아픔을 함께하는 자세로 말하면 타인의 공감을 얻기 쉽다.
- 긍정적으로 말하라.
- 적절한 감정 표현을 통해 진정한 메시지를 전달하려고 노력하라.
- 진솔하게 말하라.

경청은 대상자가 자기의 생각이나 감정을 언어로 표현할 시간과 기회를 주는 것이다. 경청은 말하는 이로 하여금 그 가치를 깨닫게 해주며 주의 집중하여 경청하는 것이 어떤 그럴듯한 말이나 행위보다 더 큰 도움이다. 이처럼 타인에게 도움이 되는 경청 습관은 일상생활에서부터 이루어지며 준비가 필요

하다. 귀는 둘, 입은 하나. 마더 테레사는 말하는 것보다 많이 들으라고 귀가
둘이라고 했다. 21세기는 청음문화이다. 듣는 것이 말하는 것보다 더 귀한 시
대이다. 듣고 싶은 사람보다 말하고 싶은 사람이 더 많기 때문에 잘 듣는 사람
이 매우 귀한 사람이다. 특히 의료서비스 제공자는 타인의 말을 잘 들어주는
능력을 길러야 한다.

(2) 공 감

공감하기란 타인의 행동이나 말을 피상적으로 이해하는 것이 아니라 이면
의 감정을 마치 자신의 감정인 것처럼 느끼면서 타인의 경험세계를 주관적으
로 경험(감정이입)하는 것이다. 공감은 공감을 받으면 자신이 이해 받고 있으
며 존중 받는다는 느낌을 갖게 해주고, 자신이나 자신이 처한 상황에 대해 긍
정적으로 생각하고 어려움을 극복하거나 도전하고자 하는 용기를 갖게 해주
므로 감성 커뮤니케이션의 중요한 전략이다.

공감의 속성은 다음과 같다.

- 상호관계를 통해 일어난다.
- 상대방의 현 상태를 정확히 지각한다.
- 상대방의 관점에서 이해한다.
- 상대방을 판단하지 않고, 있는 그대로 수용한다.
- 상대방의 느낌을 공유하면서 객관성을 유지한다.
- 상대방을 이해하고 있음을 전달하는 의사소통 과정이 포함된다.
- 상대방을 도우려는 의지가 포함된다.

공감의 방법은 우선 타인을 이해하고자 하는 나의 마음을 보여주고, 타인
이 현재 중요하게 여기고 있는 사실에 대해 이야기한다. 그 다음 타인의 이야
기 속에서 드러난 감정을 언급하며, 타인의 메시지에 함축된 심층적 감정을

언급한다.

공감을 통해 대상자를 이해함으로써 서비스 능력이 증진됨을 알 수 있으나 나와 다른 타인의 입장을 헤아린다는 것은 결코 쉬운 일은 아니다. 의료서비스 제공에 필수적인 공감 능력을 어떻게 증진할 수 있을까? 일부 병원에서는 일일 환자 체험을 하기도 한다. 물론 좋은 생각이기는 하나 역효과도 있으므로 신중해야 한다. 유사한 경험을 통해 배우도록 하며 실제 경험보다 더 중요한 것은 자신의 경험을 다시 생각해 보는 성찰과 인식과정이다. 다음은 공감능력을 증진시키는 데 도움이 되는 지침이다.

- 머릿 속에 있는 산만한 생각들을 모두 비운다.
- 상대방에게 온전히 집중한다.
- 상대방의 언어적 혹은 비언어적 메시지에 주의를 기울인다.
- 상대방은 내가 무엇을 들어주기를 원하는지 스스로에게 물어본다.
- 상대방에 대한 감정이입적 반응을 전달한다.
- 나의 감정이입적 반응이 효과적이었는지 검토한다.

(3) 레이블링

레이블링(labeling)이란 대화의 주도권을 갖고 타인이 경청하게 만들어 내가 던진 질문의 대답을 회피하지 않도록 하는 대화 기술이다.

다음은 레이블링 대화의 예이다.

A: 제가 궁금한 것이 있는데 물어봐도 될까요?
B: 예, 그러세요.
⇒ 동의를 했으므로 질문을 잘 듣고 대답해야 한다고 생각

A: 지금 ○○씨가 이야기한 내용에 저는 다른 의견인데, 이야기해도 될까요?

B: 예, 좋습니다. 말씀하세요.

⇒ 반대 의견이지만 듣겠다고 동의했으므로 무시하거나 말을 자르지 않게 됨.

친구와 싸우고 들어온 아이와 일반적인 엄마 대화 예

> 엄마: (인상을 찌푸리며)
>
> 　　　오늘 학교에서 무슨 일이 있었니?
>
> 아이: (엄마가 화난 것을 느끼며 시치미를 떼려 한다)
>
> 　　　뭐, 아무 일도 없었어 …
>
> 엄마: 아니, 얘가 거짓말을 하네. 엄마가 다 알고 묻는 건데, 사실대로 말 안 할래?
>
> 아이: (거짓말을 해서 야단맞을까 두려워진다)
>
> 　　　정말 아무일도 없었다니까. 엄마는 자꾸 왜 이래 …

레이블링에 의한 대화 예

> 엄마: (차분한 마음으로)
>
> 　　　엄마가 궁금한 게 하나 있는데 물어봐도 되겠니?
>
> 아이: (별다른 느낌 없이 가볍게 대답한다)
>
> 　　　응 , 뭔데 물어봐
>
> 엄마: 오늘 학교에서 있었던 일이 궁금하구나, 엄마가 알면 너를 도와줄 수 있을텐데.
>
> 아이: (엄마가 도와주겠다는 말에 마음을 연다)
>
> 　　　응, 사실은 친구와 싸워서 …

상대방을 대화로 끌어들이는 방법=레이블링

　　레이블링의 다양한 표현들에는 "제가 먼저 질문을 해도 될까요?" "○○씨가 이야기하는 것을 정확히 이해하기 위해 몇 가지 질문을 해도 될까요?" "다른 관점에 대해 이야기해도 될까요?" 등이 있다.

(4) I-message('나' 전달법)

　　I-message('나' 전달법)란 문제를 지적하거나 다른 사람에게 관여할 때 나

의 마음을 부드럽게 표현하는 대화법이다. I-message는 생각과 표현을 달리한 대화법으로 You-message와는 반응과 결과가 다르다.

You-message는 '상대'가 주어이고 행동 지적이나 명령으로 표현되며 거부, 무시, 경멸이 주반응이고 결과는 율법적이다. 이에 반해 I-message는 '나'를 주어로 내 마음과 감정을 표현하고 부탁과 호소를 하며 결과는 수용적이다.

I-message 표현방법은 세 부분으로 구성되어 있다. 우선 문제가 되는 특정 행위를 비평없이 사실 자체로 설명한다("~했을 때"). 그 다음에 그 행동과 관련하여 느낀 나의 감정을 진술한다("나는 ~라고 느낀다"). 마지막으로 그 행동이 초래한 결과나 나 자신에게 미친 영향을 언급한다("왜냐하면 ~이기 때문이다").

You-message 예

> 저한테 미리 이야기도 안하고 OO씨 마음대로 일정을 바꾸면 어쩌겠다는 겁니까?

I-message 예

> 아무런 이야기 없이 OO씨가 일정을 바꾸어 저는 낭패감을 느꼈어요.
> 왜냐하면 미리 알지 못해서 그 시간을 효과적으로 사용하지 못했기 때문입니다.

I-message(나 전달법)는 이야기하는 사람이 주어가 되기 때문에 함부로 상대방을 비난하거나 질책하는 상황을 피하게 되며 나의 진실된 마음과 감정을 솔직하게 표현할 수 있기 때문에 상대방에게 객관적인 상황을 파악할 수 있게 도와준다.

(5) 칭 찬

칭찬이란 상대의 존재를 인정하는 말과 행동을 모두 의미하며, 상대의 행동과 생각에 대한 사회적 지지의 표현이기도 하다. 사회적 존재인 인간은 누구나 타인으로부터 인정받고 칭찬받고 싶어한다.

칭찬하기는 모든 인간 경영에서 가장 중요한 요소이며 특히 마음을 여는데 더 없이 강력한 도구이다. 그러나 위급한 환자를 치료, 간호하는 직원들은 병원의 특성상 상황을 그대로 진술하는 것에 익숙해져 있기 때문에 다른 병원 근무자들에게 칭찬하기란 커뮤니케이션에서 가장 취약한 부분이 아닌가 싶다. 그럼에도 불구하고 칭찬하기는 상대방에게 마음으로 다가갈 수 있는 가장 빠른 지름길이며 칭찬하는 사람, 받는 사람 모두 마음을 즐겁게 해준다. 또한 인정해줌으로써 기쁨이 생기고 의욕이 생기게 해주며 자존감을 높여 주고 자신감을 심어준다. 그리고 칭찬은 사람을 변화하게 하는 힘이 있으며 사람의 마음을 긍정적인 방향으로 이끌어 준다.

칭찬을 커뮤니케이션의 도구로 활용함으로써 업무와 관련하여 얻을 수 있는 효과는 다음과 같다.

- 긍정적 행동을 인정해 줄 수 있다.
- 훌륭한 성과를 유지시킬 수 있다.
- 자긍심을 갖도록 도울 수 있다.
- 직무 성과에 대해 지속적인 강화를 줄 수 있다.
- 직무 성과에 대해 긍정적인 기분을 느끼도록 할 수 있다.
- 계속적으로 일을 수행하도록 동기부여할 수 있다.

바람직한 효과를 거두는 칭찬을 잘 하려면 우선 타인에 대한 긍정적인 관심을 가져야 하며, 타인만의 독특한 점을 칭찬해 주고, 타인이 생각지 않은 뜻밖의 점을 칭찬하고 거짓 없이 진심으로 칭찬해야 한다.

바람직하고 마음을 열 수 있는 효과적인 칭찬을 하려면 많은 노력과 훈련이 필요하다. 감성 커뮤니케이션 기법과 관련하여 효과적인 칭찬법은 다음과 같다.

첫째, 칭찬거리가 있을 때는 즉시 한다.

둘째, 평가나 판단이 아닌 바람직한 부분만 칭찬한다.

셋째, 행동의 결과보다는 노력의 과정을 인정하고 존중하는 의미가 담기도록 칭찬한다.

넷째, 구체적으로 한다. 막연하고 의미 없는 칭찬은 오히려 하지 않는 편이 낫다. 구체적이고 분명한 칭찬이 상대의 마음을 움직이고 듣는 사람으로 하여금 신뢰감을 갖게 한다.

다섯째, 간결하게 한다. 진지하고 간결하게 칭찬하는 것이 더 깊은 인상을 주며 기억에도 오래 남는다.

여섯째, 칭찬은 요구사항 없이 칭찬으로 끝내야 한다.

일곱째, 다른 사람들 앞에서 제3자에게 칭찬을 한다. 사람들은 누구나 자기를 자랑하고 싶어 한다. 단지 쑥스럽고 어색해서 자제할 뿐이다. 다른 사람 앞에서 칭찬을 하거나 제3자에게 간접적으로 칭찬을 전달하는 것은 칭찬받는 기쁨과 자랑하고 싶은 욕구 두 가지를 모두 충족시킬 수 있다.

(6) 질문하기

질문은 사람을 생각하게 만든다. 질문을 받으면 인간은 본능적으로 해답을 찾기 위한 생각을 한다. 반대로 지시를 받으면 대부분의 사람들은 지시를 이행하려고만 할 뿐 생각을 하지 않는다. 질문은 의견을 묻는 방법인 동시에 어떠한 질문을 하는가에 따라 심리적인 위협이 될 수도 있다. 그러기에 질문하기는 인간관계에서 매우 중요하면서도 주의가 요구되는 섬세한 커뮤니케이션 기술이다.

효율적인 질문 방법은 다음과 같다.

• 가능한 한 개방적인 질문을 한다.

- 여러 가지를 한꺼번에 묻지 말고 한 번에 한 가지씩 질문한다.
- 질문이 간결하고 명확하여 이해하기 쉬워야 한다.
- 때로는 직접적인 질문보다는 간접적인 질문 형태를 취한다.
- '왜'로 시작하는 질문은 가능한 피한다.

> **예: 개방 질문 vs 폐쇄 질문**
>
> * 언제 숙제를 끝낼 수 있니?　　　　　　* 숙제 다 끝냈니?
> * 성적 향상을 위해 무엇을 할까요?　　　* 성적을 높일 수 있을까?
> * 지금 하는 공부의 어떤 부분이 좋으니?　* 지금 하는 공부를 좋아하니?

긍정적 태도, 가능성을 이끄는 질문을 한다. 질문 속에 '아니다'라는 부정형 단어, 의미를 포함하는가? 검토하여 가능한 긍정 질문을 하도록 한다.

> **예: 긍정 질문 vs 부정 질문**
>
> * 어떻게 하면 일이 순조롭게 진행될까?　　　* 뭐가 확실하지 않은가?

'왜(why)'라는 질문은 조심한다. '왜(why)'라는 질문은 부정적인 의미나 시험, 질책 받는 느낌이 들 수도 있다. 그러므로 '무엇~?', '어떻게 ~?'로 질문하는 습관을 갖도록 한다.

> **예: "왜 그런 식으로 일을 처리 했나요?"**
>
> ⇒ "그렇게 일을 한 이유는 무엇이지요?"
> 　⇒ "그런 결정을 어떻게 하게 되었죠?"

(7) 문자 커뮤니케이션

감성 커뮤니케이션의 마음을 열게 하는 효과적인 방법 중 하나는 순식간에 마음을 움직이는 것이다. 문자를 이용한 커뮤니케이션은 경계심을 풀어 주고 특히 어색한 사이에서 마음을 표현하여 감정을 전달할 수 있는 좋은 방법이다. 그러나 이러한 모든 도구 사용에는 반드시 기본적으로 지켜야 할 예의가 있다. 문자 이외에 팩스나 이메일의 경우도 보이지 않는 상태에서 이루어지는 커뮤니케이션이기 때문에 더욱 예의를 지켜 활용한다면 몇 배 이상의 효과를 얻을 수 있다.

(8) 감성적 언어로 다가가는 법

말은 하는 사람의 생각과 인품을 나타내는 가장 쉽고도 어려운 표현 수단이다. 의료서비스를 제공하는 직장인은 다른 직장인과 달리 심한 스트레스를 받고 있다. 그러므로 직장 내 동료 간의 감성적 커뮤니케이션은 더욱 중요하며 그 효과도 더 크게 진가를 발휘할 수 있다.

언어에도 오감이 있다. 병원 근무자는 커뮤니케이션의 대상 대부분이 심리적, 신체적 고통이 있는 환자임을 감안하여 환자와의 효과적인 커뮤니케이션을 위한 느낌 있는 메시지 전달 방식의 언어습관이 훈련 되어야 한다. 커뮤니케이션에 있어 오감의 요소가 깃들여진 말과 단어를 선정하여 환자에게 정서적 안정감을 주고, 대화 자체를 즐기는 분위기로 유도해야 한다

감성은 사람을 움직이게 하는 엄청난 힘을 가지고 있다. 감성은 상대와의 공감대를 만들어 내기 때문이다. "나는 우리 병원의 새로운 모습을 기대합니다. 이 모습은 바로 여러분의 새로운 모습이라고 생각합니다. 지금까지는 우리가 최고의 병원이라고 말할 수 없었지만 이제 나는 여러분들과 함께 하기 때문에 조급하거나 두렵지 않습니다. 지금부터 하나씩 하나씩 앞으로 나아가겠습니다." 월례회의에서 병원의 변화를 위한 위와 같은 내용의 스피치를 듣는 순간 듣는 사람의 마음은 흔들릴 것이다. 특히 계획된 업무 지침에 의해 끊임 없이 수행해야 하는 병원 업무상의 특징을 본다면 이러한 느낌은 어쩌면

신선할 것이다.

이와 같이 감성적 언어를 습관화하여 사용하게 되면 환자, 직장 동료들과 함께 협조적인 분위기를 창출할 수 있다.

행복한 직장생활, 평화로운 고객관계에서 중요한 것은 바로 '즐겁고 유쾌한 대화'다. 상대방을 즐겁게 만들어 주는 대화, 신나고 유쾌한 대화는 상대방에게도 긍정적인 이미지를 떠올리게 하며 더불어 나 자신도 변화시켜 자신도 모르게 힘이 솟아난다. 조직의 성과는 사랑을 통해 나타나며 고객과 직원의 감정이 중요하다. 이들의 감정을 섬세하게 이해하고 소중한 존재로 인식하여 커뮤니케이션한다면 좋은 성과를 기대할 수 있다.

03 개인 수준의 의사소통

의사소통은 전체적인 주제와 생활에 미치는 영향이 매우 중요하며 일상생활과 사회생활의 상호작용에 통합적으로 작용한다. 특별한 이유로 특정한 시간에 우리에게 다가오는 대상자들에게 어떻게 반응할 것인지 생각해야 한다. 병원에서 의료서비스 제공의 일차적인 목적은 대상자들의 건강을 유지하고 가장 생산적이고 만족스러운 건강상태로 도달하게 하는 것이다. 사람에게 질병이 있을 때 의사소통은 더욱 중요하므로 사려 깊은 의사소통이 꼭 필요하다. 때문에 병원에서 고객들의 만족도를 높이는 커뮤니케이션을 잘 할 수 있기 위해서는 그들이 처한 상황과 욕구가 무엇인지 정확하게 파악하고 유연하게 대응하여야 한다.

평소에 정상적인 사람도 몸이 아프면 평소와는 다른 다음과 같은 증세를 보이기도 한다.

- 말을 너무 많이 하거나 거의 하지 않는다.
- 상황에 맞지 않는 부적절한 말을 한다.
- 불완전한 문장을 사용하거나 생각을 제대로 말하지 않는다(극도의 스트레스를 받고 있거나 심리적으로 불안한 상태에서 보이는 환자의 전형적인 상황이다).
- 부정확하게 말하면서 자신은 매우 정확하게 대응하고 있다고 생각한다(환자들이 흔히 보이는 자기 확신 반응이다).
- 환경적 자극을 잘못 인식하기도 한다.
- 메시지의 특정 부분을 과장하여 평가하거나, 또 어떤 부분은 무시하는 경향을 보인다.
- 상대방의 의도와 다른 의미를 부여함으로써 커뮤니케이션 왜곡을 가지고 온다.

환자와 의료진과의 커뮤니케이션은 환자의 느낌이나 감정을 개방하여 질병을 효과적으로 치료하기 위한 기술적인 접근이기 때문에 의료진은 환자의 상황이나 환자가 처해 있는 사회적, 환경적 상황을 충분히 이해하려고 노력해야 한다. 의료서비스 제공자가 환자의 상황을 이해하려면 우선 관계형성 및 유지 능력에 대한 자기 자신에 대한 평가가 필요하다. 자신에 대한 이해를 높인다면 다른 사람을 더 잘 받아들일 수 있을 것이다. 다양한 상황에서의 대상자에 대한 이해는 전인적인 수준에서 해야 하며 공감과 인식을 바탕으로 이해할 때 정보 전달 및 소통이 가능해진다.

의료서비스 제공을 잘 수행하고 의사소통을 잘 하기 위해서는 많은 인내와 기술과 다정한 마음이 필요하다. 자신의 시간, 노력, 재능 등 개인의 최대 노력이 요구되며, 이에 대한 보상은 의사소통을 얼마나 효과적으로 했는가에 달려 있다.

말의 힘은 긍정적이고 치료적이며 어떤 개인에게는 평온을 얻는 데 도움이 되기도 한다. 항상 나의 말이 다른 사람에게 영향을 줄 것을 생각하며 다른 사람과 의사소통해야 한다. 효과적인 의사소통은 자존감을 높이고 생산성을 증가시키기 때문에 생을 즐겁게 한다. 효과적인 의사소통으로 의료서비스 제공의 목표를 이루기 위해서는 자신을 우선적으로 잘 알아야 하고 대화기술을 익혀 진정한 대화가 이루어질 수 있도록 노력해야 한다.

좋은 대화, 즉 상대방에게 만족을 줄 수 있는 대화를 진행하는 방법을 살펴보면 다음과 같다.

- 대화의 주제에 대한 정보를 공유한다.
- 적극적으로 청취한다.
- 정확하게 말한다.
- 갈등을 잘 처리한다(대화에서 갈등은 늘 존재한다. 대화를 잘 하는 사람은 상대방이 안심할 수 있도록 갈등을 잘 해소시킬 줄 아는 사람이므로 대화에 임하는 사람의 마음자세가 매우 중요하다).
- 말하는 기술을 잘 발휘한다(생각이나 아이디어를 전달하는 방법은 구두, 문서, 몸짓, 통신 수단 등 다양하다. 대화의 상대, 내용 및 상황에 따라서 어떤 대화 기술을 사용해야 할지는 많은 경험과 연습이 필요하다. 상대의 연령, 성별, 경제적 수준 및 사회적 지위에 따라서 말하는 기법을 달리한다. 병원 종사자들은 이와 같은 다양한 기술을 갖추고 있어야 환자로부터 신뢰를 받을 수 있다).
- 장황하게 이야기하지 않는다(대화에 임하기 전에 말할 주제에 대한 핵심을

정확하게 파악하여 말함으로써 신뢰를 확보할 수 있다).

- 상대방 입장에서 말한다.
- 상대방의 대화를 진지하게 끝까지 경청한다.

효과적인 의료서비스 커뮤니케이션은 대상자의 입장을 이해하고 대상자에게 잘 반응하는 상호작용 과정이다. 고객과 진정한 대화를 시도하려면 우선 서비스 사용 고객에 대한 이해가 필요하며, 의료서비스 제공 기관에 대한 정보를 고객에게 알리는 것도 중요하다. 이를 실현하기 위해 고객에게 가장 효과적으로 전달할 수 있는 매체와 전달 메시지를 선정, 관리해야 한다.

홍보는 조직 외부와의 개방적 커뮤니케이션을 통하여 경영의 질을 높여줄 수 있는 전략적 차원에서 접근하여야 한다. 병원이 고객만족 경영을 실천하기 위해서는 내부 구성원들 간에 충분한 대화를 촉진하는 것이 필요하다. 따라서 경영자는 수시로 내부 구성원들과 일대일 대화를 시도하고 인간적인 측면에서 사기를 부여하는 등 동기부여가 필요하다. 어떤 조직이든지 경영자는 귀와 마음을 열고 직원들의 관심 사항, 희망 사항을 적극적으로 청취해야 한다. 직원들 간에도 업무수행에 관한 정보의 교환과 잘못된 부분을 시정하고 개선해 나가기 위한 토론과 대화가 활성화되어야 한다. 또한 오늘날 사회가 개방체제로 전환되면서 병원 역시 관련 업체와의 긴밀한 협조 관계를 유지해야 하는 상황에 처하게 되었다. 때문에 병원은 각종 협력 업체의 관련자들과도 진정한 대화를 통해 병원의 대외 인지도와 신뢰를 높여나가야 한다.

대화는 상호작용 과정으로 대화 상대의 영향력 수준을 파악하면 대화 내용을 좀 더 효과적으로 이해할 수 있다. 병원에서 환자는 의료진에 비하여 열세라고 인식하기 쉽다. 그러나 의료진들이 환자의 이런 심정을 헤아려서 배려해 주고 격려해 준다면 환자 만족도를 높일 수 있다. 모든 커뮤니케이션에서 자신의 영향력을 의식하고 마음의 문을 열고 상대의 의견을 적극적으로 청취하려는 자세가 중요하다. 병원에서 환자들이 고객이라는 우세한 입장이라는 인식이 들도록 잘 대우해야 환자들도 병원에 공헌하려고 한다. 직원들도 자신에 대한 확신과 자신감을 향상시킬 수 있는 방법을 스스로 모색해야 한다. 병원 직원들은 환자들이 수동적인 자세를 취할 때 기분이 결코 좋지 않다는 것을 잘 깨닫고 환자들이 능동적으로 진료에 임할 수 있도록 배려해야 한다.

가장 정확하고 효과적인 커뮤니케이션을 실시할 수 있는 것은 상대와 동등한 관계에서 대화하는 것이다. 서로에 대한 존경심과 정직성을 바탕으로 서로를 인정해 주는 분위기에서 이루어지는 대화가 진정 동등한 관계라고 지칭할 수 있다. 따라서 병원에서 의료진과 환자와의 커뮤니케이션은 환자의 입장에서 볼 때 동등한 관계에서 대화가 이루어진다고 인식할 때 진료 효과를 가장 높일 수 있다.

이상과 같이 병원 내부 구성원들 사이에서나 병원 직원들과 환자 간에 커뮤니케이션을 실시할 때에는 상대에 대한 영향력 정도를 사전에 파악해 둔다면 효과적으로 상대를 이해하고 대응할 수 있다. 질병치료에 대한 상대방의 영향력을 인정하고 상호 간에 형성된 분위기 및 관계 여부를 고려해서 메시지를 파악한다면 효과적으로 커뮤니케이션을 실천할 수 있을 것이다.

피드백이란 수신자가 송신자에게 그의 말과 행동에 대하여 지각한 바를 표현하거나 정보를 제공해 주는 것을 말한다. 그의 말과 행동이 나의 생각과 행동에 어떤 영향을 미쳤는지를 상대방에게 솔직하게 알려주는 것이다. 의료진과 환자 사이에서 상호 간에 피드백이 없다면 효과적인 의사소통과 진료가 이루어지기 어렵다. 환자는 의료진의 질문이나 설명에 대하여 충실하게 반응을 보이고, 또 의료진은 환자의 의문사항에 대하여 자세하게 안내해 주는 커뮤니케이션이 이루어질 때 서로 만족할 수 있다.

송신자와 수신자가 건전한 관계를 유지하기 위해서는 피드백을 할 때 상대방의 긍정적인 면과 부정적인 면을 균형 있게 취급하는 것이 중요하다. 부정적인 피드백을 통해서는 부정적인 면을 개선하고, 긍정적인 피드백을 통해서는 긍정적인 면을 더욱 발전시킬 수 있는 기회를 가질 수 있어야 한다. 커뮤니케이션을 통한 인간관계 개선이나 의료서비스의 목적을 달성하기 위해서는 반드시 올바른 피드백을 해주는 기술을 익혀야 한다.

피드백을 효과적으로 해주는 기법의 주요 내용을 살펴보면 다음과 같다.

- 피드백을 강요해서는 안 된다.
- 피드백은 받아들이는 편이 그것을 소화하고 이해할 수 있는 것이어야 한다.
- 피드백은 사실을 서술하는 방식이 바람직하다.
- 피드백은 즉시 주어지는 것이 효과적이다.
- 피드백은 변화와 개선이 가능하다고 여겨지는 것에 대하여 하는 것이 효과적이다.
- 피드백도 정확한 실행을 위해서는 중간에 확인이 필요하다.

이상과 같이 효과적으로 피드백을 해주는 것도 중요하지만, 피드백을 받는 사람이 그것에 대하여 긍정적 태도를 가져야 효과를 볼 수 있다. 피드백을 받는 사람은 피드백을 해주는 사람에게 감사의 표시를 하고 그것을 적극 이해하고 실천하려고 하는 모습을 보이는 것이 중요하다. 환자들이 병원에서 의료인의 제안에 잘 따르도록 하기 위해서는 그것이 가능하기 위한 환경이 조성되어야 한다. 모든 직원들이 부드럽고 친절한 모습을 보이고 배려적인 커뮤니케이션을 구사한다면 환자들은 병원에 대하여 신뢰를 보이고, 그 결과 환자들이 의료진의 제안을 잘 따르는 피드백 수준도 높아질 것이다.

커뮤니케이션을 할 때 장애가 되는 요인은 다양하다. 개인적인 특성 차원에서의 장애요인은 선입견, 성급한 판단, 지나친 기대, 예의가 없거나 이를 무시하는 행동들을 들 수 있다. 조직적인 차원에서는 지위, 시간과 공간상의 차이, 정보 소유 정도에 따라 대화의 방해요인을 찾을 수 있다. 대체로 조직적인 차원의 방해요인도 개인 특성 차이에서 비롯된 것이기에 개인적으로 개선하려는 의지가 중요하다.

서로에게 공손하고 친절하게 예의를 갖춘 행동과 마음 씀씀이가 서로에게 지속적으로 바람직한 커뮤니케이션을 가능하게 해준다. 병원의 모든 직원들이 항상 환자들에게 예의를 다하여 대한다면 병원의 경쟁력이 높아질 것은 분명하다.

다양한 상황에서 다양한 성격의 소유자들과 커뮤니케이션을 효과적으로 유도하고 실시하기 위해서는 다음의 요소들을 고려해야 한다.

• 결과보다 과정을 중시한다.

대화 시에 결과적인 목적을 달성하는 데 집착하기보다 대화 과정에 성실하게 임해야 한다. 눈높이를 맞추어 대화하는 것이 중요하다.

• 지시, 감독하기보다 격려한다.

> 예 "어르신, 이제 2층으로 가세요"
> →"어르신, 이제 2층으로 가시면 됩니다"

• 존경심을 표현한다.

• 공동체 의식을 느끼게 한다.

• 동료 의식을 갖는다.

• 서로의 중요성을 인식한다.

환자는 자신이 찾는 병원이 자신의 질병을 잘 치료해 줄 매우 중요한 병원이라고 생각한다. 따라서 병원 직원들은 환자가 병원에 도착하자마자 그가 병원으로부터 중요한 사람으로 인식되고 있다는 느낌이 들도록 긍정적인 커뮤니케이션을 하여야 한다.

- 적당한 반응을 표현한다.

대화에서는 누구든지 적당한 반응을 표현하는 것이 중요하다. 반응은 상대방에게 신뢰와 존중의 표시이기 때문이다.

병원 근무자들이 이상의 요소들을 고려해서 환자, 상사와 동료, 부하 직원들과 대화를 시도한다면 더욱 효과적인 커뮤니케이션이 될 것이다.

1) 환자 대상 커뮤니케이션

(1) 환자 대상 커뮤니케이션의 의의 및 중요성

최근 환자들의 소비자로서의 주권의식과 사회 민주화의 발달에 따라 병원에서 환자들을 대하는 태도나 커뮤니케이션 기법도 변화하고 있다. 전자진료기록부의 발달에 따라 의사들이 환자의 얼굴을 살피면서 대화를 하는 것이 아니라 컴퓨터만 보고 이야기를 한다는 불만이 제기되고 있다. 환자에게 질 높은 의료서비스를 제공하기 위한 전자진료기록부의 단점이기도 하다. 의료진이 환자와 좋은 관계를 유지하기 위해서는 변화하는 상황 속에서도 항상 '환자 중심 진료'의 기본 원칙을 잘 지켜야 한다. 병원이 경제적 이익을 추구하는 것도 중요하지만 병원의 특성상 인간 존엄성의 존중, 입원 환자를 위한 일상성의 확보, 진보된 향상에 대한 배려, 사회활동 지원, 그리고 환자를 가족처럼 대하는 기본적 대응자세를 지닐 것이 요구된다.

병원을 찾는 환자들은 병원에 오기 전까지 많은 고민을 한다. 왜냐하면 의료서비스는 기분 좋은 구매가 아니기 때문이다. 따라서 병원을 방문한 환자의 고통스런 마음을 잘 헤아려서 반응하는 자세를 갖추는 것이야말로 환자만족을 위한 첫 번째 조건이 된다.

환자는 자신의 질환에 대해 어떤 병원, 어떤 의사가 잘 고쳐줄지를 모르기 때문에 불안하다. 의사에게 진료를 받는 동안에는 그 처치방법이 과연 옳은 것인지에 대한 회의를 가지며, 치료 후에는 잘 되었는지 궁금해 한다. 다른 재화나 서비스를 선택하는 데 있어서 막대한 권한과 자유를 가진 환자들은 의료서비스의 선택에 있어서만큼은 고객으로서의 권리를 상실했다고 느끼기 때문에 병원 직원들의 작은 불친절에도 과민하게 반응할 수 있다는 점을 병원 직원들은 이해하고 있어야 한다.

시대가 많이 변하여 해박한 의학지식이나 탁월한 진료기술만으로 환자의 마음을 사로잡을 수 없다. 의사들은 환자들이 판단하는 의료서비스의 기준이 의사들이 생각하는 그것과는 매우 다르다는 것을 인식하는 것이 중요하다. 많은 연구에 의하면, 환자들이 병원에서 만족감을 크게 느끼는 경우는 의료진의 기술적 수준과 환자를 대하는 태도가 적절하게 혼합되었을 때라고 한다. 환자의 진료에 대한 만족도와 병원에 대한 공헌도는 결국 높은 의료서비스 수준과 환자와의 원활한 커뮤니케이션에 의해 얻어질 수 있는 것이라고 할 수 있다.

서비스 제공의 주도권을 가지고 있는 병원이 환자들의 욕구체계까지도 잘 이해하고 환자들이 진료나 치료에 참여할 수 있는 기회를 제공한다면 고객들로부터 더 큰 신뢰를 확보할 수 있다. 의사나 간호사, 의료기사 등 의료서비스 제공자는 하루 근무시간의 50% 이상을 환자와 대화를 한다. 환자에 대한 교육, 질문에 대한 응답, 상담, 진료에 대한 환자의 유도, 만족스런 진료를 위한 환자의 대화 유도 등을 비롯하여 진료에 대하여 환자와 끊임 없이 대화를 한다. 이때 의료서비스 제공자가 환자와 함께 나눌 수 있는 대화는 정해진 유형이 있는 것이 아니라 상황에 따라서 매우 다양하며 환자에게는 중요한 문제라는 점을 인식해야 한다.

의료인들은 환자를 위한다는 생각을 의학적 상식 위에서 할 것이 아니라 환자가 좋아하는 방식을 연구하고 적용할 때 환자로부터 신뢰를 얻을 수 있다. 시대가 변하여 고객들의 권위는 더욱 높아지고 재화나 서비스 구매에 대한 선택 폭도 커지면서 의료서비스 제공자들이 환자들과 직면하여 만족스러운 커뮤니케이션을 하는 것은 점점 어려운 과제가 되고 있다. 특히 건강 측면에서 매우 위급한 상황에 처해 있는 환자를 대하는 것은 참으로 어려운 일이다.

의료서비스 제공자가 환자와 좋은 커뮤니케이션을 유지해야 한다는 것을 진료의 기본 원칙으로 삼을 때 환자와 원활한 커뮤니케이션을 할 수 있다. 그것은 환자에게 정신적으로 안정을 주는 차원을 넘어 환자의 치료에 긍정적 영향을 미치는 것과 중요한 관련이 있다. 따라서 의료서비스 제공자는 어떤 경우에도 환자와 성공적으로 커뮤니케이션 하는 방법을 배워야 하며 그러기 위해서는 환자의 태도, 특히 환자의 기본적인 생각이나 느낌을 방해하는 것에 대하여 광범위하게 연구를 해야 한다.

환자의 병원에 대한 불평이나 불만은 주로 환자가 의사 권고의 필요성을 인식하지 못할 때, 언어적 장애가 있을 때, 치료비가 너무 비싸다고 생각이 들 때, 상호 간에 이해관계의 문제가 있을 때, 치료의 부작용이 있을 때, 의견 불일치에 의한 갈등이 있을 때, 철학적, 문화적, 종교적 신념이 다를 때 발생한다.

(2) 환자 대상 커뮤니케이션의 방법

의료서비스 제공자들은 환자들이 처한 다양한 상황에 접하여 어떻게 대처함으로써 성공적인 커뮤니케이션을 수행하고 또 환자의 만족도를 높일 수 있는가?

모든 의료서비스 제공자들은 그들을 곤경에 빠뜨리는 예측하기 어려운 환자의 태도에 대하여 자신을 통제할 필요가 있다. 예를 들어 환자의 어떤 당황스러운 발언에 대해서도 즉시 감정적으로 대응하는 것이 아니라 깊이 심사숙고하는 시간을 갖는다. 그러면서 그 환자가 어떤 의도로 그와 같은 말을 하는지 메시지의 내용을 잘 파악해야 한다. 그런 말을 하게 된 환자의 느낌에 자기 자신을 감정이입시켜 보려고 노력한다. 환자가 그와 같은 말을 하게 된 동기, 말 속에 숨어 있는 의도, 환자의 느낌을 파악하면 환자에게 접근하기가 쉬워질 것이다.

병원에서 환자와 성공적으로 커뮤니케이션을 하기 위한 방법들을 알아보면 다음과 같다.

① 환자에 대한 관심

어떤 경우에도 환자에게 관심을 보이는 것이 좋다. 환자의 태도에 대하여 반응을 해야 하는 경우에는 관심 있는 표현을 사용하는 것이 좋다. 또한, 의료서비스 제공자들은 환자의 질문에 대하여 환자 편에서 대응을 하는 것이 환자를 돕는 수단으로서 매우 중요하다는 점을 인식해야 한다. 환자들은 병원 직원들이 환자를 도와 줄 수 있도록 늘 준비하고 있는 것으로 기대하고 있다. 병원 종사자들은 자신이 '감정 노동자'라는 사실을 잊어서는 안 된다.

② 환자에 대한 존중감

환자가 그 병원을 다시 찾아오기를 바란다면, 그 환자가 병원으로부터 존중받고 있다는 인식을 갖도록 해야 한다. 병원의 환자 권리장전에도 나와 있듯이 병원에서 환자들이 존중받아야 하는 것은 하나의 권리이다.

③ 환자에 대한 예우

의료서비스 제공자는 환자를 늘 소중한 사람으로 인정해 주어야 한다. 왜냐하면, 환자들은 의료서비스 제공자가 그들을 중요한 사람으로 대우해 주기를 원하기 때문이다. 이것은 환자들의 생각하는 방식이나 신념 또는 행동방식을 이해하고 존중해 주어야 하는 것을 말한다.

예를 들어 어떤 병원을 처음 방문한 환자가 주민등록번호를 모르더라도 접수를 담당하고 있는 직원이 환자에게 생년월일과 집 주소, 그리고 전화번호 등을 물을 때 주민등록번호를 모르더라도 자신의 병원을 방문한 것을 고마워 하는 태도로 질문을 한다면 환자는 자기를 소중하게 대하고 있다는 것을 인식 하고 기분이 좋아진다.

④ 환자에 대한 각성 강화

병원을 찾는 환자는 늘 동일한 상태가 아니고 변한다. 이 점에 대하여 병원 직원들은 분명하게 인지를 하고 관심을 보이며 좋은 이야기를 해줌으로써 환자의 마음을 즐겁게 만들 수 있다.

"오늘 의상은 매우 밝고 젊어 보이세요."
"얼굴이 매우 밝아 보입니다. 뭔가 기쁜 일이 있으신가 봐요."

병원에서의 이와 같은 커뮤니케이션은 환자의 기분을 좋은 쪽으로 전환시키는 효과를 낳기도 한다. 특히 환자의 개선된 건강 상태에 대하여 의료진은 반드시 '좋아지고 있다'고 말해주어야 한다. 환자가 병을 치료하기 위하여 병원을 다니면서 의료진으로부터 가장 듣고 싶어 하는 말은 바로 '상태가 호전되고 있다'는 말이다. 의료진이 고객 중심적으로 생각하고자 조금만 노력하면 늘 대하는 환자의 어떤 부분이 점점 나아지고 있는지를 발견하고 그것을 환자에게 친절하게 말해 줄 수 있을 것이다. 이것은 중요한 의료마케팅인 동시에 휴머니즘의 실현으로 병원의 가치를 높이는 데 기여할 수 있다.

⑤ 객관성의 유지 및 실천

병원에 종사하는 사람들은 질병에 대하여 항상 정확하게 판단하고 정확하게 말할 것이 요구된다. 의료인들은 어떤 불쾌한 상황에 처해서도 일정한 거리를 두고 객관적으로 사태를 직시하면서 중립적으로 대처해야 한다.

객관성과 정확성을 유지하여 환자와 커뮤니케이션을 하기 위해서는 환자에 대한 데이터베이스를 잘 구축해야 한다. 이것은 일종의 마케팅 기법이라고 볼 수 있는데, 환자 만족도를 높이기 위해서는 진료기록 외에 그 환자가 왜 우리 병원에 오게 되었는지, 어떤 경로를 통하여 소개를 받았는지, 그리고 방문 결과 어떤 느낌을 갖게 되었는지 등 환자의 욕구와 관련된 사항을 기초 정보자료로 확보하는 것이 중요하다. 환자들이 볼 때, 의료진이 그들에게 관심을 가지고 있을 뿐만 아니라 진료와 치료에 있어서는 객관성을 유지하고 있다고 인지한다면 환자의 병원이나 의료진에 대한 만족도는 크게 높아진다.

이상에서 살펴본 것처럼 의료서비스 공급자들의 환자와의 커뮤니케이션은 진료서비스 전달체계에 있어서 중요한 부분이며, 동시에 스트레스가 높은 환경이 된다. 환자나 그 가족들은 질병의 고통 때문에 의료진과 직면하여 본의 아니게 스트레스 제공자가 되는 경우가 많다. 평소에 협조적이고 순응적으로 책임 있는 사람들까지도 환자가 되어서는 불평을 일삼는 경우는 얼마든지 있다. 때문에 의료서비스 제공자들은 환자들과 직면하여 커뮤니케이션을 하면서 갈등을 유발할 기미가 있으면 즉시 대응하기보다는 세 걸음 정도 뒤로 물러나 차분하게 마음을 가라앉힐 것이 요구된다. 그 다음에 환자들의 속마음이나 느낌, 태도, 그리고 그들이 처한 상황 등을 면밀하게 분석한 다음에 관심을 가지고 객관적으로 대응하는 것이 효과적이다.

환자와의 능숙한 커뮤니케이션 기술은 단시일에 생기는 것이 아니다. 환자들과 다양한 상황에 접하여 그것을 긍정적인 방향으로 이끌어 갈 수 있는 태도를 가질 수 있도록 계속 토론하고 선진화된 교육훈련을 받음으로써 병원의 발전을 기대할 수 있다.

2) 노인과의 의사소통

노인 대상자와의 의사소통이 원활하기 위해서는 먼저 노인 대상자의 정확한 인지능력과 지남력에 대한 사정이 우선되어야 한다. 이를 위해 유용한 도구로 단축형-정신검사(mini-mental status exam) 도구를 이용하여 기본적인 인지기능을 확인하여야 한다. 노인들은 그들이 살아온 경험세계가 다양하므로 의료서비스 제공자는 그들이 갖고 있는 문제점을 정확히 사정하고 이에 적절히 대처해야 한다.

(1) 감각장애를 가진 노인과의 의사소통

① 청각상실

노인과의 의사소통에 영향을 미치는 청각장애는 노인에게 흔히 나타나는 현상이다. 청각상실은 흔히 소리 중 고주파에 대한 민감성이 떨어져 반응이 감퇴하는 데서 기인한다. 이러한 노인에게 수면장애나 듣기 위해 집중함으로써 오는 피로감은 흔히 있는 일이다. 중증 정도의 청력상실을 가진 대상자로부터 병력을 청취할 때 유의할 점은 다음과 같다.

- 가능한 소음으로 인해 방해받지 않는 조용한 환경에서 이야기를 한다.
- 천천히 낮은 목소리로 대상자가 충분히 알아들을 수 있도록 시간을 두어가며 이야기한다.
- 대상자가 정면에서 의료서비스 제공자의 얼굴표정과 입 모양, 몸동작을 볼 수 있도록 한다.
- 보청기를 이용하고 있는 노인인 경우 의료서비스 제공자의 목소리에 맞추어 보청기를 조절해야 한다. 보청기의 전원과 배터리 상태를 점검하고 스위치가 켜져 있는지 확인한다.

• 명료하고도 확고한 목소리로 의사를 전달한다. 알아듣기 쉽게 하기 위해 소리를 지르는 것은 대상자로 하여금 자신을 무시하는 행동으로 오해할 수 있어 부작용을 낳을 수 있다. 의료서비스 제공자들은 청각장애를 가진 노인은 누구나 잘 듣지 못한다고 일반화하는 경향이 있는데 이는 잘못된 행동이다.

② 시력상실

어느 누구나 나이가 들면 자연스럽게 시력이 저하되어 단계적으로 안경을 맞추어 시력을 보조하게 된다. 그렇기 때문에 모든 노인에게 어느 정도의 시각장애는 흔한 현상이다. 그러나 의료서비스 제공자가 주의해야 할 점은 노인들이 자신의 시각장애를 알리지 않는 것이다. 이는 잘 보이지 않고 시야가 굴절되는 것이 당연한 노화의 현상이라고 받아들이는 경향이 있기 때문이다. 의료서비스 제공자는 시각장애가 있는 노인과 대화를 할 때는 보조기능으로 청각기능을 활용하여 의사소통을 할 수 있다.

그러나 시각장애를 가진 노인의 경우 청각상실을 가진 노인보다 목소리를 알아들을 수 있으므로 의사소통이 수월할 것이라 가정할 수 있는데 이는 잘못된 것이다. 의사소통은 비언어적 요소도 함께 전달되어야 명확히 정보를 전달할 수 있는데 이러한 비언어적인 암시를 전달할 수 없어 노인이 메시지의 내용을 오해할 수 있다. 또한 노인은 고주파 소리에는 약간의 장애가 있지만 속삭이는 소리까지 들을 수 있을 정도로 청각이 예민해져 있다. 의료서비스 제공자의 언어적 표현 이면에 담긴 감정까지도 읽어 낼 수 있을 정도로 청각기능이 매우 명료하고 예민하다. 그러므로 의료서비스 제공자는 직접 솔직하게 의사소통하는 것이 최선의 방법이다.

중 정도의 시각장애를 가진 노인과 대화할 때는 밝은 조명이 설치된 환경을 조성하며, 읽기 쉬운 대형 그림판이나 문자판을 이용한다. 투약과 처치, 치료를 행할 때 색깔을 이용한 행위별 코드를 지정하여 구별할 수 있도록 하며, 계단마다 경계선에 진한 색깔의 페인트를 표시하여 높낮이를 인식할 수 있도록 유의한다.

(2) 반응지연을 가진 노인과의 의사소통

노인은 내·외적으로 온도의 변화에 민감하게 반응하지 못하고 중추신경계에서 정보를 해독하는 과정이 느려 개인적인 질문에 응답이 늦을 수 있으므로, 충분한 시간을 주고 알아듣기 쉬운 용어를 사용하여 짧은 문장으로 천천히 이야기한다. 아이 취급을 하거나 반말을 사용하는 일이 없도록 한다. 일상에서 일어날 수 있는 일과 관련된 유머를 사용하여 함께 웃을 수 있는 내용이면 더욱 효과적이다.

의료서비스 제공자는 대화 상대의 연령, 성별, 경제적 수준 및 사회적 지위에 따라 말하는 기법을 다르게 하여야 환자들로부터 신뢰를 받을 수 있다. 과거에는 의사들이 나이 많은 환자들에게 존대어를 쓰지 않아서 불만을 산 적이 있다. 경우에 따라 말이나 문서보다도 동작 하나가 상황을 좋게 만드는 것처럼 대화 시에도 처한 상황에 부합하고 상대가 가장 쉽게 이해할 수 있는 방법을 선택해야 한다. 노인 환자가 진료실에 들어 왔을 때 의자에 버티고 앉아서 맞이하는 일부 의사들 때문에 의료계 전체가 노인에 대한 예의를 지키지 않는다는 비판을 받기도 한다.

3) 환자 가족과의 의사소통

건강문제로 병원이나 의료기관을 찾은 환자나 그 가족은 문제가 해결될 때까지 많은 사람들에게 도움을 요구하게 되며, 치료가 진행되는 동안에는 다양한 많은 의료인을 만나게 된다. 종종 환자와 가족들은 그들 개개인의 개별적 특성은 무시된 채 여러 전문가들과 만나 그들에게 제공하는 부분적이고도 단편적인 치료를 받게 된다. 이러한 치료과정에서 가장 많은 시간을 이들과 함께 하는 의료인이 간호사이다. 환자나 그 가족은 의료서비스 제공자가 그들의 상태를 이해해 주기 바라며 도움을 주고받는 상호작용에 매우 신경을 쓰는데, 특히 인사를 나누고 알아 봐주며 증상에 대한 반응을 보여주는 것 등에 특히 예민하다. 그러므로 간호사뿐만 아니라 환자를 대하는 모든 의료서비스 제공자가 일차적으로 해야 할 것은 환자뿐만 아니라 그 가족을 포함하여 모두 의료서비스 제공 대상자로 생각해야 한다는 점이다. 그리고 이들과 관계형성을 하며 효과적으로 도울 수 있는 의사소통 기술을 사용해야 한다.

우선 의료서비스 제공자는 병원에서 환자와 그 가족을 맞이하는 주인 노릇을 하여야 한다. 누구나 초대받았을 때 맞이하는 주인이 반겨주는 태도를 보이면 기쁜 것과 마찬가지로 환자와 가족들은 비록 아파서 병원에 온 것이지만 직원이 진심으로 맞아주고 존중해 주기를 바란다. 처음 입원이건 재입원이건 나름대로의 불안과 불편함이 있으며 이에 적응하는 과정이 필요하다.

입원한 환자가 질병을 받아들이고 변화된 역할에 익숙해져야 하며 이에 따르는 여러 변화를 받아들여야 하는 만큼 가족들도 변화를 맞이하게 된다. 가족을 하나의 체계(system)로 볼 때 어느 구성원이 변화를 맞이하게 되면 당연히 가족 전체도 평형을 잃어 재구성이 필요해진다. 가족 내 환자가 발생한 것이 또 다른 가족구성원의 건강문제를 유발시킬 수 있으므로 나머지 가족들이 건강하게 생활할 수 있도록 도와야 한다.

(1) 환자 가족의 특성에 따른 의사소통

우리나라의 병원 현장에는 의료서비스 제공자가 주요 대상자로 돌보아야 하는 환자 외에도 환자와 의료서비스 제공자와의 관계로부터 병원진료, 간호업무수행에 이르기까지 영향을 미치는 '보호자' 역할을 수행하는 가족이 있다.

'보호자' 유형을 살펴보면 환자 곁에 늘 상주하면서 환자에 대한 치료적 의사결정에 동참하고 환자를 보살필 책임도 지는 보호자, 단순히 환자의 일상생활을 보조하거나 곁에서 주의 관찰하는 일을 돕는 보호자, 많은 시간을 함께 있지는 않지만 환자에 대한 치료계획에 있어서 의사결정권을 가진(발언권이 센) 보호자 및 실제 의사결정에는 참여하지도 않고 환자에 대한 책임도 떠맡지 않으면서 가끔씩 나타나 환자에게 자신이 가족으로서의 책임을 다하는 것처럼 의료인에게 자신의 존재를 드러내는 보호자 등 가족마다 다양하고도 독특한 보호자 유형이 있다.

가족이 느끼는 상황에 대한 인식이 그들의 행동에 많은 영향을 미치므로 의료서비스 제공자는 가족의 유형을 잘 사정하여 환자 진료 및 간호 시 고려해야 하고 이들이 현실적으로 지각하고 대처할 수 있도록 도와야 한다. 즉 필요한 정보를 대상자 유형에 맞게 정확히 제공하는 것도 이에 속한다. 그리고 어느 한 가족만이 희생되지 않도록 가족의 도움을 조정해 주는 것도 필요하다.

또한 환자에 대한 자료를 수집하는 데에도 환자 개개인이 주는 정보만으로는 불충분한 경우가 많으므로 가족으로부터 필요한 정보를 얻어 보충해야 할 때가 있다. 그러나 의료서비스 제공자가 가족과의 신뢰관계 형성이 되어 있지 않으면 보호자 역할을 하는 가족과의 관계가 의료서비스 제공자와 환자의 관계에도 영향을 미치게 되어 의료서비스 제공자가 환자로부터 알아야 하는 중요한 정보조차 얻지 못할 수 있다. 특히 환자가 신체적 문제뿐만 아니라 정신적 문제로 의사소통에 어려움이 있을 때에는 가족이 의료서비스 제공자에게 제공해 주는 정보는 매우 중요하다.

환자는 입원으로 인해 자기 자신을 충분히 표현하지 못해 답답함을 느끼고 의존적이 되며 질병의 심각성을 부정하고 고립감을 느끼며 새 환경에 적응하지 못하는 경우 무력감을 경험하게 된다. 서양과 비교하여 우리나라에서는 아픈 경우 더욱 의존적으로 되거나 불안정한 모습을 보인다. 특히 환자의 질병으로 인해 가족들이 죄책감이나 미안함을 느끼는 경우 환자의 자가 간호 능력이 더 위축되는 경우를 종종 본다. 그러나 이런 위기를 극복하는 데에도 가족의 참여와 도움이 중요하다.

사례

긍정적 조정의 예

30대 초반의 정씨 부인은 만성 요독증으로 입원하였다. 병원이 그녀의 집과 멀리 떨어져 있어 남편은 매일 와 볼 수 없다. 그렇지만 그녀의 친정 부모님들은 계속 곁에 있을 수 있었고 딸을 위해 무슨 일이든 해주려고 한다. 부모들은 예후에 대해 걱정을 하고 불안해하며 치료방법에 대해 믿지 못하고 조바심을 쳤다. 또한 딸에 대한 간호에도 부정적인 태도를 보였다. 그래서 수간호사는 이 상황에 개입하여 아버지에게 딸에게 시행되고 있는 여러 가지 치료와 간호중재에 대해 과정과 함께 그 이유에 대해 설명해 주었다. 또한 환자가 스스로 어느 정도 활동을 해야 하는 이유도 이해시키려고 노력하였다. 간호사들도 정씨 부인이 자기 상태와 외모에 더 많은 관심을 갖게 하려고 노력했다. 이러한 노력 끝에 환자의 문제들이 해결되어가고 마음이 편안해지면서 증세는 눈에 띄게 호전되었다. 정씨 부인과 남편, 친정 부모님, 그리고 가족 모두는 정씨 부인이 수술을 받고 건강하게 가정으로 돌아와 주기를 바랐다.

환자나 그 가족은 많은 정보를 듣고 자신들의 문제에 대한 해답을 얻음으로써 질병에 대한 공포나 불안감을 줄이거나 의료서비스 제공자와의 단순한 사회적 접촉을 통한 이야기를 하기 원한다. 의료서비스 제공자는 이런 대상자들과 의사소통을 시도함으로써, 관계를 형성함으로써, 그리고 진료, 간호를 수행함으로써 이들의 욕구를 들어주게 된다. 그런데 각 환자와 가족들은 독특한 요구, 목표, 가치 등을 가지고 있으며 건강에 대해서도 독특한 능력과 한계가 있음을 알아야 한다. 즉 개별 대상자와 마찬가지로 각 가족도 나름의 독특성을 가지고 있다는 의미이므로 개별적인 계획이 필요하게 된다.

2) 환자 가족과의 대화

요즈음은 매스미디어의 영향 때문에 일반 사람들도 건강에 대해 많이 알고 있다. 당면한 건강문제, 해결하기 어려운 건강문제, 내외과적 성공 사례 등이 신문, 잡지, 텔레비전을 통해 잘 알려지고 있다. 따라서 환자나 가족들도 질병에 대해 상식이 있으므로 함부로 그들의 지식 정도를 추정해서는 안 된다. 그렇다고 매스미디어 등을 통해 얻은 건강 지식에 전적으로 의존할 수도 없으므로 구체적으로 지식수준을 알아보고 이에 맞추어야 한다. 한편 환자와 그 가족이 질병 자체에 대한 지식을 나름대로 갖고 있다 하더라도 입원하게 되면 대부분 다음과 같은 의문을 갖고 이를 해결하기 위해 의료서비스 제공자와 이야기하고 싶어 한다.

- 내가 알고 싶은 것을 어떻게 표현할 수 있을까?
- 이 병원 안에서 누가 나를 이해할 수 있을까?
- 의사, 간호사는 나를 위해 최선의 치료계획을 세우고 있는가?
- 얼마나 입원하고 있어야 하는가?
- 고통은 없어질 수 있을까?
- 죽는 것은 아닐까?
- 수술이란 무엇일까?
- 내 생활양식은 어떻게, 얼마만큼 변화해야 하나?
- 약은 정확하게 사용하고 있는가?

이런 문제를 가지고 환자와 가족들과 이야기를 하게 되는데 한 번에 한 주제만을 가지고 대화를 나누어야 한다. 그리고 잘 알 수 없는 주제에 대해서는 솔직하게 말하고 확실히 알고 난 다음에 대상자가 알고자 하는 바를 대답해 주게 되면 그들도 인정해 주게 된다. 즉 대상자의 질문에 어떻게 반응하느냐에 따라 대상자와의 관계의 질이 정해진다는 것이다. 하지만 터무니 없는 질문이나 이미 알면서도 시험하듯 묻는 질문에는 반드시 응답하지 않아도 된다. 질문을 자주 하는 환자를 간호하는 것이 어려울 때는 다른 사람에게 이야기하도록 할 수 있다. 그렇지만 환자가 자기 상태를 알려고 하는 것을 무시해서는 안 되고 환자가 의사소통하려고 시도하는 것을 막아서도 안 된다. 물론 의료서비스 제공자가 의사소통하기 어렵다고 해서 화제를 먼저 바꾸어도 안 되고 환자의 생각이 옳지 않다고 임의로 화제를 바꾸어도 안 된다.

매스미디어를 통한 지식의 축적은 사람들로 하여금 전문가로부터 추가적인 정보를 얻으려 하거나 치료를 받을 목적으로 병원에 오게도 만들고 완전히 자기 건강문제를 무시하게 되어 포기하게도 만든다. 이때 그의 상태가 어디까지 왔는지 알고 재교육시킴으로써 이미 알고 있던 병에 대한 지식을 새롭게 하여 새로운 각오를 하게 할 수 있다. 이를 위해서 우선 환자가 무엇을 알고 있는지 확인하여야 하며 무엇을 알기 원하는지 파악하고 그의 건강과 자신에 대해 배울 수 있도록 의사소통해야 한다. 건강교육은 간호에서 통합적인 부분이다. 의료서비스 제공자는 환자에 대한 준비가 필요하다. 때로는 가르칠 준비는 되어 있으나 환자가 받아들일 준비가 되어 있지 못한 때가 많기 때문이다. 물론 환자의 질병 자체뿐만 아니라 다른 건강한 측면에도 주의를 기울여야 한다. 질병에 대한 인식과 마찬가지로 환자와 가족의 복지에도 관심을 주어야 한다. 다시 말해서 질병의 진행이 중요한 만큼 복지 계획 또한 중요하다는 것을 알아야 한다.

가족은 환자의 건강문제, 회복 정도와 입원기간 등에 관심이 많다. 만약 환자가 퇴원 후에도 특별한 처치를 받아야 하면 가족들이 함께 도와주어야 하는데 가족들이 환자를 돕는 것이 가족 기능 전체에 도움이 되기도 한다. 그러나 직원이 해야 할 일을 전적으로 가족에게 맡겨서는 안 된다. 특히 병원에서의 환자 간호는 간호사의 주도로 이루어지도록 해야 한다. 비록 가족들이 환자를 돕는다 해도 환자는 간호사와 함께 있는 것이 더 좋다고 표현하기도 한다. 또 이런 상황에서 부모형제와 사랑을 나누는 게 어렵다는 것을 잘 알고 간호사는 그들이 서로 사랑을 나눌 수 있게끔 허락한다. 환자의 조그마한 변화라도 서로 나누며 특별한 질문에도 답해준다. 환자들은 비정상적 행동을 하기도 하는데 이는 힘들게 적응하려는 시도일 수 있으므로 가족들이 놀라지 않고 이해하도록 설명해 준다.

때때로 환자와 그 가족은 질병으로 인해 생긴 억압감을 의료서비스 제공자와 나누고 이야기하길 원한다. 어떤 가족들은 환자 및 그의 질병을 받아들이기도, 거절하기도 하는데 의료서비스 제공자는 이를 비판적으로만 볼 것이 아니라 그들의 정서적 어려움을 공감하며 들어주고 지지하게끔 도와야 한다. 환자가 자기의 상태와 가족들의 용기를 받아들이는 경우가 가끔 있는데 이럴 때 환자는 최선을 다해서 살려고 하는 것이므로 환자로 하여금 가족과의 상호관계를 잘 유지하도록 지지한다. 가족 또한 환자가 건강을 찾을 수 있다는 것을 인정해야 하며 이러한 관계를 계속 유지하고 서로 공유하는 것이 매우 중요하다는 것을 알도록 해야 한다. 때로 질병 때문에 가족 내 상호관계와 접촉이 중단됨으로써 더 큰 위기가 닥치는 경우도 있다.

환자를 위로할 때는 그 가족과 환자의 관계를 고려해야 한다. 어떤 사람은 안위감을 갖기도 하지만 어떤 사람은 간섭으로 느끼기도 한다. 생각보다 적은 수의 가족만이 자신감과 이해심을 갖는다. 여하간 가족의 대화와 행동이 환자에게 영향을 주며 때로 환자의 상태를 악화시키거나 호전시키므로 이에 유의해야 한다. 어느 가족 구성원이 환자에게 가장 지지적이고 투병 과정을 도와줄 수 있는지에 대해 유의해야 한다. 사실 대부분의 가족은 환자가 회복되기를 바라며 환자에게 어떻게 반응할 것인가를 의료서비스 제공자가 도와주기를 바라고 있다.

어느 가족이든 완전히 기능적인 가족도 없고 완전히 비기능적인 가족도 없다. 그리고 개인의 문제를 가족 전체 체계 안에서 파악하도록 하며 질병이라는 위기를 극복해 가는데 가족 체계를 이용하도록 한다. 현대에 이르러 가족단위가 위협을 받고 있기는 하나 아직 문화적으로 우리는 가족의 개입이 많고 상호지지를 이룰 수 있다고 본다.

04 공식적 의사소통과 비공식적 의사소통

조직에서의 공식적인 구조는 의사소통을 원활히 하는 데 매우 중요하다. 리더와 관리자의 의사소통 방식은 작업환경에 영향을 미치며 이는 곧 일반 직원의 업무태도에 밀접한 영향을 준다. 관리 기능에서의 의사소통은 조직의 성격에 따라 공식적 의사소통과 비공식적 의사소통으로 나눌 수 있으며, 공식적인 의사소통의 형태는 의사소통 방향에 따라 하향적, 상향적, 수평적, 대각선 의사소통으로 구별할 수 있고, 피드백 유무에 따라 일방향적, 쌍방향적으로 구분할 수 있다.

1) 공식적 의사소통

공식적 의사소통은 공식적 조직 내에서 경로와 수단을 통해 정보가 유통되는 것으로, 조직의 구성원에게 조직에 관한 사항을 알리고 그들의 의견과 보고내용을 알리는 데 목적을 두며 의사소통의 방법이 규격화된 것이 특징적이다. 공식적 의사소통은 개방적이고 직접적이며, 형태적, 비인간적인 특성을 갖는다.

(1) 상향적 의사소통

상향적 의사소통은 조직의 계층체계에 따라 하부에서 상부로 정보와 의사가 전달되는 하의상달식 의사소통으로 업무보고, 내부결재, 제안, 건의 등이다. 조직이 개방적이고 자율적인 경우 상향적 의사소통이 활발하게 이루어진다.

상향적 의사소통을 효과적으로 하기 위해 다음의 방법을 사용할 수 있다.

- 일상적으로 수행하는 의사결정사항에 대해서는 규칙을 정하고 이에 따라 진행하도록 시스템화하고 예외적이거나 특별히 중요한 사항은 간추려서 전달한다.
- 전달되는 정보의 내용을 요약 정리하여 핵심을 전달하거나, 전달에 소요되는 시간을 최소화한다.
- 정보의 중요도에 따라 순서대로 배열하고, 상황에 맞게 순서를 재배열한다.

(2) 하향적 의사소통

하향적 의사소통은 관리자가 인정하는 가장 전통적인 방법으로 조직의 계층, 명령계통에 따라 구성원에게 지시, 정보 전달, 감독, 조정을 위한 상의하달식 의사소통이다. 하향적 의사소통이 요구되는 중요한 이유는 첫째, 조직의 사명과 목적, 둘째, 개인이나 그룹이 요구하는 사항, 셋째, 직원의 책임과 권한, 넷째, 관리자의 역할, 다섯째, 직무절차, 정책, 여섯째, 직원의 과업에 대한 피드백 등이다. 하향적 의사소통 방법에는 구두방법, 문서방법 두 가지가 있다. 효과적인 하향적 의사소통을 하기 위해서는 두 방법을 병행하면 좋다.

하향적 의사소통을 효과적으로 하기 위한 방법을 요약하면 다음과 같다.

- 하급자가 담당할 직무에 대해 충분히 알려주어 직무가 요구하는 바를 명확히 제시한다.
- 직무의 배경을 설명해줌으로써 왜 그 일을 해야 하는지 이해시킨다.
- 업적과 관련된 피드백을 계속적으로 제공해줌으로써 목표 추구 효과를 높인다.
- 커뮤니케이션 경로를 다양화한다.
- 중요한 내용은 반복 전달한다.
- 공식적인 경로를 이용하고, 수신자에게 직접 전달한다.

(3) 수평적 의사소통

수평적 의사소통은 공식적 조직 내에서 같은 지위에 있는 구성원 사이에서 일어나는 의사소통으로서 사전 협조제도, 사후 통지제도, 간호사 간 업무 인수인계, 위원회, 회의 등이 있다.

수평적 의사소통이 원활하게 이루어지면 문제해결, 갈등조정, 업무협조 증진 등으로 조직의 목표를 효과적으로 달성해 주는 장점이 있다.

수평적 의사소통을 효과적으로 하는 방법은 다음과 같다.

- 업무 집단 내에서 상급자를 신뢰하여야 한다.
- 부서 간 형평이 유지되어야 한다.
- 부서 간 정보를 원활하게 교환하여야 한다.
- 조직구조의 변화가 신축성을 지녀야 한다. 즉 환경에 맞는 조직구조를 이룰 때 수평적 의사소통이 효과적으로 이루어질 수 있다.

(4) 대각선 의사소통

대각선 의사소통은 조직의 계층이나 다른 부서 혹은 다른 병동에서 각기 다른 수준에 있는 사람들끼리 일어나는 의사소통이다. 예를 들면, 질 향상을 담당하는 간호사가 건강조직 범위 내에서 건강문제를 해결하기 위하여 다양한 직책, 다양한 관련된 부서 직원들과 정규적으로 의사소통할 수 있다. 이 의사소통의 장점은 열린 의사소통과 참여적 관리를 강화할 수 있다. 그리고 각 부서 간의 상호조정 작용을 촉진할 수 있다. 이 의사소통은 협동심이 존중되고 내부적인 경쟁이 적은 조직문화를 지양할 수 있다.

2) 비공식적 의사소통

사람들이 모이고 상호작용을 하는 곳에는 언제나 비공식적 혹은 우연히 임시적으로 모이는 그룹이 생긴다. 공식적인 의사소통과는 대립적, 보완적 관계로 비공식 조직 내에서 비공식 경로를 통해 비공식적으로 행해지는 의사소통으로 신속하고 자연 발생적이며 신축성이 있어 전달자에게 신뢰성을 주는 장점이 있다. 하지만 정보의 송신자는 메시지에 대한 책임감이 없기 때문에 비공식 의사소통으로 인해 잘못과 오해가 있을 수 있다. 관리자는 가능한 공식적인 의사소통 경로를 통해 의견을 제시하도록 유도해야 하지만 비공식 의사소통의 특성과 필요성을 인식하고, 조직의 목표를 성취하고 효과적인 관리를 위해 이 방법을 활용할 수 있어야 한다.

비공식적인 의사소통은 폐쇄적이며 간접적이고 사적으로 이루어지는 특성을 가진 반면 조직변화의 필요성을 경고해 주고 조직문화의 창조를 촉진하는 매개체가 되기도 한다. 관리자가 비공식적 의사소통에 대처할 수 있는 방법은 첫째, 가능한 직무와 관련된 정보는 직원들에게 정확하게 잘 알려준다.

둘째, 직원의 제언사항에 대한 긍정적 피드백을 주고 열린 의사소통을 유지한다.

셋째, 비공식 의사소통을 듣고 누가 리더인지, 어떻게 형성되었는지를 파악한다. 잘못된 메시지가 확인되면 오해를 감소시킬 전략을 세운다.

넷째, 비공식 의사소통에서 영향력이 있는 사람에게 적절한 정보를 줌으로써 문제를 해결할 수도 있다.

05 대외적인 소통

1) 병원 조직과 의료 환경과의 관계

오늘날 조직 운영의 최대 목표는 경쟁우위 또는 조직의 생존이다. 병원도 사회를 구성하는 하나의 중요한 조직으로서 계속적인 존속과 효과성을 높이기 위하여 환경에 적응하지 않으면 안 된다. 따라서 병원을 둘러싸고 있는 환경에 대한 과학적이고 체계적인 분석과 이에 대한 대응전략이 절실하다. 병원의 관리자는 환경의 불확실성을 최소화시키려는 노력과 함께 환경과 병원 조직구조 사이의 관계를 평가하여 환경을 관리해 나가야 한다.

환경을 구성하는 요소로는 경제적 환경, 정치적 환경, 법적 환경, 사회적 환경, 문화적 환경, 기술적 환경, 생태적 환경, 국제 환경 및 조직의 역사적 배경 등이 있다.

병원의 환경에 속하는 것으로서 소비자, 진료재료 공급업체, 경쟁병원, 정부의 규제, 노동조합, 금융기관, 채권자, 언론기관, 주주, 지역사회, NGO 등이 있다. 이와 같은 환경은 병원의 활동영역에 따라서 달라진다. 환경을 관리하고 통제해야 할 책임을 지고 있는 병원의 경영자 입장에서 조직 활동영역을 분명하게 선택하는 것은 전략적인 차원에서 중요한 문제이다.

병원 조직을 둘러싸고 있으며 직·간접적으로 관련을 맺고 있는 외부 환경들과 원활한 관계를 구축하고, 나아가 병원에 호의적인 관계를 지속적으로 유지할 수 있는 커뮤니케이션 네트워크를 구축하는 것은 매우 중요한 일이다. 병원이 지역에서 신뢰를 확보하기 위해서는 차별화된 환경 적응적인 조직구조를 구축하고 환경의 특성별로 차별화된 홍보커뮤니케이션 전략을 전개하는 것이 중요하다.

의료시장에서 병원 간 경쟁이 심화됨에 따라 고객, 공급업자 등의 충성심이 병원 경영의 성공을 위한 중요한 환경적 요소의 하나로 떠오르고 있다. 대형 종합병원들은 환자의 진료를 의뢰하는 소규모 병원들에 관심을 갖게 되었으며 적극적인 환자 의뢰체제를 구축하고 있으며 또한 소규모 병원이나 의원들의 충성심을 확보하기 위한 전략의 체계적인 수립 및 시행을 위해 노력하고 있다. 따라서 병원의 대외 커뮤니케이션이 더욱 중요하게 되었다.

지역에서 개원 의원과 소규모 병원과의 후송의뢰체계를 정확하게 확보하는 것이 중요하다. 병원, 장기요양시설, 가정간호기관, 호스피스, 의료장비 공급업자, 보험자, 건강유지조직, 그리고 기타 의료 관련 조직들과의 강한 협력관계가 종합병원의 성공 여부를 측정하는 중요한 척도가 되고 있다.

현재 대부분의 종합병원에서 많은 외래 환자 확보에 노력하고 있으나 편리한 진료서비스를 원하는 고객들의 요구에 잘 부응하지 못하고 있는 상황이다. 따라서 병원은 개별적으로 병원을 방문하는 환자 고객들의 충성심을 확보하기 위하여 지역 내에 호의적인 여론을 조성해야 하며, 정기적으로 설문조사를 실시하여 고객들의 만족 정도를 확인하고 일정한 수준을 유지해야 한다. 지역별로 병원을 방문한 환자의 구성비에 대한 정보는 병원 경영에 중요한 영향을 미치는 요인인 만큼 대외협력 관련 부서에서 주의 깊게 관리해야 한다. 즉 의료시장을 정확하게 분석할 수 있는 과학적 조사지표를 꾸준히 개발하며 정확하고 합리적인 조사를 통하여 목적 달성을 실현할 수 있는 병원운영 방안을 도출해야 한다.

2) 대내외 환경관계관리

병원 조직이 외부와의 커뮤니케이션을 제대로 구축하기 위해서는 인간관계를 잘 할 수 있어야 한다. 대 고객이나 정부관계, 조직 내부에서 구성원관계 등 거의 모든 인간관계에서 좋은 커뮤니케이션은 좋은 인간관계가 기본이라는 것을 인식해야 한다.

병원 직원들은 환자나 그의 가족과의 인간관계에서 능동적이고 적극적이어야 한다. 로비에서 안내를 맡고 있는 직원은 병원에 들어온 사람들이 두리번거리기 전에 달려가서 도와줘야 한다. 그래야 그 환자나 고객은 편안한 심리적 상태가 되어 그 병원에 온 것에 대하여 안심하고 기뻐할 것이다.

예를 들어, 국내 유력 신문사로부터 고객 친절도 부문 대상을 받은 종합병원의 직원들은 실질적인 대 고객친절로 대외적 인간관계 구축에 성공하고 있다. 그 병원에서는 로비에 있는 1층 안내원에게 길을 물으면 손으로 살짝 스킨십을 하면서 고객이 찾는 장소를 확인할 때까지 안내를 해주며, 이와 같은 친절 행동은 안내 담당 직원은 물론 다른 모든 직원들도 똑같이 하고 있는 것을 관찰할 수 있다.

병원이 최선의 환자 진료라는 목표 달성을 위해서는 먼저 능동적으로 고객들을 찾아 나서고 우호적인 내외 환경 관계를 조성할 적극성과 용기와 기술을 가지고 있어야 한다.

오늘날 병원이 직면하는 일반적인 내외 환경 관계는

- 내부고객관계(employee relations)
- 지역사회관계(community relations)
- 국제사회관계(international community relations)
- 주주관계(stockholder relations)
- 외부고객관계(customer relations)
- 정부관계(governmental relations)
- 제3구역관계(the third sector relations)
- 교육관계(educational relations)
- 비즈니스관계(business relations)
- 언론관계(media relations)
- 일반 공중관계(general public relations)이다.

조직의 생존을 위해 외부와의 커뮤니케이션에선 선점(先占)이 중요하다. 다른 경쟁 병원이 생각해내지 못한 것을 먼저 생각해내서 실행하고, 필요한 고객을 먼저 찾아내어 고객에게 필요한 서비스를 제공해야 한다. 이미 다른 병원이 하는 것을 그대로 한다면 작은 시장밖에 확보할 수가 없고 또한 시장을 확보하는 데 비용도 많이 들어갈 것이다. 물론, 병원 내에서 적극적이고 능동적 분위기가 조성되기 위해서는 최대한 자율성을 보장해 주고 구성원들 간에 의사소통이 활발하게 일어날 수 있는 민주적 분위기도 확보되어야 한다.

병원과 특정한 관계를 형성하는 고객은 반드시 자신에게 이익이 있다고 믿도록 해야 하는 것이 외부 커뮤니케이션의 기능이다. 병원이 고객에게 줄 수 있는 이익은 건강의 보장과 경제성이다. 고객의 이익보다 병원의 욕구 충족이나 이익추구에 몰입한다면 결국 고객들은 그 병원을 외면하게 될 것이다.

병원 조직이 환경에 잘 적응하기 위하여 필요한 것은 환경과의 관계에서 형성되는 가치를 측정해 내는 일이다. 이들 환경과의 관계는 조직의 이미지, 제품이나 서비스에 대한 질과 그에 대한 신뢰성, 홍보활동, 친밀감, 대외 고객들의 욕구 충족, 만족감, 감동, 기대 등과 지속적으로 연결되어 있다. 병원에서 커뮤니케이션 담당자는 환경과의 관계에서 생기는 가치들이 수익 및 비용과 어떤 관계를 맺고 있으며 어떻게 영향을 미치는지를 밝혀낼 수 있어야 한다. 그래야만 병원을 둘러싸고 있는 환경의 변화에 효과적으로 대응할 수 있다.

병원 조직을 둘러싸고 있는 환경은 변화무쌍하기 때문에 조직에 영향을 미치는 환경을 정확하게 분석하고 그들을 조직에 발전적인 방향으로 활용할 수 있는 재구축 작업을 해야 한다. 수준 높은 대외환경 관계를 구축하려면

- 우리 병원에 영향을 미치는 환경은 무엇인가?
- 핵심 환경은?
- 그 환경은 우리 병원에 무엇을 원하고 있는가?
- 우리 병원에서 제공할 수 있는 서비스는 무엇인가?
- 환경의 가치를 병원의 수익과 연결할 수 있는 방안은 무엇인가?
- 평생 충성 고객의 구축은 가능한가?

를 정확하게 파악하고 재정립해야 한다. 이와 같은 대외환경관리는 병원의 커뮤니케이션 담당자가 조직발전을 위하여 유용하게 활용할 수 있는 형태로 데이터베이스화하여 체계적으로 관리하여야만 고객과의 접점 효과를 높이고 병원의 발전에 기여할 수 있게 될 것이다.

병원을 둘러싸고 있는 환경이 급박하게 변하고 있는 상황 속에서 병원의 커뮤니케이션 담당자는 늘 세상을 보는 기준이 어떻게 변하고 있는가? 우리 병원을 둘러싼 내외 고객들은 무엇을 생각하는가? 어떤 경우에도 내부적인 협

조가 가능한가? 내외 고객에게 필요한 정보는 무엇이고 우리는 어떤 정보를 제공할 수 있는가? 우리 병원의 내외 고객들은 수익창출에 얼마나 기여하는가?와 같은 문제의식을 가지고 있어야 한다.

병원의 커뮤니케이션 담당자가 병원 내외 환경에 대하여 정확하게 인식을 하고 있다면, 다음으로 할 일은 다양한 내외 고객들과 정확하게 커뮤니케이션을 하는 것이다. 병원의 경쟁력 확보, 수익의 창출과 같은 조직의 발전을 위한 대외 의료서비스 커뮤니케이션 기획과정은 다음과 같다.

- 환경의 특성과 차이점을 정확하게 파악하고 이해한다.
- 내외 환경과 원만한 관계 형성을 위한 적절한 메시지를 만든다. 메시지 작성 시 첫 번째로 메시지 작성의 목표를 정확하게 확립하는 것이 중요하다. 언론에 제공할 보도 자료를 작성하거나 병원의 이미지를 제고시키기 위한 홍보물을 제작할 때 중요한 것은 목표를 정확하게 정하는 일이다.
- 커뮤니케이션의 목적을 명확하게 인식한다. 커뮤니케이션의 내용이 정확하고 상대방이 이해하기 쉬워야 한다. 정확한 내용이어야 신뢰를 확보할 수 있고, 상대방이 이해할 수 있어야 목적을 달성할 수 있다.
- 메시지의 발송방법을 구체화한다. 메시지를 보내는 방법은 전화, 팩스, 이메일, 회의, 직접 방문 등 다양한 방법이 있다. 메시지를 어떻게 보내는 것이 효과적인지 메시지의 목적과 내용, 수신자의 심적 상태나 분위기를 검토 후 방법을 달리해야 한다.
- 메시지를 보낸다. 메시지 발송의 강도와 시간을 신중히 검토하여 결정한다.
- 피드백을 실시한다. 상대방에게 정확하게 도착했는지, 상대방의 반응은 어떤지, 추가적으로 더 보내야 할 보충적인 메시지가 없는지를 반드시

확인해야 한다. 피드백 역시 적절한 시간이 중요하다. 병원 홈페이지 관리 시 성의 있고 시기적절한 피드백을 주는 것은 매우 중요하다. 오늘날은 특히 인터넷의 발달로 커뮤니케이션에 있어서 익명성의 기회가 많기 때문에 이에 대한 대처를 잘 하는 것 또한 원만한 고객관계를 형성하는 방법이 된다는 것을 홍보담당자들은 늘 인식하고 있어야 한다.

3) 의료시장 변화에 대한 새로운 인식

병원 관리자는 의료환경 변화와 병원 간 경쟁체제에 효과적으로 대응하여 병원을 성공적으로 운영하기 위해서 병원의 서비스와 진료 제품에 대한 시장의 인식 정도를 정확하게 파악하고 있어야 한다. 병원은 매일 홈페이지 게시판에 올라오는 고객들의 여러 목소리를 분석하고 대처할 수 있는 시스템과 인력을 갖추고 있어야 한다. 병원의 대처 지연 시 의료사고에 대한 병원의 무성의를 언론사에 제보하거나 관련 정부부처에 고발하기도 한다. 병원 관리자는 의료시장의 고객들이 병원에 대한 호의적인 태도를 유지하도록 다양한 통로를 통하여 원만한 커뮤니케이션을 구축하고 있어야 한다.

의료시장을 구성하고 있는 의료소비자들은 그들에게 양질의 의료서비스와 가치를 제공한다고 믿는 병원에 대하여 충성심을 보인다. 의료평가기구로부터 평가를 받고 그 결과 '인증마크'를 받으면 그것을 병원 입구에 걸어놓고 좋은 병원임을 알린다. 외부의 객관적 평가에 의하여 자신들의 실력이 일정수준 이상이라고 인식을 하는 병원 직원들은 보다 더 '환자 중심적인 진료와 서비스'를 수행하도록 만든다.

오늘날 의료시장이 병원중심에서 고객중심으로 전환되고 있다는 데 대하여 이의를 제기하는 사람은 거의 없다. 따라서 고객에게 제공하는 양질의 의료서비스와 가치를 고객들이 제대로 인식하도록 하기 위해서 병원은 내외부

고객과의 커뮤니케이션 과정인 홍보체계를 선진화시켜야 한다. 또한 잘 구축된 마케팅체계와 촉진시스템을 갖출 것이 요구된다. 그래야만 내외 고객들과 원활한 커뮤니케이션을 주고받을 수 있다. 만족한 고객의 입을 통하여 퍼져나가는 구전(口傳) 광고효과는 비용을 들여 매체를 동원한 물리적 광고나 홍보보다 더 위력이 있다는 점을 병원 구성원들 모두는 인식하고 있어야 한다.

4) 병원 홍보의 활성화 방안

홍보란 방송이나 인쇄매체를 통하여 사람이나 상품 또는 서비스에 관한 사실을 객관적인 입장에서 조직에 관한 내용을 가시화하여 조직을 알리는 방법이다. 홍보는 공공집단이 객관적인 관점에서 자료를 수집하거나 평가해서 얻은 내용을 기사형식으로 취재하여 대중에게 제공하는 것으로 광고와는 달리 홍보의 형태로 제공되는 정보에 대해서는 소비자의 신뢰성이 비교적 높은 편이다. 홍보는 광고와는 다르게 판매를 목적으로 하지 않고 소비자들에게 유익한 정보를 전달하는 것을 목적으로 하기 때문에 소비자들은 홍보의 내용을 믿으면서 자연스럽게 기업의 정보를 받아들인다. 따라서 홍보는 그 효과가 매우 높으며 기업의 사회적 이미지에도 지대한 영향을 미친다.

오늘날 국내 대부분의 병원에서 다각적인 목적으로 홍보활동을 적극적으로 전개하고 있다. 일반적인 매체를 이용한 홍보 이외에도 문화활동 지원을 통한 홍보가 많이 활용되고 있다. 문화활동 지원을 통한 홍보는 병원의 이미지를 소비자들에게 거부감 없이 자연스럽게 각인시킬 수 있는 좋은 방법이다.

병원에서 이루어지는 홍보활동은 기능적으로 홍보조직의 구축, 홍보의 전략 수립 및 평가, 홍보방법 및 홍보교육, 홍보지원 등으로 이루어져 있으며 이들 기능의 활성화를 통하여 경영성과를 높이는 데 그 초점이 맞추어져 있다.

(1) 홍보조직의 활성화

국내 종합병원의 경우 거의 모든 병원이 홍보활동을 하고 있다. 국내 대규모 종합병원들은 홍보조직을 독립적으로 운영하고 있으나 100병상 이하 규모의 종합병원에서는 홍보를 위하여 별도의 조직을 갖추고 있지는 않은 것으로 나타났다. 홍보 부서는 병원장의 직속기관으로 두는 것이 효과적이라고 볼 수 있으며 이것은 병원의 경영정책과 활동이 그 병원을 위한 홍보에 직접적인 영향을 끼치기 때문에 홍보 담당자는 병원 조직의 최고경영자인 원장의 자문에 응하고 주요 정책결정에 참여할 수 있는 위치에 있어야 하기 때문이다. 또한 홍보 부서는 병원의 명성을 조성하고 환자와 지역 사회에 호의적 수용을 촉진하도록 하는 책임이 주어져 있기 때문에 다른 부서와도 긴밀한 관계에 놓여져 있어야 한다.

(2) 홍보전략수립 및 평가의 활성화

홍보전략은 주로 홍보의 목표를 수립하고 이를 실행하기 위한 행동으로 이루어진다. 일단 현재의 시장 상황이 파악되고 나면, 전체 병원 목표와 조화를 이루는 홍보 프로그램을 수립하게 된다.

홍보는 다른 촉진 수단들과 혼합적으로 사용되기 때문에 단독으로 공헌도를 측정한다는 것은 쉽지 않다. 가능한 범위 내에서 다른 촉진 수단을 배제시킨 가운데 병원에 대한 인식도와 진료에 대한 이해도의 변화를 기본적으로 측정할 수 있다. 홍보는 공식적, 비공식적 조사방법을 통하여 평가할 수 있다. 국내 일부 병원들이 홍보 효과를 측정하는 데 있어서 각종 매체에 우호적인 기사 게재나 방송된 횟수를 사용하고 있으나 우수병원들이 운영하고 있는 정보시스템 구축을 통한 평가방법을 도입할 필요가 있다.

(3) 홍보방법의 활성화

국내 각 병원에서 실시하고 있는 홍보의 방법은 매우 다양하게 발달되어 있다. 병원보의 무료 배부, 기자회견, 진료 관련 홍보자료의 배부, 성명서, 개인적 접촉, 병원시찰, 홍보뉴스 서비스, 홈페이지 활용, 무료 건강교육 및 주민 홍보 등이 있다. 매체를 이용한 홍보방법으로는 신문이 가장 많이 활용되고 있으며 사보, 잡지, 라디오, 텔레비전이 이용되고 있다. 그러나 홍보방법의 활성화 정도는 홍보 담당자의 전문적 능력에 의해 많이 좌우된다고 하겠다. 병원이 처해 있는 환경에 따라서 홍보 효과가 다르게 나타나므로 현명하게 판단하여 효과적인 방법을 선택하여야 할 것이다.

(4) 홍보교육의 활성화

병원 내에서 구성원 대상 홍보와 관련된 교육 시행은 필수이다. 이것은 조직 구성원 모두가 홍보요원이 되어야 홍보가 진정한 효과를 거둘 수 있다는 지극히 경험적인 논리에서 비롯된 것이다. 주차 요원이나 건물 현관의 안내원 및 접수창구 직원에서부터 병원장에 이르기까지 모든 직원들이 홍보요원이다. 때문에 이들이 홍보요원으로서의 감각이나 책임의식을 잃지 않도록 항상 체계적인 교육훈련이 이루어져야 한다. 또한 홍보된 내용을 병원 내 게시판이나 홈페이지에 게시함으로써 무의식 중에 홍보 마인드를 갖도록 하는 방법도 효과적이다.

병원에서 홍보를 담당하고 있는 직원들에 대한 교육은 연중 체계적으로 이루어져야 한다. 또한 대한병원협회나 홍보전문기관에서 실시하는 홍보교육이나 각종 홍보 관련 세미나에 참석하여 다른 병원 직원들과 홍보에 관한 의견이나 정보를 교환하여야 한다.

(5) 홍보에 대한 지원의 활성화

홍보에 대한 지원은 재정적 측면, 경영진의 관심 등 각 병원마다 차이가 심하다. 최고경영자의 경영이념은 홍보에 반드시 반영되기 때문에 그들은 홍보정책을 결정하는 데 핵심적 역할을 한다. 적극적인 홍보활동을 위해서는 많은 예산이 수반된다. 때문에 병원이 처한 상황에 따라 홍보비용은 예산을 초과할 수도 있다는 점을 경영자는 늘 염두에 두어야 한다.

이와 같은 지출 때문에 병원을 비롯한 각종 조직에서 홍보 예산을 비용 중심적으로 이해하는 경향이 크나 홍보는 수익 중심적이지 비용 중심적이 아니다. 이것은 많은 병원에서 경험을 통하여 입증되고 있다. 대외적으로 대중들에게 병원에 대한 이미지가 유지되고, 언론 보도를 통하여 명의가 소개될 경우 그것을 통하여 병원을 찾는 환자들이 증가한다. 단 유능한 홍보 담당자라면 홍보비용이 홍보로 인한 수익을 초과하지 않도록 통제할 수 있어야 한다.

따라서 홍보 책임자는 홍보의 목표를 달성하기 위하여 병원의 재정적 여력을 늘 파악하고 있어야 한다. 그만큼 홍보의 효과는 비용과 직접적인 관련성을 가지고 있다. 즉 홍보에 대한 경영진의 호의적인 지원을 이끌어내기 위해서는 홍보비용을 훨씬 상회하는 홍보 관련 수익을 보고할 수 있어야 한다.

참고문헌

강윤숙 외, 간호관리와 리더십(현문사, 2010)

샤피로, 다니엘/피셔, 로저 지음, 이진원 옮김, 원하는 것이 있으면 감정을 흔들어라(환경비피, 2013)

송애랑, 착한 병원을 만드는 외부고객 서비스(인터파크CS, 2011)

송애랑, 행복한 병원을 만드는 내부고객 서비스(인터파크CS, 2011)

안상윤, 의료서비스 커뮤니케이션 실무 1,2(보문각, 2010)

이병숙·정면숙 외, 간호관리학 2판(정담미디어, 2012)

이소우·임숙빈·김덕희, 간호 커뮤니케이션(대한간호협회, 2008)

이정훈, 성공하는 사람들의 1% 다른 소통의 기술(리더북스, 2012)

이정희, 병원 VOC(Voice of Customer)에 나타난 간호 커뮤니케이션의 내용분석, 을지대학교 대학원 석사학위논문(2011)

이훈영, 이훈영 교수의 의료서비스마케팅(도서출판 청람, 2011)

임숙빈, 협력하는 의료, 어우러지는 커뮤니케이션, 대한의료커뮤니케이션학회, 2013년 가을철 학술대회(2013)

조용애·김미경·조명숙·남은영, 간호사의 의료인간 의사소통에 대한 조사연구, 임상간호연구 19(1)(2013), pp.20~32.

최환규, 좌절하지 않고 쿨하게 일하는 감정케어(전나무숲, 2011)

Anold, E. C. & Boggs, K. U., Interpersonal Relationships(Elsvier, 2011)

Bourse, D. A. & Milton, C. L., Nurses' experience of feeling respected-not respected, Nurs Sci 22(1)(2009), pp.47~56.

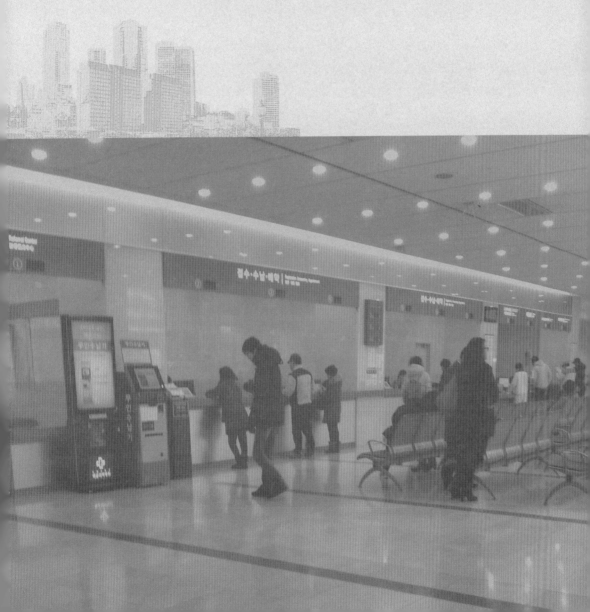

12장

고객만족 응대법

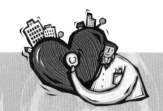

고객만족 응대법

01 서비스 마인드

환자중심의 병원의 경쟁력은 환자가 요구하는 서비스가 무엇인지를 파악하여 환자를 만족시킬 수 있는 경쟁력 있는 의료서비스를 제공하는 것이다. 병원의 서비스는 인간을 중시하는 서비스가 되어야 하기 때문에 고객만족은 병원의 마케팅 성과에 영향을 주어 병원을 방문한 고객에 대한 만족이 고객의 재방문과 더불어 새로운 고객을 창출하는 계기가 된다.

서비스에 대한 가장 기본적인 이해와 정신은 바로 서로 감사하는 마음을 가지는 것에서부터 출발해야 한다. 우리는 일반적으로 친절, 봉사, 상대방의 부탁을 들어 주는 것을 서비스라고 한다. 서비스의 특징을 살펴보면 서비스는 눈에 보이는 형태가 없고 생산과 동시에 소멸되어 시간이 흐르면 저장되지 않는 특징이 있다.

서비스가 점점 더 중요해지는 이유는 고객들의 요구가 더 많은 형태의 더 많은 것을 원하고 있으며, 고객이 개인적이든 전화나 광고를 통해서든 어떠한 방법에 의해서 병원을 찾아 왔는데 첫 서비스 인상 때문에 모든 관계 노력이 깨질 수도 있기 때문이다. 서비스가 결국 고객을 유치하는 기회가 되고 그 결과로 매출이 영향을 받을 수도 있다. 그렇기 때문에 서비스를 잘 하느냐 못하느냐가 기업의 생존 여부를 좌우하는 특징을 지니고 있다.

1) 최선의 서비스

① **관심:** 서비스란 필요에 따라 병원에 방문한 사람들에게 좋은 이미지를 전달하는 무형의 상품이라고 할 수 있다. 따라서 고객이 필요로 하는 것이 무엇인지, 고객이 어떠한 상황에 처해 있는지에 관심을 기울이며 고객이 원하는 것을 해결해주는 센스가 필요하다. 고객들은 무엇을 원하는지 미리 평가하고 공유하는 것이 필요하다. 보통 병원의 검진을 받으러 오는 환자들은 각종 검사 후에 정확한 검사결과를 알고 싶어 하기도 하지만, 결국 알고 싶어 하는 것은 건강상의 문제가 없다는 이야기를 듣고 싶어 한다는 것을 알아야 한다. 따라서 고객의 숨은 목소리에도 정확하게 반응할 수 있도록 고객에 대한 세심한 관심과 깊은 배려가 필요하다고 본다.

② **공정한 대우:** 고객은 경제적 수준과 학력 등 사회적 배경이 매우 다양할 수 있다. 따라서 병원에서 일하는 직원들은 고객의 사회적 배경과 상관 없이 고객이 병원을 찾게 된 이유를 해결해주는 것에 집중할 필요가 있다.

③ **유능하고 책임감 있는 노력:** 고객은 병원에 반드시 해결하고자 하는 문제가 있어서 찾아오게 된다. 그래서 고객의 필요를 신속하게 파악하여 고객의 필요를 채워주고 파악된 문제를 해결해 주는 노력이 우선되어야 한다. 그러기 위해서는 강한 책임감을 가지고 필요한 지식을 습득하여 적절한 도움을 주는 것이 필요하다.

④ **신속함과 완벽함**: 고객의 필요를 신속하게 처리하여 주는 것이 매우 필요한 임무이기는 하나 무엇보다도 환자의 필요를 완벽하게 해결해 주는 것이다.

*** 고객의 입장에서 결코 받고 싶지 않은 서비스 ***

- 아무런 설명 없이 일을 처리하는 경우
- 시선을 마주치지 않는 경우
- 의미도 없는 기계적인 미소만 짓는 경우
- 고객의 이야기를 주의 깊게 듣지 않는 경우
- 귀찮은 듯 건성으로 대답하는 경우
- 정답을 모를 때 대충 넘기려는 경우
- 이미 알려준 정보를 되물어 오는 경우
- 아무런 해명이나 설명 없이 규정을 적용시키는 경우
- 자신의 실수를 인정하려 들지 않는 경우
- 가까이 다가서도 모른 체 하는 경우
- 자주 갔는데도 고객의 이름을 모르는 경우
- 약속이 정해져 있는 데도 기다리게 하는 경우
- 옷차림이 단정하지 못한 경우

사례

직원의 작은 착오가 환자에게는 큰 노고가 됩니다

배가 너무 아파 병원을 방문하여 긴 시간을 걸려 진료를 받고 약만 타서 집에 가면 되는 상황이었습니다. 그래서 수납을 마치고 약국에 약을 타러 갔는데… 수납이 안된 것으로 나온다며 다시 수납에 다녀오도록 하였습니다. 하여 뭔가 실수를 했구나 생각하고 수납에 가서 다시 번호표를 뽑고 기다려 수납을 하려고 하였더니 수납이 완료되었다고 하였습니다. 그래서 다시 약국으로 가서 수납이 완료되었음을 말하자 "앗!! 죄송합니다. 제가 다른 환자와 헷갈렸나 봐요." 라고 하는 것이 아닙니까? 어찌나 화가 나던지… 직원은 늘 하는 말일지 모르겠으나 환자나 보호자에게는 너무 수고스러운 일이 될 수 있음을 꼭 기억하여주시기 바랍니다.

02 이미지 메이킹

1) 이미지의 의미

'이미지'란 사람이나 사물에 대해 사람들이 갖게 되는 느낌이라고 할 수 있다.

환자를 만나는 접점에 있는 직원들은 한 순간 어떻게 행동하느냐에 따라 이미지가 결정되기도 한다. 소극적으로 행동하면 소극적인 이미지가 남게 되고 밝고 적극적인 태도로 행동하면 고객은 밝고 적극적인 태도로 기억하게 될 것이다. 바로 그 기억이 이미지가 된다고 할 수 있다. 따라서 한 직원의 이미지는 본인의 이미지를 만드는 것뿐 아니라 병원의 이미지를 대표하고 병원의 가치를 높이는 역할을 하기도 한다. 따라서 병원의 주인의식을 가지고 매 순간 고객을 대하는 것에 최선을 다하여야 할 것이다.

2) 이미지의 형성

이미지는 보는 이가 인식하는 결과로 형성된다고 할 수 있다. 따라서 여러 가지 정보를 통하여 이미지를 형성하게 되는데 앨버트 매라비언의 법칙을 적용하여 보면 사람들은 사물을 인식하게 될 때 시각적 정보를 55%, 청각적 정보를 38%, 대화의 내용을 7% 사용한다고 한다. 더 설명하여 보면 이미지는 눈에 보이는 표정, 자세와 동작, 그리고 용모복장 등이 55%, 음성이나 말투 등이 38%, 대회의 내용이 7% 정도 영향을 준다고 할 수 있다.

3) 이미지 관리

① 1단계: 자신의 이미지를 점검하는 단계

이미지의 첫 단계는 자신의 이미지를 거울에 비춰보아 상대방이 어떻게 느낄지 파악하는 것이다. 즉 객관적인 시각으로 자신을 파악해야 한다. 자신의 신체조건을 비롯하여 자신이 알고 있는 자신과, 잘 알고 있지 않은 자신의 모습을 보려고 노력해야만 자신의 진짜 모습을 파악하고 이미지를 만들어 갈 수 있기 때문이다. 또는 자신이 타인과 대화를 할 때 어떤 모습으로 인식되어지고 있는지를 파악할 필요가 있다. 본인이 스스로 판단하기 어렵다면 주변의 동료들에게 자신에 대한 느낌을 이야기해 줄 것을 권하여 본인에 대한 솔직한 의견을 듣고 본인의 이미지를 정리하려는 태도도 필요하다.

② 2단계: 이미지 컨셉을 정하는 단계

이미지 관리의 첫 번째 단계에서 자신의 이미지를 분석하였다면, 분석한 이미지를 기본으로 하여 조직에서 원하는 이미지에 본인을 맞추려는 노력이 있어야 할 것이다. 그리고 병원이 직원들에게서 원하는 이미지를 만들기 위한 노력이 무엇보다 필요하다고 할 수 있다. 병원의 첫 번째 이미지는 청결한 것이 생명이기 때문에 어떠한 상황에서도 용모복장을 단정히 하려는 노력이 필요하다. 목표한 이미지를 만들기 위한 전략은 각종 매체나 책자 등의 자료를 통하여 이미지 만들기에 대한 정보를 수집하고 응용하는 노력이 무엇보다도 필요하다.

③ 3단계: 이미지를 만들어 가는 단계

고객에게 다가갈 수 있는 좋은 이미지를 만들기 위해서는 매너 있는 행동을 하는 것이 무엇보다 필요하다. 고객이 느끼는 이미지는 첫 인상이 매우 중요한데, 보통 서비스 교육을 받을 때 첫 인상은 첫 만남을 하고 3초 내지 15초에 결정된다고 주장하지만, 실제로는 첫 만남을 하고 헤어질 때 결정되는 것이 첫 인상이라고 볼 수 있다. 용모복장은 잘 갖추고 있어서 마치 첫 인상이 매우 좋다고 시작할 수는 있으나 만남을 계속하면서 원활한 소통이 이루어질 수 없다면 처음의 좋은 인상이 끝까지 유지되기는 매우 어려울 것이다. 때문에 본인의 이미지를 좋게 만드는 것은 본인의 내면을 탄탄하게 하는 성숙함이 필요하다. 따라서 본인의 모습을 탄탄하게 성숙시키기 위하여 롤모델이 되는 선배의 여러 가지 다양한 모습을 닮아가려는 노력도 필요하다고 할 수 있다. 또한 좋은 이미지를 만들기 위한 여러 가지 교육프로그램에 참여하기도 하고 병원의 직원들과 직장이 추구하는 좋은 이미지에 대하여 토론을 통하여 정리하고 서로 모니터를 하면서 조언을 하는 것도 좋은 방법이라고 생각된다.

*** 매너의 5가지 기본요소 ***

1. 온화한 표정
2. 단정한 용모 복장
3. 바르고 절도 있는 자세와 행동
4. 정중한 인사
5. 부드러운 말씨

④ 4단계: 이미지를 내면화하고 관리하는 단계

이미지 메이킹을 하기 위해 노력을 하다 보면 주변 사람들에게 칭찬을 듣게 되고, 그러면서 더욱 당당한 자신감을 갖게 되고 자긍심이 생기게 되어 이미지가 더 좋아지게 될 것이다. 누구나 좋은 이미지를 갖고 싶어 하기 때문에 긍정적인 피드백은 이미지 만들기에 좋은 영향을 미쳐 더 향상된 이미지를 갖게 될 것이다. 이미지 만들기는 노력이 필요하기 때문에 여행을 한다거나 좋은 사람들과의 관계를 통해 장점들을 배우고 익혀서 내면의 성숙을 기하고, 전문가들이 권하는 방송매체나 잡지 등의 정보를 활용하는 등의 끊임없는 자기개발을 하여 이미지를 업그레이드해야 할 것이다.

03 환자응대 기본 매너

1) 표정/음성

좋은 표정으로 고객을 대하는 것은 상대방을 위한 기본적인 예의이기 때문에 좋은 표정을 만들기 위한 훈련을 받고 끊임없이 연습하는 것이 필요하다. 좋은 표정은 절대로 억지로 만들어 낼 수 없고 더군다나 상황에 맞는 표정을 만들어 내지 못하면 고객의 입장에서 무시를 받는다는 느낌을 받을 수 있기 때문에 상황에 맞는 표정을 만들기 위한 노력이 필요하다고 할 수 있다. 그러기 위해 하루에 여러 번 거울을 보고 본인의 표정을 관리하고 연습을 하는 노력이 필요하다.

무엇보다도 직장에서 근무를 하고 있는 동안에는 오고 가는 고객들을 의식하여 평소처럼 온화한 표정을 지을 수 있도록 노력해야 하는데 온화한 표정은 상대방을 편안하게 만들고 호감 가는 좋은 인상을 심어주기 때문에 치료자로서의 플러스 효과도 얻을 수 있다.

*** 호감 가는 응대 포인트 ***

1. 스마일(smile)
   - 건강한 얼굴, 환한 얼굴
   - 명랑한 음성
   - 단정한 용모
   - 상황에 따른 표정
2. 서비스(service)
   - 고객의 입장이해
   - 정중한 자세와 일 처리
   - 고객과의 약속 이행
   - 사후점검
3. 스피드(speed)
   - 재빠른 행동
   - 신속한 처리
   - 일의 표준화
   - 고객의 일부터 우선

① 표정훈련 방법

좋은 표정을 만들기 위하여 근육의 훈련은 필수적이라고 할 수 있다. 평소에 표정연습을 한 번도 해본 적 없다가 갑자기 표정을 짓기는 쉽지 않을 것이다. 표정도 얼굴의 근육을 활용하는 것이기 때문에 근육훈련의 노력이 필수적이라고 할 수 있다.

• 눈 썹

거울을 보고 본인이 찡그린 표정을 할 때는 눈썹의 모양이 어떻게 변화하고, 웃는 표정일 때는 어떻게 변화하는지를 파악하여 웃는 표정일 때의 포인트를 잡아 반복 연습하는 것이 필요하다. 보통 눈썹 움직이는 연습은 양쪽 눈썹에 양쪽 검지손가락을 일자로 맞추어 놓고 눈썹을 올렸다 내렸다 하는 움직임을 반복하는 훈련이 유용하다.

• 눈과 시선

사랑의 언어는 입맞춤이지만 영혼의 언어는 눈맞춤이라는 얘기처럼 눈맞춤은 고객을 어떤 마음으로 맞이하고 있는가에 아주 중요한 포인트라고 할 수 있다. 아무리 음성으로 즉각적인 대답을 하였다 하더라도 눈을 맞추지 않고 재빠르게 응대하였다면 고객은 정성스러운 응대를 받았다고 생각하지 않을 것이 분명하기 때문이다.

따라서 분위기 있는 시선을 만들기 위한 노력이 필요하다. 시선에는 특별하게 느껴지는 분위기가 있기 때문에 상대방의 얼굴과 같은 높이에서 시선을 맞추려는 자세가 가장 좋다고 할 수 있다. 항상 진지하고 성의 있는 시선은 상대방을 편안하고 기분 좋게 만들고 대우 받았다는 느낌을 줄 수 있기 때문에 매 순간 시선을 맞추려는 노력이 무엇보다도 중요하다고 볼 수 있다.

• 입과 미소

입꼬리가 어떤 모양을 하고 있느냐가 단순하지만 미소에는 아주 중요한 포인트라고 할 수 있다. 평상시에도 잔잔한 미소를 띠고 있어야만 고객이 편안하게 다가와서 상담을 할 수 있고 다음 단계로 쉽게 넘어갈 수 있지만 뭔가 불편한 표정이 고객에게 느껴진다면 쉽게 다가오지 않거나 다가와도 흡족하게 생각하지 않을 가능성이 많아진다. 따라서 입꼬리를 올리는 훈련은 반드시 필요하다. 거울을 보고 "I"자로 끝나는 위스키 등의 단어를 활용하여 입꼬리를 올린 채 약 10초 정도를 머무는 훈련을 반복할 필요가 있다.

그러면 항상 웃어야 하는가라고 반문할 수 있다. 직장에서 고객을 응대하는 것은 무대 위에서 연기를 하는 것과 같기 때문에 고객의 시선을 의식해야 하는 상황이라면 연기를 하듯 온화한 표정을 지을 수 있는 사람이 프로라고 할 수 있다. 시무룩하게 부어있는 사람은 고객들에게 아주 피곤한 느낌을 줄 수 있기 때문에 반드시 피해야 하지만, 하루 종일 히죽히죽 웃고만 있을 수 없기 때문에 상황에 맞는 진지한 표정과 고객의 마음을 헤아리는 관심어린 응대 방법이 더욱 값진 것이라 생각된다.

> 미소는 최고의 화장술!
> 사람의 표정이란 타고나는 것이 아니라
> 표정은 연륜이 우리 얼굴에 남기는 서명일 뿐!
> - 도로시 C. 피셔

> ### *** 미소의 효과 ***
> - 상대방을 편하게 하고,
> - 인간관계를 좋게 하고,
> - 호감 가는 인상을 줄 수 있고,
> - 자신의 마음도 즐겁게 한다.

• 음 성

음성이 좋은 사람이 시를 읽어 주거나 글을 읽어줄 때 편안한 느낌을 받을 수 있듯 좋은 음성은 사람의 마음을 진정시켜 주는 효과가 있다. 음성은 무엇보다도 듣는 사람이 편안하게 느끼는 것이 중요하다. 음성은 맑고 부드러운 음성도 중요하지만 속도와 높낮이도 매우 중요하다고 할 수 있다. 따라서 고객들이 듣기 좋아하는 음성이 될 수 있도록 본인의 선천적인 음성을 분석하고 무리가 되지 않는 범위에서 훈련하여 좋은 음성을 만들 수 있도록 노력하는 것이 필요하다.

무엇보다도 말의 속도는 상대방을 배려하는지에 큰 영향을 줄 수 있다. 말의 속도가 너무 빠르면 고객의 입장보다는 본인의 입장에서 일방적인 대화로 느껴질 수 있고, 말의 속도가 너무 느리면 자신감이 없어 보여 신뢰를 주기가 어렵기 때문에 본인의 음성의 속도를 녹음하여 모니터하고 전문가의 조언을 받아 상황에 맞는 응대 속도를 연습해 두는 것이 필요하리라 생각된다.

*** 호감 가는 표정과 음성 ***

- 밝고 부드러운 음성
- 정확히 신뢰감이 전달되는 음성
- 바쁘고 위급해도 부드럽고 침착한 표정/음성

*** 피해야 할 표정과 음성 ***

- 질문에 묵묵부답
- 무관심한 표정으로 의욕이 없는 모습
- eye contact 없이 말하는 것
- 좌, 우, 위, 아래로 흘겨보는 것
- 찡그리는 인상/ 짜증 섞인 어투
- 상대를 꾸짖는 듯한 음성
- 정확하게 전달되지 않는 음성
- 상대방을 방해하거나 놀라게 하는 음성
- 동료끼리 시선을 끌 정도로 호들갑스러운 음성
- 상대방의 마음을 헤아리지 못하는 퉁명스러운 말씨

사례

부드럽고 편리한 쿠션언어

- 고객을 맞이할 때
  - "어서 오십시오.", "어서 오세요."
  - "안녕하십니까?", "안녕하세요?"
  - "어떤 일로 오셨습니까?", "어디를 찾으십니까?"
- 고객의 용건을 받아들일 때
  - "감사합니다.", "네, 잘 알겠습니다."
  - "네, 손님 말씀대로 처리해 드리겠습니다."
- 고객에게 감사의 마음을 나타낼 때
  - "찾아주셔서 감사합니다."
  - "항상 저희 회사를 이용해 주셔서 감사합니다."
  - "멀리서 와 주셔서 감사합니다."

- 고객에게 질문을 하거나 부탁을 할 때
  - "괜찮으시다면, 연락처를 말씀해 주시겠습니까?"
  - "실례지만 성함이 어떻게 되십니까?"
  - "번거로우시겠지만, 제게 말씀해 주시겠습니까?"
- 고객을 기다리게 할 때
  - "잠깐 실례하겠습니다."
  - "죄송합니다만 잠시만 기다려주시겠습니까?"
  - "책임자와 상의해서 곧 처리해 드리겠습니다."
- 고객 앞에서 자리를 뜰 때
  - "잠시 기다려 주시겠습니까?"
  - "5분만 기다려주시겠습니까?"
- 고객으로부터 재촉 받을 때
  - "대단히 죄송합니다. 곧 처리해 드리겠습니다."
  - "대단히 죄송합니다. 잠시만 더 기다려 주시겠습니까?"
- 고객을 번거롭게 할 때
  - "죄송합니다만…"
  - "대단히 송구스럽습니다만…"
  - "귀찮으시겠지만…"
  - "번거롭게 해드려서 죄송합니다."
- 고객이 불평을 할 때
  - "네, 그렇게 하는 것이 당연합니다만…"
  - "다시 확인해보겠습니다. 잠시만 기다려 주시겠습니까?"
  - "네, 옳으신 생각이십니다만…"
- 고객에게 거절할 때
  - "정말 죄송합니다만…"
  - "말씀드리기 어렵습니다만…"
- 상급자와의 면담을 요청받을 때
  - "실례지만, 누구시라고 전해드릴까요?"
  - "실례지만, 어디시라고 전해드릴까요?"
- 용건을 마칠 때
  - "네 대단히 감사합니다."
  - "오래 기다리셨습니다. 감사합니다."
  - "바쁘실텐데 기다리게 해서 정말 죄송합니다."

출처: 박종선 외(2011), 병원 코디네이터, 현문사, p.260.

2) 단정한 용모/복장의 중요성

단정한 용모와 복장은 병원을 찾는 고객에게 보이는 첫 인상이기 때문에 매우 중요한 포인트라 할 수 있다. 단정한 용모와 복장은 깔끔해야 하는 병원의 이미지를 보여서 신뢰를 줄 수 있지만 지저분하고 준비되어 있지 않은 용모와 복장은 병원의 이미지를 안 좋게 보여주는 것 뿐 아니라 다음 단계로 넘어가고 싶지 않은 심리를 끌어내 고객을 잃게 될 수도 있다.

단순하지만 용모와 복장은 고객의 기분을 전환시켜 줄 수 있는 힘을 가지고 있다. 따라서 기분이 좋아진 고객은 병원에 대한 신뢰를 갖게 될 수 있고 계속 방문하려는 마음을 갖게 할 수도 있기 때문에 더 많이 신경 써야 하는 부분이라고 할 수 있다.

또한 직원들 간에도 좋은 용모복장은 밝고 경쾌한 직장분위기를 만들어 함께 일하는 분위기를 좋게 만들 수 있고 그 영향으로 직원들의 일하는 분위기가 한층 더 밝아질 수 있을 것이다. 그것이 일의 성과에도 영향을 미쳐 병원의 이미지가 점점 더 상승되어 수익에도 영향을 미치는 힘이 될 것이다.

*** 기본 준수사항 ***

- 청결, 단정
- 품위
- 소박함(전체적인 조화)
- 센스 있는 용모
  :슬리퍼 또는 샌들을 착용하지 말고 3cm 정도 높이의 막힌 신발을 착용
  :머리띠는 하지 않으며, 화려하거나 반짝이는 보석은 삼가한다.
  :메이크업 : 밝고 건강한 자연스러운 메이크업, 상대방에게 부드러운 인상을 줄 수 있는 메이크업
  :향 : 향수를 잘못 사용하면 공해가 될 수 있다.

• 머리는 청결하며 규정에 맞고 단정해야 한다

머리카락이 흘러내리지 않도록 핀으로 묶어 머리망으로 단정히 하며, 머리염색 상태는 불량하지 않게 유니폼과 어울리도록 한다.

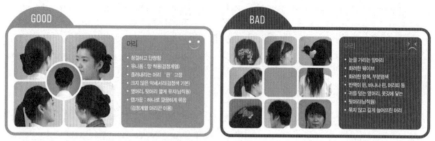

자료: 서울아산병원, 복장지침교육자료집.

• 화장을 적절하게 한다

청결한 느낌을 주도록 짙은 화장은 피하며, 립스틱 색은 붉은 색조를 사용한다.

• 손톱의 길이는 적당하고 매니큐어는 바르지 않는다

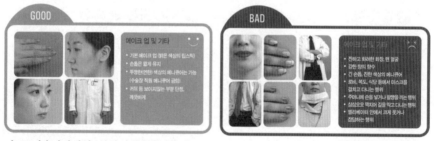

자료: 서울아산병원, 복장지침교육자료집.

• 업무에 방해가 되고 눈에 띄는 액세서리는 착용하지 않는다

한 번에 몸에 부착하는 액세서리는 한두 가지로 제한하는 것이 좋다. 너무 화려하게 반짝이는 등의 액세서리는 시선을 집중시키기 때문에 메시지 전달에 어려움이 있을 수 있으므로 주의해야 하며 귀고리도 덜렁거리지 않는 귀에 부착하는 형태를 권하고 싶다.

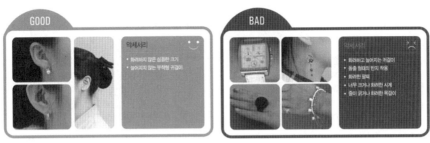

자료: 서울아산병원, 복장지침교육자료집.

　• 깨끗하고 단정한 복장을 한다

　옷은 구김이 없도록 하며 속옷이 비치지 않게 주의한다. 양말은 흰색이나 바지와 같은 색으로 하며 이름표를 제자리에 부착한다.

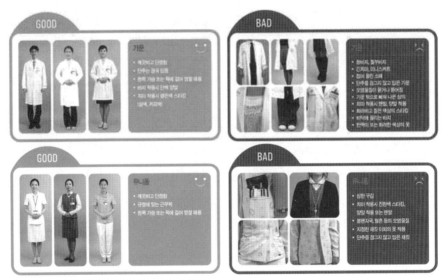

자료: 서울아산병원, 복장지침교육자료집.

　• 근무화는 구겨 신지 않고 깨끗하게 관리한다

　근무화를 질질 끌고 다니는 모습은 너무 게으르게 느껴져 고객에게 신뢰를 주기가 어려울 수 있기 때문에 뒤축을 구겨 신지 않도록 하며 먼지를 자주 털어내고 청결하게 유지하는 것이 필요하다.

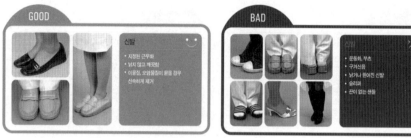

자료: 서울아산병원, 복장지침교육자료집.

• 명찰은 정해진 위치에 반드시 착용한다

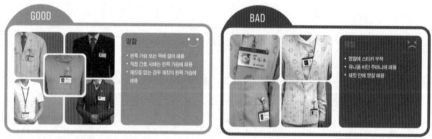

자료: 서울아산병원, 복장지침교육자료집.

• 스타킹은 용모복장에 중요한 포인트이기 때문에 너무 요란한 무늬나 화
려한 색상은 지양하는 것이 좋다. 물론 구멍이 났거나 줄이 가는 등의
손상을 입은 스타킹은 절대로 신지 말아야 하며 색은 유니폼에 맞추어서
자연스러운 것이 좋다.

3) 인사예절

인사는 상대방에게 관심과 존경을 나타내는 적극적인 서비스 표현의 첫
단계이며 동시에 상대방의 마음을 여는 아주 중요한 접점의 중요한 포인트라
할 수 있다. 인사를 어떻게 하느냐에 따라서 그 다음 단계의 지속 여부가 결정
될 수도 있기 때문이다.

첫 대면을 한 직원이 무표정하고 말로만 하는 인사를 하거나 마음을 싣지

않은 무의미한 인사를 하거나, 망설이다가 마지못해 하는 인사이거나, 고개만 까닥하는 성의없는 인사를 하거나, 눈맞춤이 없는 인사는 오히려 안 하니만 못한 결과를 초래할 수도 있다.

따라서 환자나 방문객을 만났을 때에는 즉시 시선을 맞추며 공손하게 응대하고, 직장 상사나 동료에게 시선을 맞추며 먼저 밝은 미소로 인사하도록 해야 한다.

인사를 할 경우는 평소보다 약간 높은 톤으로, 명랑하고 밝은 어조로 말해야 한다. 올바른 인사법은 다음과 같다.

① 바른 자세로 상대방을 향해서 선다.

• 발 : 발꿈치는 붙이고 양 발의 각도는 15～30도

• 가슴과 등 : 자연스럽게 곧게

• 어깨 : 힘을 빼고 어깨선이 굽지 않게

• 손 : 여성 - 오른손이 위로 오도록 하여 두 손을 앞으로 모으고 아랫배에
          모으거나 재봉선에 가볍게 달걀을 쥐듯이

    남성 - 바지의 재봉선에 가볍게 달걀을 쥐듯이

② 상대방의 눈을 보며 상냥하게 인사말을 건넨다.

• 시선을 부드럽게 상대방의 눈을 응시

• 밝고 쾌활한 목소리로 인사

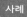

사례

저도 빨리 접수하고 싶어요

접수하려고 자동진료접수기에 등록번호를 입력했더니, 자동접수가 되지 않았다고 기계가 말하였습니다. 마침 옆에 있던 직원이 친절하게 접수대로 가라고 하여 접수대에 갔더니 접수를 담당하던 직원이 "자동접수기에서 해도 되는데 왜 이리로 오셨나요?" 하며 퉁명스럽게 이야기를 했습니다. 나는 정식 절차를 밟아 번호표도 뽑고 기다려서 접수대에 간 것인데… 제가 무엇을 잘못한 것인가요?

③ 상체를 정중하게 굽힌다.

• 등, 목, 허리 : 일직선이 되게 하며, 허리부터 굽히는 기분으로

• 배 : 끌어당기는 기분으로

• 엉덩이 : 뒤로 빠지지 않게

• 턱 : 앞으로 펴들지 않도록

④ 잠시 멈춘다(0.5~1초).

• 시선을 발끝 1~2m 앞에 둔다.

⑤ 천천히 든다.

• 상체를 굽힐 때보다 천천히 든다.

⑥ 바로 서서, 다시 상대방의 눈을 본다.

• 절대 미소를 잊지 마세요!!

• 기본 인사의 종류

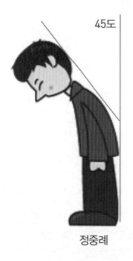 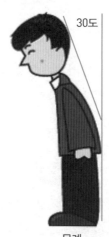 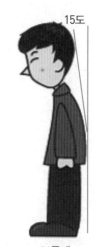

| 정중례 | 목례 | 보통례 |

• 직장상사나 동료에게 시선을 맞추며 먼저 밝은 미소로 인사한다.

• 평소보다 약간 높은 톤으로, 명랑하고 밝은 어조로 말한다.

*** 인사답지 않은 인사 ***

- 눈맞춤이 없는 인사
- 망설임이 느껴지는 인사
- 귀찮아하며 건네는 성의 없는 인사
- 마지못해 하는 인사
- 무표정한 로봇 같은 인사
- 고개만 까닥이는 인사
- 말로만 하는 인사
- 호들갑스러운 인사
- 군대식의 뻣뻣한 인사
- 아쉬울 때만 하는 인사
- 받는 둥 마는 둥 하는 인사

4) 자세와 동작

근무 중의 자세가 좋은 사람은 그것만으로도 상대방에게 호감을 주고 신뢰감을 준다. 자세가 바르지 못한 사람은 왠지 정신 상태도 바르지 못한 것 같고 신뢰감도 생기지 않는다.

신체의 자세는 마음의 자세에서 비롯되므로 자세는 곧 마음으로 해석될 수 있다.

(1) 좋은 자세와 아름다운 동작의 기본

기본적인 자세는 고객을 대하는 직원의 마음의 표현이라고 할 수 있기 때문에 말이 없어도 눈에 보이는 언어라고 할 수 있다. 자세가 좋으면 상대방에게 호감을 주고 신뢰감을 줄 수 있다. 따라서 올바른 자세는 업무의 능률을 올리게 해준다.

(2) 바르게 선 자세

허리와 가슴을 펴고, 머리는 곧게, 입가엔 미소를 지으며 손을 가지런히 안정되게 둔다.

반드시 시선을 마주쳐야 하고 45도 각도에서 상대방을 향한다.

(3) 바르게 앉은 자세

의자를 체크하여 부서진 곳은 없는지 확인하고 너무 뒤로 제껴지지 않도록 하는 것이 필요하다. 한쪽 발을 뒤쪽으로 당기면서 어깨 너머로 의자를 보고 깊게 앉는다.

등받이와 등 사이에 주먹 1개 정도의 간격을 유지하고 허리와 가슴을 펴고 안정되게 하고 두 손을 가볍게 무릎 위에 올려놓는다.

(4) 앉고 일어서는 동작

여성의 경우는 앉을 때 의자에서 반 보 앞에 서고, 어깨너머로 의자를 보며 같은 방향의 손으로 치마를 살짝 쓸어내리며 앉는다. 일어설 때는 양발을 다시 모은 상태로 한쪽 발을 뒤로 놓고 한 번에 일어선 후 두 발을 모으면 된다.

남성의 경우는 앉을 때 의자에서 반 보 앞에 서고, 한 번에 자연스럽게 앉는다. 손은 양쪽 다리에 나란히 놓고 무릎은 상대방을 향하게 둔다. 일어설 때는 양발을 다시 모은 상태로 한 번에 일어선 후 두 발을 모으면 된다.

(5) 걷는 자세

눈은 자연스럽게 앞을 보고, 턱은 당기고, 어깨는 힘을 빼고, 등은 곧게, 배는 당기고, 허리에 중심을 두고 무릎은 곧게 편다. 걷는 방향은 직선이 되게 한다.

*** 걸을 때의 주의사항 ***

* 걸음의 속도는 자신감과 비례한다.

　- 정상인의 걸음걸이 속도보다 약간 빠르게 걷는 것이 더 진취적이고 자신감 있어 보이게 한다.

* 발소리가 크게 나지 않도록 걷는다는 것도 타인에 대한 배려이다.

　- 발소리가 요란한 것도 소음이다.

　- 체중은 발 앞 부분에 싣고, 허리로 걷는 듯한 느낌으로 걸어야 한다.

* 사선 걸음

　- 존경과 조심을 표해야 할 경우

　- 안내 시 앞에서 걸으며 손님을 확인할 경우

(6) 계단 오르내리기

계단을 오를 때는 시선을 15도 정도 위로 향하게 하고 상체를 곧게 펴고 방향을 비스듬히 하여 걷는다. 계단을 내려갈 때는 시선을 15도 정도 아래에 두고 걸어간다.

계단을 오르내릴 때는 앞에서 안내하는 것이 원칙이며 노약자와 함께 계단을 내려올 때는 안전하게 가는지 뒤따르며 안내하는 것이 좋다. 계단을 올라갈 때는 남성이 먼저 올라가지만 내려올 때는 여성이 먼저 내려온다. 여성의 경우 치마를 입었을 경우는 아래에 위치한 사람을 의식하여 걷는 배려가 필요하다.

(7) 들어오고 나가는 자세

방을 들어오고 나갈 때는 가볍게 문을 두 번 정도 노크하는 것이 필요하다. 문은 두 손으로 열고 닫으며 만일 물건이 있다면 물건을 내려놓고 문을 열고 문은 소리가 나지 않도록 주의하여 열고 닫아야 하며 문을 열어놓은 채 업무를 하지 않도록 하고 필요 이상으로 문을 크게 열지 않는다. 회전문일 경우는 먼저 들어가서 상대방을 밀어주는 배려가 필요하다.

(8) 방향 지시 자세

방향을 지시할 경우는 손가락을 모으고 손바닥 전체를 펴서 방향을 가리킨다. 손등이 보이거나 손목이 굽지 않도록 한다. 팔꿈치의 각도로 거리감을 나타내고 시선은 상대의 눈을 보았다가 가리키려는 방향을 지시하는 것이 좋다. 오른쪽을 가리킬 때는 오른손을, 왼쪽은 왼손을 사용하여 지시한다. 지시할 때의 행동은 너무 느리거나 너무 빠르지 않게 한다.

(9) 물건 주고받기

물건을 주고받을 때는 가슴과 허리 사이에서 두 손으로 건넨다. 항상 웃는 얼굴을 하며 상대의 눈을 보고 물건을 봤다가 건네며 다시 눈을 보는 순서를 지키는 것이 좋다. 그래야만 물건을 받는 사람이 편하게 느낄 수 있다.

(10) 엘리베이터 이용

엘리베이터를 조작하는 사람이 없을 때는 안내자가 먼저 타서 버튼을 조작하는 것이 좋고, 엘리베이터를 조작하는 사람이 있을 때는 손님이 먼저 탄다.

직원 간에 삼가야 할 자세는 다음과 같다.

• 의자에 기댄 채 다리를 꼬고 앉아 흔든다.
• 기지개를 펴거나 하품을 한다.
• 귀를 후비거나 손톱을 깎는다.
• 사적인 통화를 길게 한다.
• 고객이 있는 데서 화장을 고치거나 다리를 벌리고 앉는다.
• 책상에 걸터 앉는다.
• 신발은 반만 신고 흔들거나 볼펜을 돌린다.

*** 대화 시의 바른 자세 ***

① 눈
- 듣는 사람을 정면으로 보고 경청
- 상대방의 눈을 부드럽게 주시하면서

② 몸
- 표정 : 밝게, 눈과 표정으로
- 자세 : 등을 펴고 똑바른 자세
- 동작 : 자연스런 제스처 사용
        지나치지 않은 손짓이나 웃음

③ 입
- 어조 : 입은 똑바로, 정확한 발음, 자연스럽게, 상냥하게
- 말씨 : 알기쉬운 용어 사용, 경어 사용, 말끝을 흐리게 하지 않고 명료하게
- 목소리 : 한 톤 올려서, 적당한 속도, 맑은 목소리
        강조할 부분에서 반드시 액센트를 사용

④ 마음
- 성의와 선의를 가지고
- 상대의 마음을 편하게

*** 듣기의 기본자세 ***

① 눈
- 상대의 정면으로 보고 경청
- 시선을 자주 마주치면서

② 몸
- 정면을 향해 조금 앞으로 내밀 듯이
- 손이나 다리를 꼬지 않고
- 끄덕끄덕하거나 메모하는 적극적 경청 태도

③ 입
- 맞장구를 치면서
- 질문을 섞어가면서 모르면 물어 보고
- 복창해주면서

④ 마음
- 흥미와 선의를 가지고
- 말하고자 하는 의도가 느껴질 때까지 안내
- 상대의 마음을 편하게

*** 언어 사용의 4대 포인트 ***

일상에서 사용하는 언어지만, 상대방에게 마음을 전하는 살아있는 언어가 대화를 훨씬 돋보이게 한다.

- 밝게   - 쉽게   - 예의 바르게   - 아름답게

사례

고객서비스 접점에서 유형별 행동수칙

유 형	권유사항	금지사항
잘못된 서비스 제공으로 인한 실패를 회복해야 할 때	문제를 인정한다. 원인을 설명한다. 사과한다. 보상한다. 해결대안을 제시한다. 책임진다.	고객을 무시한다. 고객을 비난한다. 고객이 알아서 하도록 둔다. 잘못이 없는 것처럼 행동한다. 책임을 전가한다.
고객이 특별한 요구를 하거나 또는 요구에 대한 해결을 청w할 때	욕구의 심각성을 파악한다. 인정한다. 수용하려 애쓴다. 시스템, 업무과정을 조정한다. 규정 및 방침을 설명한다. 책임을 진다.	무시한다. 약속을 하지만 지키지는 않는다. 고객의 요구를 기꺼이 들어주려 하지 않는다. 고객을 당황하게 한다. 책임을 회피한다. 책임을 전가한다.
고객이 특별히 원하지 않거나 서비스 제공 과정에 문제가 없더라도 공급자가 자발적으로 서비스를 추가하는 경우	여유를 갖는다. 준비한다. 고객의 입장에서 생각한다. 욕구를 예측한다. 경청한다./ 이해한다. 정보를 제공한다. 공감을 보인다.	안절부절한다. 무시한다. 고함친다./ 비웃는다./ 욕설한다. – 차별대우한다. – –
문제고객을 접하였을 때	경청한다. 수용하려 애쓴다. 정중하게 이해시킨다. 설명한다. 조직이나 공급자 자신에게 문제가 없는지 되돌아본다.	고객 불만을 개별적, 우연한 일로 치부한다. – 고객 불만이 다른 고객에게 영향을 미치도록 놓아둔다. –

출처: 박종선 외(2011), 병원 코디네이터, 현문사, p.296.

04 서비스 매너

1) 근무 매너

직원 한 사람이 갖는 이미지가 병원 전체의 이미지를 좌우할 수 있기 때문에 한 사람 한 사람이 매너를 지키려는 노력이 있어야 하지만 무엇보다도 환자를 상담하거나 치료에 직·간접으로 참여하는 사람일수록 더 매너가 있는 태도를 갖추는 것이 중요하다. 따라서 신뢰를 줄 수 있도록 전문가다운 면모를 갖추기 위한 노력이 필요할 것이다. 그러면서 유관부서와의 원활한 협조가 필요한 순간이 많을 것이고 이를 위해 평상 시 내부 직원과의 관계를 돈독히 하고, 같이 일하는 것이 즐거운 직원으로 인식되는 것이 필요하며, 고객에게도 매너를 각별히 지켜서 믿음이 바탕이 되는 관계를 맺어감이 필요하다.

(1) 출근과 퇴근

직장인은 성실함이 기본이어야 하는데 그 성실함을 대표적으로 표현하는 것이 근무시간 준수라고 할 수 있다. 출근시간을 겨우 맞춰 허겁지겁 출근하기보다는 여유 있게 출근하여 본인이 해야 할 하루 업무를 점검하고 고객을 맞을 준비를 하는 것이 필요하다. 출근할 때는 만나는 직원들에게 밝고 명랑한 목소리로 인사를 주고받으며 기분 좋은 하루가 될 수 있도록 서로를 북돋아주는 것이 필요하다. 퇴근시간에도 정리 안 된 채로 뛰어나가지 말고 근무시간이 종료된 후 하루의 업무를 돌아보며 다음 날 주요업무를 한 번 더 살펴보고 필요하면 메모를 남겨두는 것도 업무를 효율적으로 할 수 있는 센스이다.

(2) 지각과 조퇴와 결근

지각은 성실성을 평가받는 데 있어서 마이너스 요소이기 때문에 절대로 지각하지 않는 것이 좋고, 어쩔 수 없는 상황이 발생했다면 반드시 적절한 시간에 보고를 하는 것이 필요하다. 부득이한 상황으로 결근을 해야 할 경우도 사전에 보고하는 것이 중요하고 자꾸 반복하지 않도록 하는 것이 좋다. 혹시 지각과 결근으로 인하여 고객과의 약속을 지킬 수 없는 상황이라면 반드시 다른 직원과 연락하여 그 약속을 지킬 수 있도록 배려하는 것이 반드시 필요하다. 그리고 조퇴를 해야 할 경우는 업무를 잘 마무리하고 혹시 마무리하지 못하였다면 인수인계를 철저히 하여 고객과의 신뢰가 깨지지 않도록 하는 것이 필요하다.

(3) 정리정돈

고객을 응대하는 데 있어서 직원의 용모복장이 매우 중요하듯이 본인의 업무공간을 정리하는 것 또한 매우 중요하다. 정리가 하나도 되지 않은 채 고객과 함께 대화를 한다면 용모복장이 아무리 완벽하다 하여도 고객의 입장에서는 뭔지 모르게 신뢰가 깨지는 느낌을 받을 수 있기 때문에 업무를 시작하기 전 반드시 업무공간을 깔끔하게 정리하는 것이 필요하다.

(4) 업무지시 받을 때

상사에게 업무지시를 받을 때는 반드시 메모할 수 있도록 펜과 메모지를 준비하고 경청하는 태도로 상사의 말에 귀를 기울이고 지시하는 업무의 목적을 반드시 파악하고 나와야 한다. 만약 잘 알아들을 수 없다면 정중하게 다시 설명하여 줄 것을 요청하고 분명하게 지시를 받고 나오는 것이 매우 중요하다. 지시된 업무는 반드시 실행하여야 하고 실행 결과 상사에게 잘 정리하여 보고하는 것은 의무이자 책임이라고 할 수 있다.

(5) 보고할 때

지시 받은 업무나 업무를 진행하면서 발생하는 각종 보고 내용은 간략하게 메모를 하여 조리있게 보고하도록 하여야 하며, 혹시 데이터가 필요하다면 필요한 데이터를 미리 만들어 보고 받을 사람의 이해를 돕도록 하는 것이 필요하다.

(6) 병원 내 인간관계

① 인간관계의 정의와 중요성

인간관계라는 말은 인간과 인간 사이에 존재하는 것이며, 그것은 다른 사람과의 화합을 원만하게 할 수 있도록 하는 것을 의미하며 다른 사람과의 더욱 좋은 관계를 유지하기 위한 모든 내용을 인간관계라고 할 수 있는데 이것은 소극적인 의미인 것이고 좀 더 적극적인 방법은 일정한 집단 내에서 진실한 'Humanism'에 기초를 두고 집단의 협동 관계를 구축하는 방법, 기술, 관점이라고 할 수 있다.

현대사회에서는 인간관계 문제가 크게 대두되고 있는데 이는 일반사회에서 특정 집단의 목표달성을 위한 협동과 능률 증진을 위한 근본적인 목적 때문에 대단히 중요시되고 있다.

② 인간관계의 발전과정

인간관계 발전의 첫 번째 단계는 최초의 대면 후 각자가 가지는 상대방의 첫 인상에 대한 호감의 정도로서, 호감의 정도가 높으면 상호 간의 인간관계가 다음 단계로 발전되는 반면, 호감의 정도가 낮으면 서로 간의 인간관계는 단절이 된다.

첫 인상에 영향을 미치는 요인으로는 첫째, 육체적 특성으로서 연령, 성(性), 체격, 용모, 피부색 등이 있을 수 있으며, 둘째는 지적 능력으로 사고력, 판단력, 창의력, 의사소통 능력 등을 들 수 있겠고, 마지막 셋째로는 퍼스낼리티(personality)를 들 수 있다.

③ 신뢰관계 형성

기본적으로 효과적이고 생산적인 인간관계가 이루어지기 위해서는 신뢰관계가 형성되어야 한다. 먼저 상대방에게 마음 편하게 자신의 이야기를 할 수 있는 분위기를 마련함으로써 관계를 촉진해가는 것이 중요하다.

신뢰관계를 형성하기 위한 첫 단계는 상대방에게 관심을 기울이는 일인데, 여기에서 중요한 것은 상대방에게 얼마나 관심을 기울이는가 보다는 상대방으로 하여금 관심 받고 있다는 느낌을 갖게 하는 것이다.

④ 공감하기

감정을 이해하는 것을 공감이라고 하는데 공감을 하기 위해서는 상대방이 느끼는 감정을 이해하는 것과 함께 그 이해하는 것을 말로 표현해야 한다. 흔히들 공감을 동정과 혼동하는 일들이 많은데 동정은 상대방의 입장에서 그와 같은 정서를 경험하는 것으로서 이것이 반드시 그에게 도움이 된다고 여기기는 어렵다. 간호사는 공감하는 반응을 통해 상대방의 감정을 잘 이해하고 있다는 사실을 보여줌으로써 대상자의 마음을 잘 이해하고 있다는 사실을 전할 수 있게 된다.

⑤ 행복한 사람이 되는 법

사람이 살아가는 데 있어서 인간관계는 무엇보다도 중요하다. 부자든 가난한 사람이든, 성공한 사람이든 실패한 사람이든, 행복하다고 느끼는 것은 그 사람들 주변의 인간관계를 어떻게 형성하고 있는가가 매우 중요한 요소이다. 아무리 부자고, 성공한 사람이라 해도 주변에서 그 사람을 환영하지 않고, 인간관계에서 행복함을 느끼지 못한다면 그 사람은 성공한 사람이라고도 할 수 없기 때문이다.

인간관계는 사람이 행복해지는 데 아주 중요한 위치에 있기 때문에 타인이 사랑해주고 찾아주는, 그러기 위해서 사랑을 베풀 줄 아는 사람, 함께 있다는 사실만으로도 주변을 환하게 만들어 줄 수 있는 사람, 그런 사람이 주변과 같이 자신도 행복해질 수 있는 사람이라고 생각한다. 이처럼 중요한 인간관계를 우리들은 사회 속에서 많이 맺어 가고 있다.

2) 고객응대 매너

고객을 맞이하는 상황에서 잊지 말아야 할 것은 본인이 병원을 대표하고 있다는 사실이다. 고객의 신분이나 지위를 파악하는 것이 필요하기는 하나 차별을 두어서는 안되며 고객의 얼굴과 이름은 외우려고 노력하는 자세가 필요하다. 온화한 미소를 잃지 말고 상황에 맞는 언어와 태도로 고객을 맞이하는 센스가 있어야 한다.

(1) 맞이 인사

밝고 경쾌한 목소리로 "어서오십시오, 무엇을 도와 드릴까요?"라고 인사를 하여 고객이 편안하게 다가올 수 있도록 하여야 한다.

(2) 고객 바라보기

고객과 호의적인 대화를 풀어가기 위해 표정을 열고 시선을 맞춘 다음 상대방과의 거리를 의식하며 대화를 주도해 가야 한다.

(3) 소개하기

정중한 태도와 언어로 먼저 인사를 한 후 본인의 역할이 무엇인지 소속과 자신의 이름을 간단하게 소개를 한 후 필요한 것이 무엇인지를 물어야 고객이 신뢰하며 대화에 들어 올 수 있게 된다.

(4) 안내하기

"무엇을 도와 드릴까요?"라고 정중하게 질문을 던진 후 고객의 요청에 따라 적당한 속도를 유지하며 신속하게 요구를 해결하는 모습을 보여야 한다. 되도록 고객의 요구는 메모를 하는 습관을 들여 고객에게 믿음을 주도록 하고 특히 이름이나 숫자 등의 메모가 반드시 필요한 내용은 반복하여 말하면서 받아 적도록 하는 것이 필요하다.

(5) 배웅하기

고객이 용무를 다 마친 후에는 더 필요한 것이 없는지 확인하고 다음 예약이 있다면 다시 한 번 더 알려주어 정확한 업무처리를 하는 모습을 보여줄 필요가 있으며, 일이 마무리 되었을 때는 "감사합니다"라는 인사말을 붙여 고객이 병원 방문에 감사의 뜻을 전할 필요도 있다. 그런 후에 반드시 "안녕히 가십시오"라는 내용의 인사를 정중하게 해야 한다.

사례

기다림에 이유 있는 설명이 필요합니다

병원에 가면 환자나 보호자는 무엇을 진행하든지 매우 많이 기다린다는 느낌이 듭니다. 물론, 어느 정도의 기다림을 감수하고 병원을 방문하게 되겠지만 왜 기다리고 있는지에 대해 명쾌한 설명이 없으면 상대적으로 더 지치게 됩니다. 기다리더라도 이유를 정확히 알면 마음이라도 불안하지 않을텐데… 반드시 설명 좀 해주시기 바랍니다.

사례

리셉션 고객응대

구 분	고객응대
초진·재진 접수 시	• 안녕하십니까(인사)? 저희 병원을 찾아주셔서 감사합니다. • 무엇을 도와드릴까요? • 의료보험증과 접수증을 주시겠습니까? • ○○○과로 접수해 드리겠습니다. • ○○○과 진료실은 2층에 있습니다. • 감사합니다(인사).
수납 시	• 감사합니다. ○○○님 ○○○○원입니다. • ○○○○원 받았습니다. • 영수증과 처장전입니다. • 빠른 쾌유를 기원합니다.
접수용지 기재 시	• 접수용지에 내용을 기재해 주시겠습니까? • 어디가 불편하십니까? • 예, 내과로 안내해드리겠습니다. • 내과 진료실은 2층에 있습니다. • 감사합니다(인사).
고객 안내 시	• 잠시만 기다려 주시겠습니까? • ○○○병동은 3층입니다. 엘리베이터는 복도 중앙에 위치해 있습니다. • 예, 내과로 접수해드리겠습니다. • 내과 진료실은 2층에 있습니다.
약 처방이 있을 시	• 수납하신 수 약 처장을 받으시고 고객님께서 약국을 직접 방문하셔서 약을 구입하셔야 합니다. • 약사에게 처방전을 보여주고 설명을 들은 뒤 약을 받아 가십시오.
입원·퇴원 시	• 안녕하십니까(인사)? 의료보험증과 접수증을 주시겠습니까? • 예, 입원실을 접수해드리겠습니다. • ○○○님, 입원실은 ○층에 있습니다. • 입원실을 안내해드리겠습니다. • 예, 퇴원수속을 해드리겠습니다. • ○○○님, 퇴원수속이 끝났습니다. • ○○○님, 다음 진료일정에 대해서 설명을 들으셨습니까? • ○○○님, 입원하시고 계시는 동안 저희 병원에 대한 불편사항이나 건의사항이 있으시면 의견을 부탁드리겠습니다. • 우리 병원을 이용해 주셔서 감사합니다(인사).

출처: 박종선 외(2011), 병원 코디네이터, 현문사, p.362.

05 전화 매너

한국인에게는 "대화"가 "대놓고 화낸다"라는 뜻풀이가 있을 정도로 대화를 잘 풀어 가지 못하고 맘에 들지 않는 상황이 되면 먼저 화부터 내는 경우를 종종 목격하게 된다. 더군다나 얼굴 없이 대화하게 되는 전화상으로는 더 쉽게 감정이 노출될 수도 있다.

하지만 전화 한 통화를 잘 받음으로 인하여 본인의 이미지가 올라갈 뿐 아니라 병원의 이미지도 같이 올라갈 수 있음을 의식하고 눈앞에 고객이 있는 것처럼 응대하는 것이 필요하다.

*** 고객에게 감동을 주는 전화응대 ***

① 전화응대의 특징
- 얼굴 없는 만남
- 의지할 것은 음성뿐
- 예고 없이 찾아오는 방문객
- 고객접점의 제1선
- 자신의 이미지뿐만 아니라 자신이 속한 직장의 이미지

② 전화응대의 기본
- 손님을 맞이하는 기분으로
- 전화벨 소리는 2번 이내에
- 수화기는 왼손으로, 필요한 내용은 메모
- 발음은 명확하게
- 인사, 소속, 이름은 내가 먼저
- 상대방의 말은 충분히 경청
- 통화 내용은 간단명료하게
- 정성스러운 끝인사
- 수화기는 조용히 제자리

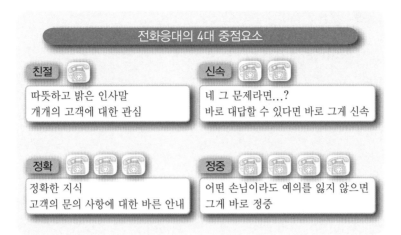

1) 전화 받기

① 전화벨이 울리면

목소리를 가다듬고 밝은 톤으로 받을 수 있도록 한다.

*** 전화예절의 중점요소 ***

① 전화 벨소리 세 번 이내에 신속히 받는다.
② 전화를 받을 때와 걸 때 소속과 이름을 밝힌다.
③ 전화 응대 시 목소리는 밝고 말씨는 공손하게 한다.
④ 전화를 끊을 때 인사를 하고 상대보다 나중에 내려놓는다.

② 용건을 확인할 때

"무엇을 도와드릴까요?"라고 정중하고 차분한 목소리로 용건을 묻는다. 고객의 요구는 되도록 메모하면서 듣고 정확한 기록이 필요한 내용은 반복하여 복창하면서 적어 놓는 것이 고객에게 믿음을 줄 수 있을 것이다. 본인이 해결해야 하지만 누군가의 도움이 필요한 경우에는 반드시 고객에게 먼저 양해를 구하고 도움을 청한 후 해결해 주어야 한다.

③ 고객을 기다리게 해야 할 때

단 몇 초만 기다려도 고객은 엄청나게 많이 기다린 것처럼 느낄 수 있으므로 기다려야 하는 상황일 때는 '홀드버튼'을 활용하여 주위의 소음을 차단해 주고 음악소리를 들을 수 있도록 한다.

⑤ 담당자에게 전화를 연결할 때

연결하기 위해 기다리게 할 때는 홀드버튼을 활용하고 담당자에게는 고객의 요구를 미리 설명하여 고객이 질문을 되풀이 하지 않도록 하는 것이 중요하며 전화를 연결한 후에는 반드시 연결 여부를 확인하여야 한다.

⑥ 담당자가 부재중이거나 전화를 받기 어려울 때

되도록이면 사유를 간단하게 설명하고 통화가 가능한 시간을 알려주는 것이 필요하고, 혹시 연락처를 알려달라고 요구하는 경우는 사생활보호에 대하여 정중하게 설명하고 메시지를 남겨 전달할 수 있도록 해야 한다.

⑦ 마무리하기

통화할 때 했던 메모 중 중요한 내용은 다시 한 번 더 확인시켜 주고 정리하고 마무리한다. 그리고 반드시 더 필요한 사항이 있는지 확인하고 "고맙습니다, 안녕히 계십시오"라는 인사말로 마무리를 한다. 그리고 수화기를 내려 놓을 때는 반드시 상대방이 내려 놓았는지를 확인한 후 내려놓는다.

2) 전화 걸기

① 전화를 걸 때

상대방의 전화번호, 이름, 소속 등을 확인한 후 전달한 내용이 무엇인지

정확히 파악하고 전화를 건다.

② 인사하고 소개하기

상대방이 수화기를 들면 밝은 목소리로 인사를 하고 본인의 이름과 소속을 밝힌다.

만일 통화를 원하는 사람이 부재 중이라면 정중하게 메모를 부탁하고 마무리를 한다.

③ 메시지 전달하기

"지금 전화 받으시기 괜찮으신가요?" 등의 질문으로 상대방이 통화를 할 수 있는 상황인지 확인하고 전달하고자 하는 메시지를 전달하는 것이 예의이다.

④ 마무리하기

항상 상황에 맞는 인사말로 마무리를 하는 것이 필요하다.

3) 상황별 전화응대

① 전화를 받으면서 메모하고 있는데 앞에 고객이 와 있을 때

- eye contact를 하고 가벼운 목례를 한다.
- 가능하면 빨리 전화를 끊는다.
- 급한 경우는 다른 직원이 응대하도록 유도한다.
- "오래 기다리셨습니다. 무엇을 도와 드릴까요?"라고 인사하면서 응대를 시작한다.

② 병원 위치를 묻는 전화를 받았을 때

- "실례지만 지금 계신 곳이 어디십니까?"
- "이용하실 교통편은 무엇입니까?"

③ 전화를 늦게 받는 경우

• "늦게 받아 죄송합니다. 00부서 간호사 000입니다"라는 인사를 먼저 해
  야 한다.

④ 잘못 걸려온 전화일 경우

잘못 걸려온 전화일지라도 응대를 잘하는 것이 중요하다. 당장은 고객이
아니더라도 잠재고객으로 발전시킬 수 있는 기회가 되기 때문이다. 따라서 고
객의 전화를 받는 때와 똑같이 정중하고 밝은 목소리로 응대하여야 한다.

⑤ 전화의 상태가 좋지 않을 경우

통화상태가 좋지 않아 내용을 잘 파악할 수 없는 경우에는 정중하게 다시
한 번 더 얘기하도록 권하고 그래도 안 들리면 다시 한 번 더 걸어주기를 부탁
하도록 한다.

⑥ 통화 도중 전화가 끊겼을 때

전화를 걸어 온 사람이 다시 걸 수 있도록 기다린다.

07 불만고객 응대 매너

병원에는 고객들의 크고 작은 불만이 많은 곳일 수밖에 없다. 때문에 불
평불만을 분석하여 반복되는 일이 없도록 하고 불평 발생 시 즉각적인 해결을

위한 노력을 하는 것이 필요하다.

*** 고객 불만의 이유 ***

- 불친절한 언행 및 응대
- 무성의한 응대
- 세련되지 못한 통고 방식
- 업무의 지연처리, 과다한 대기시간
- 설명부족
- 업무지식의 부족
- 불량한 인사태도, 표정
- 고객의 요구 무시

(1) 불만고객 응대방법

우리가 매일 만나고 있는 고객들은 불편이나 불안을 느끼는 매 순간 불만을 표현하는 것이 아니라고 한다. 단지 4%의 고객만이 불편을 이야기한다. 즉 100명 중 4명만이 불만을 이야기하고, 불만이 발생해도 신속하게 처리만 해주면 그 중 95%는 다시 거래를 시작한다고 한다. 그러나 불만고객을 해결하지 않으면 엄청난 나쁜 결과를 초래하기도 한다. 불만이 생길 경우 불만 고객은 약 10명에게 나쁜 소문을 내게 되고 그 중 13%는 20명 정도에게 다시 그 소문을 퍼트리게 된다. 따라서 기존의 고객을 유지하는 것은 새로운 고객을 유치하는 것보다 최소 5~6배의 노력이 덜 들게 된다고 한다. 고객이 거래를 중단하는 이유 중 가장 높은 것은 서비스제공자의 불친절이 68%로 가장 높았다. 이유도 다양하여 불친절한 언행 및 응대, 무성의한 태도. 세련되지 못한 질병상태 통보, 업무의 지연처리, 과다한 대기시간, 설명부족, 업무지식의 부족, 불량한 인사태도, 기본적인 응대표정 그리고 고객의 요구무시 등이었다. 때문에 충성고객의 가치는 돈으로 환산하면 1회 구매액 보다 10배의 가치를 지니게 된다.

(2) 까다로운 환자의 특성

고객은 다양한 특성을 보이게 된다. 매사를 깐깐하게 따지는 환자도 있고, 조금도 기다리지 못하는 성급한 사람, 자꾸만 남의 탓을 하거나 트집을 잡으려고 하는 의심이 많은 사람, 특별한 대우를 받고 싶어 하는 뽐내기 좋아하는 사람, 그리고 본인이 주인공이 되어야만 하는 관심을 받고자 하는 경쟁적인 사람도 있다. 이와 같이 다양한 사람들을 일일이 다양하게 응대하고 문제를 일으키지 않는다는 것은 참으로 어려운 일이라 할 수 있다. 하지만 분명한 것은 누구나 정중하게 경청하고 문제를 진지하게 해결하고자 하는 기본적인 태도만 갖춘다면 얼마든지 문제를 해결할 수 있다.

*** 고객이 화가 나는 이유 ***

- 권위적 행위 및 어투

고객이 먼저 인사를 했는데도 그냥 습관적인 태도로 인사를 받기만 하는 경우나 나이가 많은 고객에게도 반말을 하는 듯한 어투로 대화를 할 때 고객이 매우 불쾌하게 느낄 수 있다. 어떤 때 의사는 안락의자에 앉아 있으면서 환자는 작은 의자에 앉아 마치 청문회에서 신문을 받는 듯한 상황이 벌어질 때도 고객은 화가 나게 된다.

- 경청 능력 부족

고객이 열심히 얘기를 하고 있는 상황인데 더 이상 들을 수 없다는 듯이 말을 가로 채는 경우나 갑자기 시선을 다른 곳에 두고 집중하지 않을 때 고객은 더 이상 말을 하고 싶지 않아진다.

- 전문용어 남용

고객이 잘 알아들을 수 있는 용어를 사용하여 눈높이에 맞추어 설명하는 것이 중요한데 하지만 이를 고려하지 않고 고객이 알아들을 수 없는 전문용어를 사용하게 되면 고객은 당혹스럽기도 하면서 자존심을 상하게 되기도 한다.

- 임상검사에 대한 설명 부족

진단을 위하여 검사를 하게 되는 경우 검사를 하는 이유와 그 결과에 대해 알아듣기 쉽게 설명해야 함에도 불구하고 고객의 입장이 아닌 치료자의 입장에서만 통보하듯이 얘기하는 것은 고객을 진료과정에 참여시키기 어렵게 만드는 상황을 만들게 된다.

- 환자 질문에 대한 피드백 부족, 접촉 시간의 부족

　언제든지 환자의 궁금한 점은 충분한 설명이 있어야 한다. 만약 의사가 설명하기가 시간이 부족하다면 훈련 받은 전문가 직원이 대신 설명을 하는 시스템을 마련하는 것도 좋은 해결책이 될 수 있다.

(3) 고객접점별 환자관리(고객접점관리)

*** 불평불만 처리 시 유의사항 ***

- 솔직하게 사과
- 고객의 입장에 동조하면서 긍정적으로 듣기
- 변명은 금지
- 성의 있는 태도로
- 감정적 표현 및 노출을 피하고 일보후퇴하여 냉정하게 검토
- 사실중심으로 명확하게 설명
- 신속하게 처리
- 적극적인 자세

(4) 상황별 응대요령

- 고객의 입장이 되어서 고객이 필요로 하는 것이 무엇인지 이해하려고 노력한다.
- 보통은 병원의 원칙을 얘기하며 고객의 요구를 거절하는 경우가 많은데 그럼에도 불구하고 방법을 찾아보려 노력하는 모습을 보이는 것이 필요하다.
- 고객이 심하게 감정표현을 하는 경우는 불만요인에만 집중하고 인격적으로 받아들이지 않는 요령이 필요하다.
- 고객은 절대로 병원의 입장에서 말하지 않는다는 것을 명심해야한다.
- 만약 본인이 응대하기 어려운 상황이라고 판단되면 다른 사람으로 직원을 바꾸는 것도 필요하다.

- 고객이 화가 많이 난 상태라면 조금 기다려 주는 것도 때로는 필요하다. 대꾸하지 않고 고객의 얘기를 그냥 듣고만 있는 순간도 고객의 화를 가라앉히는 방법이 되기도 한다.
- 너무 오픈된 공간에서 일이 벌어졌다면 조용한 장소로 옮겨 주는 것도 상황을 정리하는 데 도움이 될 수 있다.
- 무엇보다도 진심어린 태도로 정중하게 사과하는 것이 필요하고, 만일 병원이 억울한 상황이라면 일단 얘기를 들어준 후에 정중하고 근거 있게 상황을 설명하는 시간을 갖는 것이 좋다.
- 언제든지 친절하고 신속하게 응대하려는 노력이 필요하다.

참고문헌

김기철·송애랑, 의료서비스 이론과 실무(아카데미아, 2008)

박종선 외, 병원 코디네이터/의료서비스 매니저를 위한 가이드북(현문
사, 2011)

송애랑, 행복한 병원을 만드는 내부고객 서비스(인터파크CS, 2011)

송애랑, 행복한 병원을 만드는 외부고객 서비스(인터파크CS, 2011)

안상윤, 의료소비자 행동의 이해(보문각, 2011)

양지향 외, 병원코디네이터 서비스 실무(2012)

원융희, 병원서비스 코디네이터 이론과 실무(대학서림, 2005)

이욱헌, 병원 코디네이터가 병원을 치료한다(계축문화사, 2009)

임혜경·김정아, 병원 서비스 코디네이터 길라잡이(군자출판사, 2007)

임혜경·김정아, 병원서비스 코디네이터 길라잡이/이론과 실무(새로운사
람들, 2003)

베리, 레너드 L./셀트먼, 켄트 D., 김성훈 옮김, 메이요클리닉 이야기(살
림Biz, 2012)

찾아보기

【저자 약력】

윤 숙 희
서울대학교 간호대학 간호학사
고려대학교 교육대학원 교육학석사(간호교육 전공)
고려대학교 간호학박사(간호관리학 전공)
인제대학교 서울백병원 정신과 간호사
인제대학교 부산백병원 마취과, 중환자실 수간호사
인제대학교 상계백병원 교육전담 간호과장
현　인제대학교 간호학과 교수(간호관리학 전공)

주요 저서
노인간호학(수문사, 2010, 공저)
간호관리와 리더십의 이해(서원미디어, 2013, 공저)

김 복 자
서울대학교 간호학과 간호학사
중앙대학교 대학원 간호학박사
서울대학교병원 간호감독
서울아산병원 간호부장
울산대학교 산업대학원 임상전문간호학전공 석사과정(중환자 전문간호과정,
　응급전문간호과정 담당교수)
현　대구대학교 간호보건학부 간호학과 교수

주요 저서
핵심응급술기(정문각, 2012, 공저)
중환자간호(수문사, 2013, 공저)

강 금 식
서울대학교 상과대학 경제학과 졸업
University of Nebraska대학원 졸업(경제학석사)
University of Nebraska대학원 졸업(경영학박사, Ph.D.)
아주대학교 경영대학 부교수 역임
성균관대학교 경영학부 교수 역임

주요 저서
알기쉬운 통계학(도서출판 오래, 2010, 공저)
알기쉬운 생산·운영관리(도서출판 오래, 2012)
글로벌시대의 경영학(도서출판 오래, 제 3 판 2014, 공저)

이 순 행

서울대학교 간호대학 간호학사
가톨릭대학교 대학원 간호학석사
서울대학교병원 정신과 간호사
서울아산병원 내과, 정신과, 중환자실 수간호사
서울아산병원 건설본부 운영팀 과장
현 서울아산병원 중환자간호팀장

주요 저서

복합다장기중환자간호(군자출판사, 2009, 공저)
신경계중환자간호(군자출판사, 2010, 공저)

김 명 숙

서울대학교 간호대학 간호학사
서울대학교 간호대학 간호학석사
서울대학교 간호대학 간호학박사(간호관리학 전공)
서울아산병원 교육전담 수간호사
서울아산병원 외과 수술실 수간호사
서울아산병원 수술간호팀장
현 서울아산병원 수술간호팀장

주요 저서

수술간호의 실제(현문사, 2008, 공저)

고객만족을 위한 **의료서비스의 실천**

발행일 2014년 1월 20일 초판 발행
      2015년 2월 28일 초판 2쇄발행

지은이 윤숙희·김복자·강금식·이순행·김명숙
발행인 황인욱
발행처 도서출판 **오래**

저자와
협의하여
인지첩부를
생략함

주 소 서울특별시 용산구 한강로 2가 156-13
전 화 02-797-8786, 8787, 070-4109-9966
팩 스 02-797-9911
이메일 orebook@naver.com
홈페이지 www.orebook.com
출판신고번호 제302-2010-000029호.(2010. 3. 17)

ISBN 978-89-94707-90-7

가 격 20,000원